Stephen Harrod Buhner
Dr. med. Eberhard J. Wormer

Grüne Antibiotika

Heilkräftige Medizin aus dem Pflanzenreich

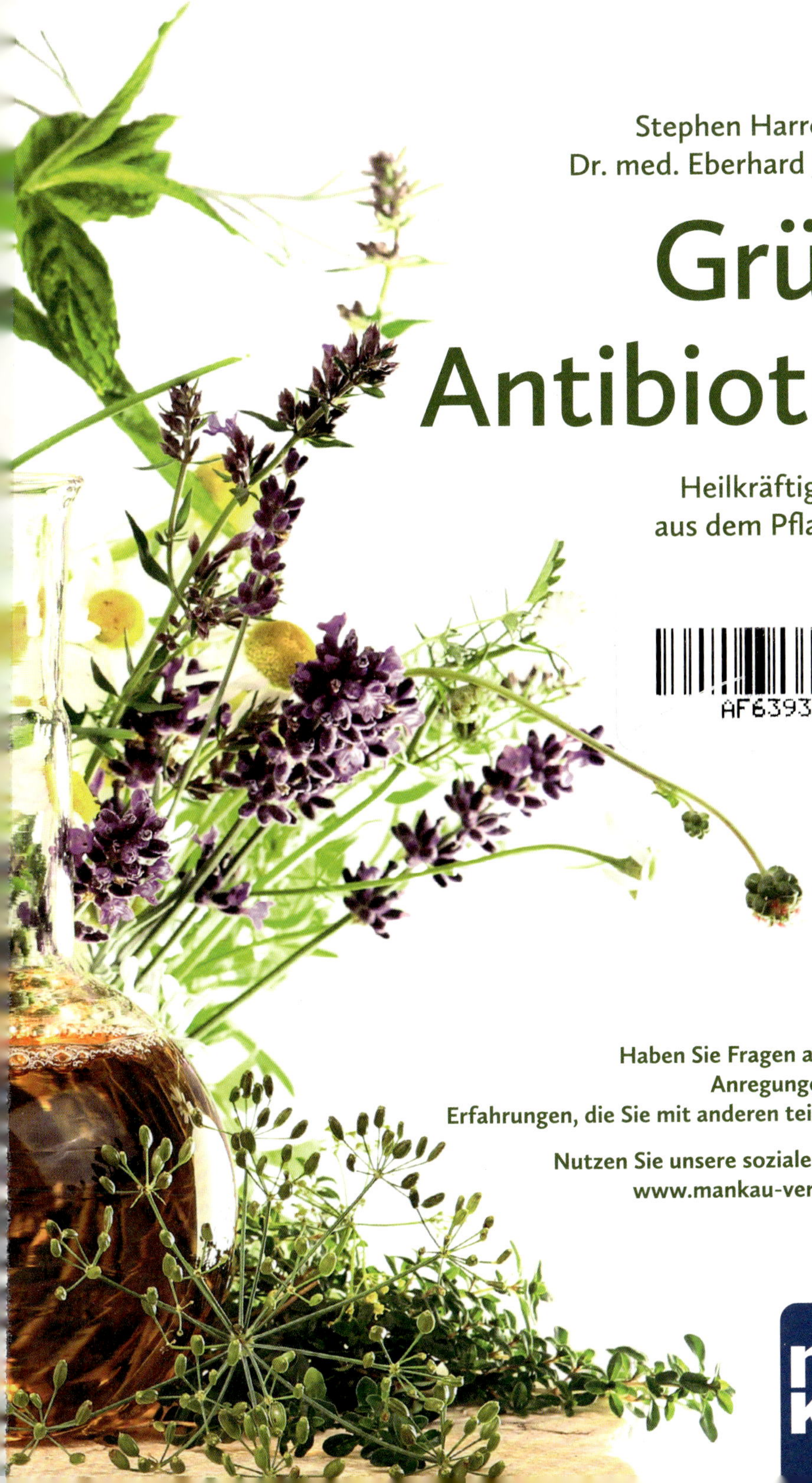

Haben Sie Fragen an den Verlag?
Anregungen zum Buch?
Erfahrungen, die Sie mit anderen teilen möchten?

Nutzen Sie unsere sozialen Netzwerke:
www.mankau-verlag.de/forum

mankau

INHALT

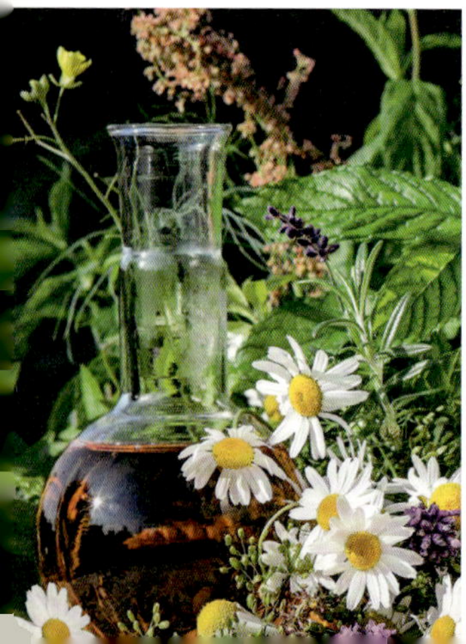

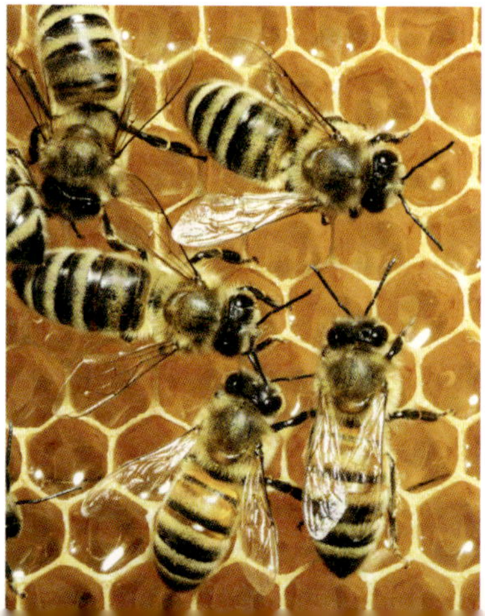

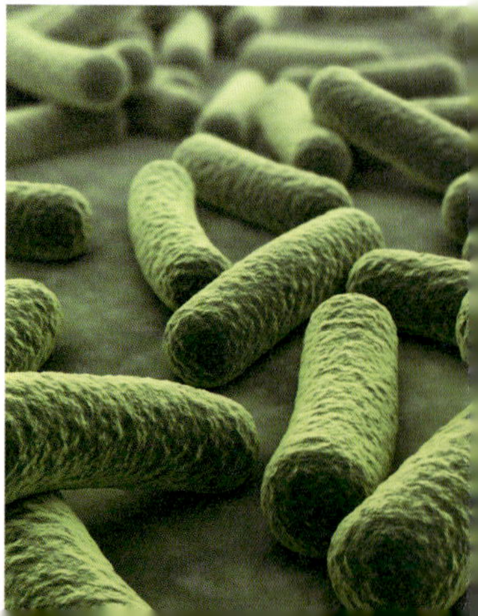

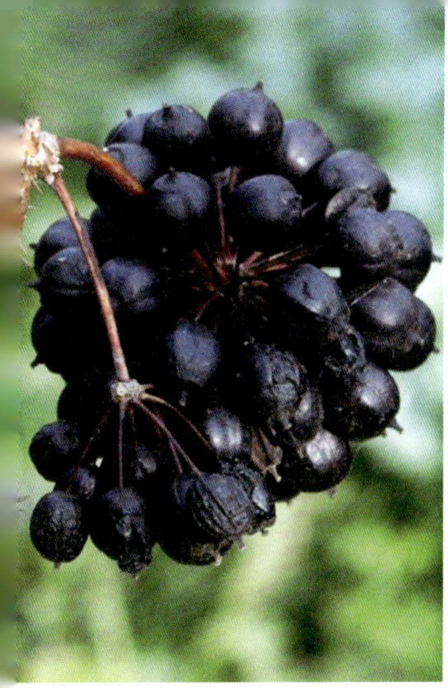 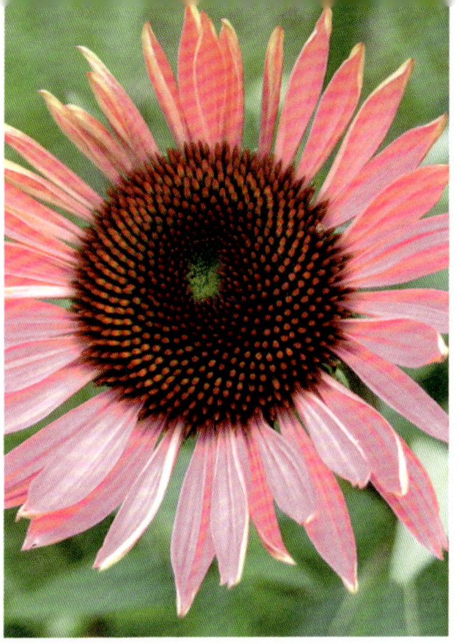 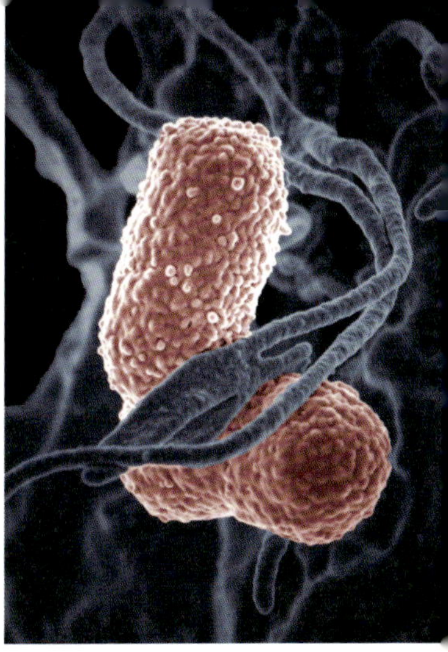

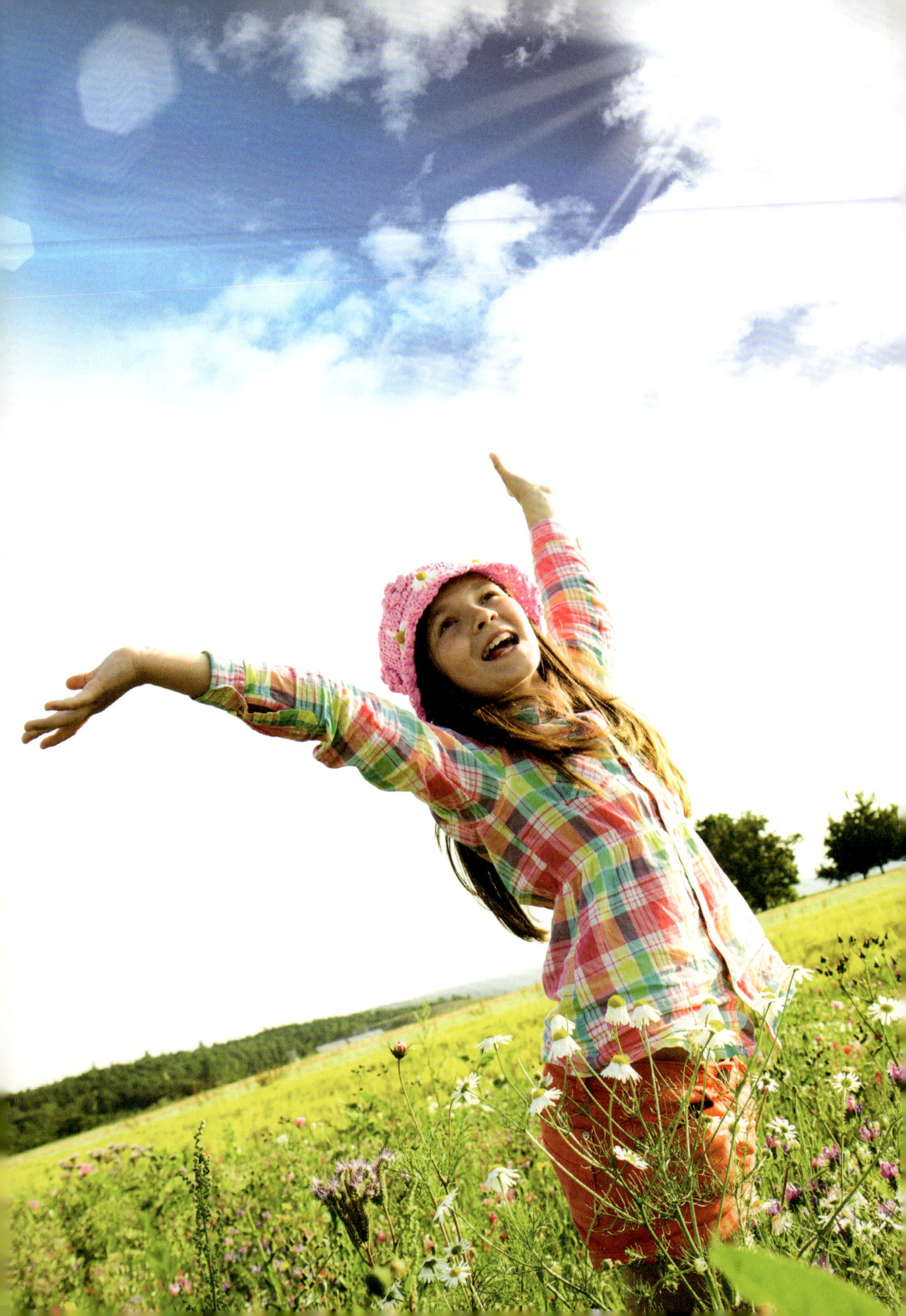

Vorwort

Willkommen mitten im Leben. Und das Leben, von dem hier die Rede ist, präsentiert sich mit allen bekannten Attributen: bunt und wild, vielfältig und rätselhaft, voller Überraschungen und Wunder, bestimmt von Kooperation und Kampf, mit Siegern und Verlierern – mit einem Wort: Leben und Überleben.

Die Hauptdarsteller des Dramas Biologie versus Antibiotika kommen aus dem Reich der Pflanzen und aus dem Reich der Kleinstlebewesen. Der Mensch darf im Zuschauerraum Platz nehmen.

Das Erfolgsrezept der biologischen Evolution ist die Lebensgemeinschaft. Bakterien haben sich als einzellige Lebewesen Jahrmillionen erfolgreich behauptet. Sie haben ihre Überlebensstrategien immer wieder verändert und angepasst – Lernen ist ihr Programm. Bakterien kooperieren mit anderen Kleinstlebewesen und sie kooperieren mit höheren Organismen. Der erste und einzige Zweck dieser Strategie ist die Erhaltung ihrer Art. Im besten Fall profitieren alle Beteiligten davon. Alle überleben. Es gibt nur Sieger.

Der Mensch trägt eine Armee von Milliarden freundlich gesinnter Mikroorganismen mit sich herum. Sie bevölkern die Haut und die Schleimhäute, innen und außen. Jeder Millimeter Körperfläche ist besetzt. Ist das nicht der Fall, können aggressive Eindringlinge Fuß fassen und Infektionskrankheiten auslösen. Wir sollten dann alles dafür tun, dass unsere Verbündeten wieder zu gewohnter Stärke zurückfinden.

Moderne Antibiotika gelten als Meilenstein der Medizin. Wir müssen aber heute akzeptieren, dass ihr Leistungsvermögen maßlos überschätzt wurde. Die biologische Intelligenz der Mikroorganismen ist und bleibt unschlagbar. Somit war der vor 60 Jahren proklamierte „Krieg gegen die Keime“ von Anfang an zum Scheitern verurteilt. Das Ergebnis ist eine Resistenzkatastrophe von globalem Format. Medizin und Wissenschaft haben darauf bislang keine Antworten gefunden.

Müssen wir uns damit abfinden, dass es bei lebensbedrohlichen Infektionen in manchen Fällen keine Hoffnung mehr auf Heilung durch Antibiotika geben wird?

Nicht unbedingt. Mit etwas Bescheidenheit blicken wir dorthin, wo alle modernen Antibiotika herkommen: ins Pflanzenreich. Pflanzen haben im Lauf ihrer Evolutionsgeschichte so manches Unheil durch abwehrresistente Angreifer erfolgreich gemeistert. Dieses Wissen können wir nutzen.

Tatsächlich sind pflanzliche Antibiotika eine Erfolg versprechende, natürliche Alternative zur Behandlung potenziell tödlicher Infektionen und die einzig verbliebene Antwort auf Infektionen durch antibiotikaresistente Keime. Das vorliegende Buch präsentiert die Geschichte der modernen Antibiotika und den aktuellen Stand der Resistenzproblematik. Es beschäftigt sich damit, wie clevere Mikroorganismen um ihr Überleben kämpfen und wie die Menschheit dazu beigetragen hat, dass ihnen dies gelingt. Einige wichtige Antibiotika-Kräuter werden monografisch und mit wissenschaftlichem Hintergrund vorgestellt. Zudem wird vor allem auf Behandlungsmöglichkeiten von Infektionen durch MRSA und resistente Mikroorganismen eingegangen. Angesichts Tausender Menschen hierzulande, die von der tödlichen Bedrohung durch antibiotikaresistente Infektionen betroffen sind, ist der Stellenwert pflanzlicher Antibiotika kaum zu überschätzen. Das sollten Sie wissen.

Stephen Harrod Buhner
Dr. med. Eberhard J. Wormer

„Es ist naiv zu denken,
wir könnten gewinnen."

David Livermore, Mikrobiologe

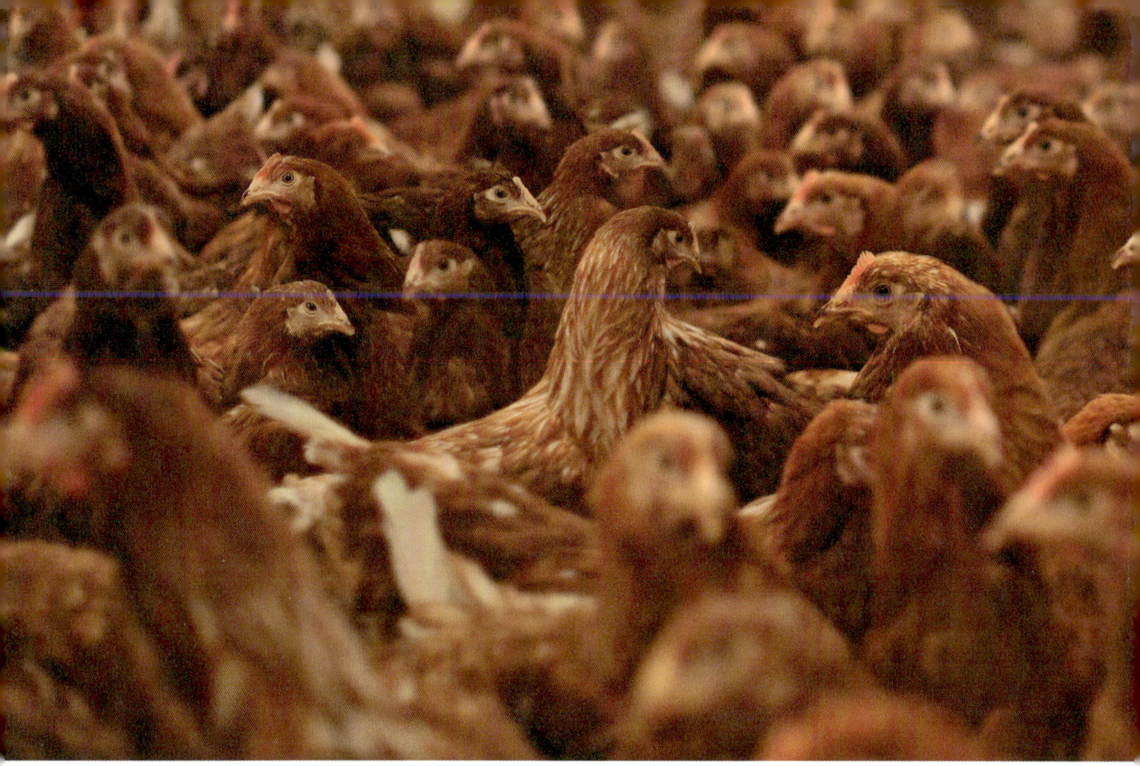

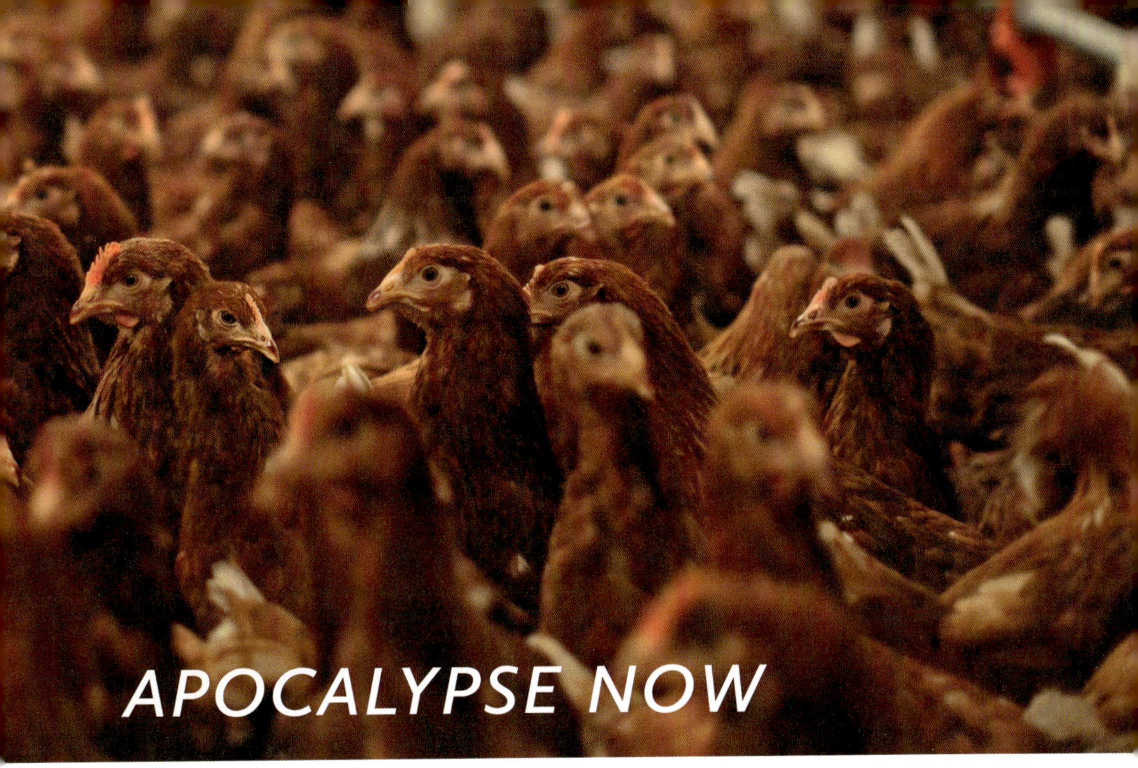

APOCALYPSE NOW

„Das Ende ist nah! Bereut! Tut Buße!" Kaum ein Science-Fiction-Drama kommt ohne den bärtigen Propheten aus, der ein dermaßen beschriftetes Pappschild in die Höhe hält. Der anvisierte Weltuntergang vollzieht sich dann im konsumentenfreundlichen Kinoformat innerhalb von 90 Minuten. Und möglicherweise ist es einmal mehr Bruce Willis, der die Welt vor bösen Mächten rettet – als da sind: Profitgier, Eigennutz, Verblendung, Täuschung, Indoktrination, Narzissmus, Ignoranz, Arroganz, Machtstreben und Gewalt. Schaut man genauer hin, kommen in keinem Bereich der modernen Medizin solche destruktiven Faktoren klarer zum Vorschein als auf dem Gebiet der Antibiotika. Der viel beschworene „Krieg" gegen Mikroorganismen war und ist ein aussichtsloses Unterfangen. Er war und ist niemals zu gewinnen.
Die Resistenzentwicklung gegen Antibiotika beschleunigt sich und ist global unkontrollierbar geworden.
Die Lage nach der Jahrtausendwende: keine neuen Antibiotika mehr, dramatisch ansteigende Krankenhausinfektionen, Zehntausende tote Patienten. Die Antibiotika-Ära ist längst beendet. Stattdessen müssen wir uns auf eine Zukunft einstellen, in der Antibiotika nur noch eine marginale Rolle spielen werden.
Durch Parasiten, Bakterien und Viren ausgelöste Epidemien oder Pandemien machen immer wieder und zunehmend häufiger Schlagzeilen. Ebola, H5N1, Corona, Malaria, MRSA-Keime und altbekannte Tuberkulosebazillen verursachen für Mensch und Tier tödliche Infektionen.

- „Gérard Depardieus Sohn: Frankreich trauert um Guillaume Depardieu“: Tod nach MRSA-Infektion. (Der Spiegel, 2008)
- „Intensivstation nach Keimbefall geschlossen.“ (Privatklinik in München, SZ, Dezember 2014)
- „Segler befürchten Superbakterium vor Rio.“ (SZ, Dezember 2014), MRSA-Risiko bei den Olympischen Spielen 2016?
- „Gefährliches Vogelgrippevirus H5N8 nachgewiesen.“ (SZ, Dezember 2014)
- „Acinetobacter baumannii in Kiel: Ein Keim zeigt, was Multiresistenz anrichten kann.“: 11 tote Klinikpatienten (medscape, Januar 2015)
- „Antibiotikaresistenzen verursachen allein im US-Gesundheitssystem geschätzte Kosten von 21 bis 34 Milliarden Dollar pro Jahr.“ (WHO, 2014)
- „Die jährliche Zahl der MRSA-Fälle in deutschen Krankenhäusern wird auf 132.000 geschätzt.“ (Deutsches Ärzteblatt, 2011)
- „Jährlich gibt es in Deutschland 800.000 Krankenhaus-Infektionen.“ (Deutsche Gesellschaft für Krankenhaushygiene, 2004)
- „Jedes Jahr sterben nach Schätzungen in den Ländern der Europäischen Union ca. 25 000 Menschen an schweren Infektionen mit resistenten Bakterien, die in einer Gesundheitseinrichtung erworben wurden.“ (WHO/EU, 2022)

Fragt man einmal im Bekanntenkreis gezielt nach Klinik- oder MRSA-Infektionen, erfährt man unter Umständen, dass bei einem Betroffenen aufgrund einer antibiotikaresistenten Infektion das Bein amputiert werden musste.

Tatsächlich ist die Endzeitstimmung in Bezug auf Antibiotikaresistenz keine Übertreibung: Bereits im Jahr 1998 publizierte die renommierte Fachzeitschrift *The Lancet* einen Beitrag über Vancomycin-resistente Staphylokokken mit dem Titel „Apocalypse Now“.

Dass wir es mit einer globalen Bedrohung durchaus katastrophaler Dimension zu tun haben, verdeutlicht der WHO-Bericht *Antimicrobial Resistance Global Report on Surveillance 2014*: „Eine post-antibiotische Ära, in der harmlose Infektionen und kleine Verletzungen tödlich sind, ist alles andere als eine apokalyptische Fantasie – sie ist im Gegenteil ein sehr reales Szenario für das 21. Jahrhundert.“ Das deutsche Medizinportal DocCheck News kommentiert diesen WHO-Report mit dem Titel eines weiteren Katastrophenfilms: *Antibiotikaresistenz: The Day After*.

Antibiotika galten bisher als wichtige Heilmittel bei Infektionen – unabhängig davon, ob ihre Anwendung angemessen war, ob man sich im Krankenhaus oder „in freier Wildbahn“ infiziert hatte.

Schon in seiner Nobelpreis-Rede 1945 warnte der Antibiotikapionier Alexan-

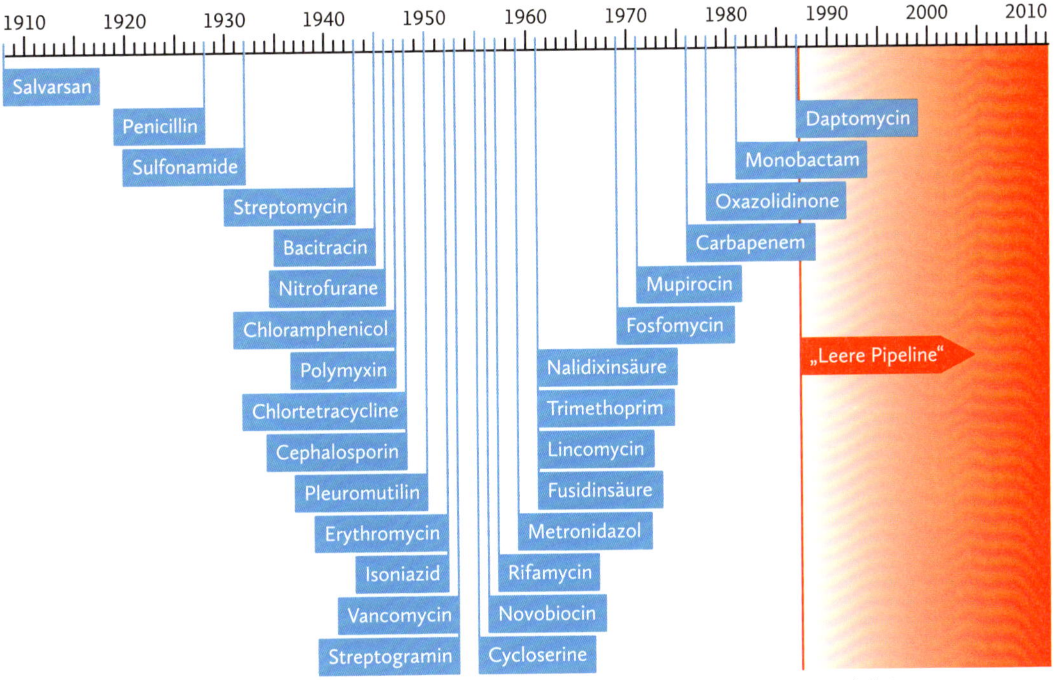

100 Jahre Antibiotika: Daten zur Entdeckung/Patentierung von Antibiotika. Seit 1987 wurde keine neue Antibiotika-Klasse mehr entwickelt!

der Fleming davor, dass sich Resistenzen gegen Penicillin rasch entwickeln könnten.

Tatsächlich wurde seither bei jedem weiteren Antibiotikum in relativ kurzer Zeit Resistenz nachgewiesen. Resistenz gehört zum normalen Evolutionsprozess von Mikroorganismen. Massenhafte, oft unsachgemäße Anwendung von Antibiotika bei Mensch und Tier erhöht die Wahrscheinlichkeit und beschleunigt die Entwicklung von Resistenzen – vor allem weil Präventions-, Hygiene- und Kontrollmaßnahmen missachtet werden.

Noch immer werden Antibiotika viel zu häufig verordnet. Sie werden zudem in unvorstellbarer Menge in der Fleischproduktion eingesetzt, sind mittlerweile Bestandteil der Nahrungskette und sogar im Trinkwasser nachweisbar. Folglich wirken Antibiotika zunehmend schwächer oder sind komplett unwirksam. Vancomycin ist eines der letzten Reserveantibiotika bei multiresistenten Keimen.

Nach Ansicht der WHO haben wir es heute mit einer Notfallsituation in Bezug auf den globalen Gesundheitsstatus zu tun. Bis zu den 1970er-Jahren wurden zahlreiche neue Antibiotika entwickelt, die anfangs gegen die meisten pathogenen Keime wirksam waren. Die letzten neuen Antibiotika-Klassen wurden Mitte der 1980er-Jahre vorgestellt. Demnach haben wir derzeit eine nahezu leere „Pipeline" für neue Antibiotika. Dies gilt vor allem für die Behandlung von gramnegativen Darm-/Enterobakterien. Die Erforschung von Ersatzantibiotika befindet sich noch in den Kinderschuhen. Demnach müssen wir bei gängigen Infektionen (Lungenentzündung, Harnwegsinfektionen u.a.), die Penicillin-resistent sind, mit Risiken und Komplikationen für Leib und Leben rechnen. Besonders gefährdet sind Neugeborene und intensivmedizinische Patienten, Krebspatienten und Organtransplantierte sowie ältere Menschen. Vorbeugend verordnete Antibiotika in der Chirurgie sind schwächer oder überhaupt nicht mehr wirksam.

Jahr für Jahr starben Zehntausende Menschen in Europa an den Folgen antibiotikaresistenter Infektionen. Anlass genug, 2014 eine Konferenz in Oslo mit Teilnehmern aus 40 Ländern und der WHO abzuhalten, um über einen globalen Aktionsplan zum Antibiotika-Problem nachzudenken. Man stellte fest, dass wir uns auf eine Post-Antibiotika-Ära zubewegen. Das Osloer Abschlussdokument listet 18 Empfehlungen für den Aktionsplan auf, der durch internationale Zusammenarbeit umgesetzt werden soll. Unter anderem werden strikte Vorgaben und Kontrollen für die Produktion, den Verkauf und Vertrieb von Antibiotika gefordert. Der Erfolg des Aktionsplans ist davon abhängig, ob es wirklich zu

Globale Antibiotikaresistenz

Der WHO-Bericht (2014/15) stellt den Resistenzstatus von neun infektiösen Mikroorganismen im Lebensalltag, in Kliniken und in der Nahrungskette vor. Ergebnis:

- Sehr hohe Resistenzraten bei Bakterien, die gängige Infektionen (Pneumonie, Harnwegsinfekte, Syphilis, Durchfallerkrankungen u.a.) betreffen, wurden in allen 129 WHO-Regionen beobachtet.
- In 36 Ländern sind Cephalosporine der dritten Generation als *ultima ratio* bei Gonorrhoe-Infektionen zunehmend schwächer wirksam.
- Die Entwicklung multiresistenter Tuberkulosebakterien, der Artemisinin-resistenten Malaria und von Resistenzen gegen Anti-HIV-Mittel ist beunruhigend.

Schätzungen zufolge (*The Lancet* 2022) starben 2019 in 204 Ländern 1,2 Millionen Menschen direkt und 5 Millionen indirekt an antibiotikaresistenten Infektionen – mehr als an HIV/AIDS und Malaria zusammen.

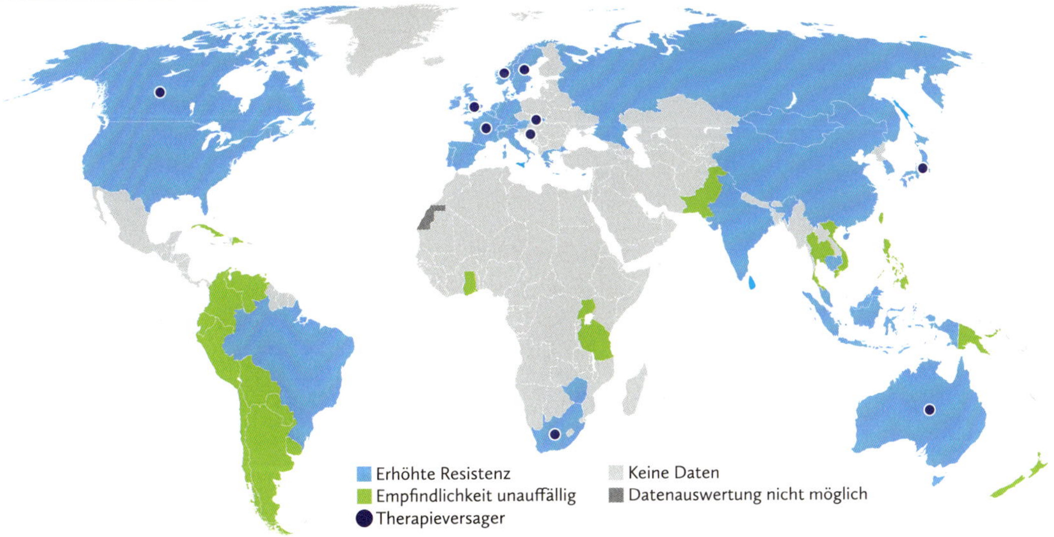

Ein Beispiel für die weltweite Resistenzproblematik: Im Jahr 2010 ist in fast allen Industrie- und Schwellenländern eine erhöhte Resistenz der Erreger von Tripper (Gonorrhoe, *Neisseria gonorrhoeae*) gegenüber Cephalosporinen der dritten Generation bzw. komplette Unwirksamkeit zu beobachten.

einer belastbaren internationalen und interdisziplinären Kooperation kommt. Dies ist zumindest fraglich.

Gibt es noch Hoffnung für die Menschheit? Gibt es Lösungen für das Resistenzproblem? Ja, es gibt sie. Die erste Maßnahme wäre ein viel beschworener Umdenkungsprozess: Mikroorganismen, Bakterien und Viren sind keine „bösen Feinde" des Menschen. Wir sollten aufhören, „Krieg" gegen sie zu führen. Bakterien sind nützliche Mitbewohner des Menschen. Sie sollten unsere „Freunde" sein.

Durch massenhafte und kritiklose Anwendung von Antibiotika in Medizin und Massentierhaltung haben wir selbst beste Bedingungen für die Resistenzentwicklung geschaffen. Antibiotika sind immer auch ein Angriff auf die Lebensgemeinschaft des Menschen mit seinen Mikroorganismen, die für Gesundheit und Überleben gebraucht werden.

Alle modernen Antibiotika hemmen prinzipiell mit nur wenigen Wirkmechanismen den Lebenszyklus der Mikroben. Demgegenüber haben Flora und Fauna in Jahrmillionen komplexe Abwehrmechanismen entwickelt, die es den Pflanzen mit einer Mixtur aus Hunderten von Abwehrstoffen erlauben, ihr Überleben zu sichern. Ein evolutionsbiologischer Vorteil, dem die Wissenschaft nur sehr wenig entgegenzusetzen hat.

Es überrascht nicht, dass es pflanzliche Antibiotika gibt, die auch bei MRSA-Infektionen wirksam sind! Davon handelt dieses Buch.

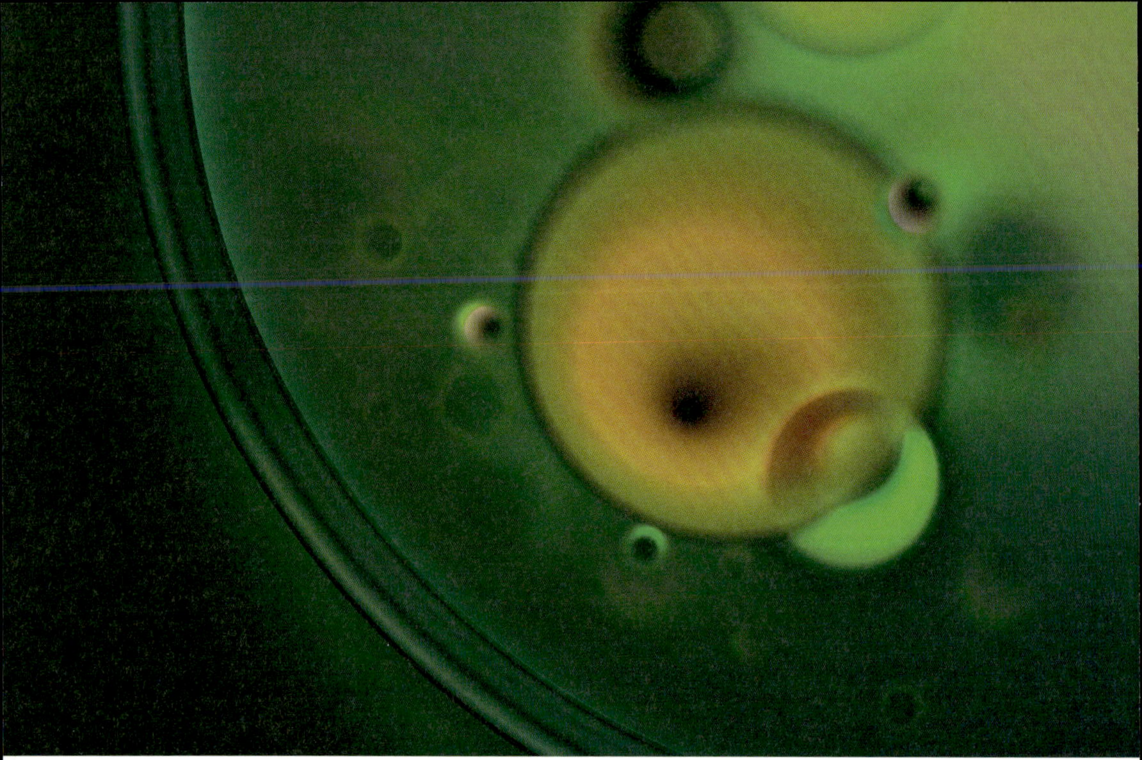

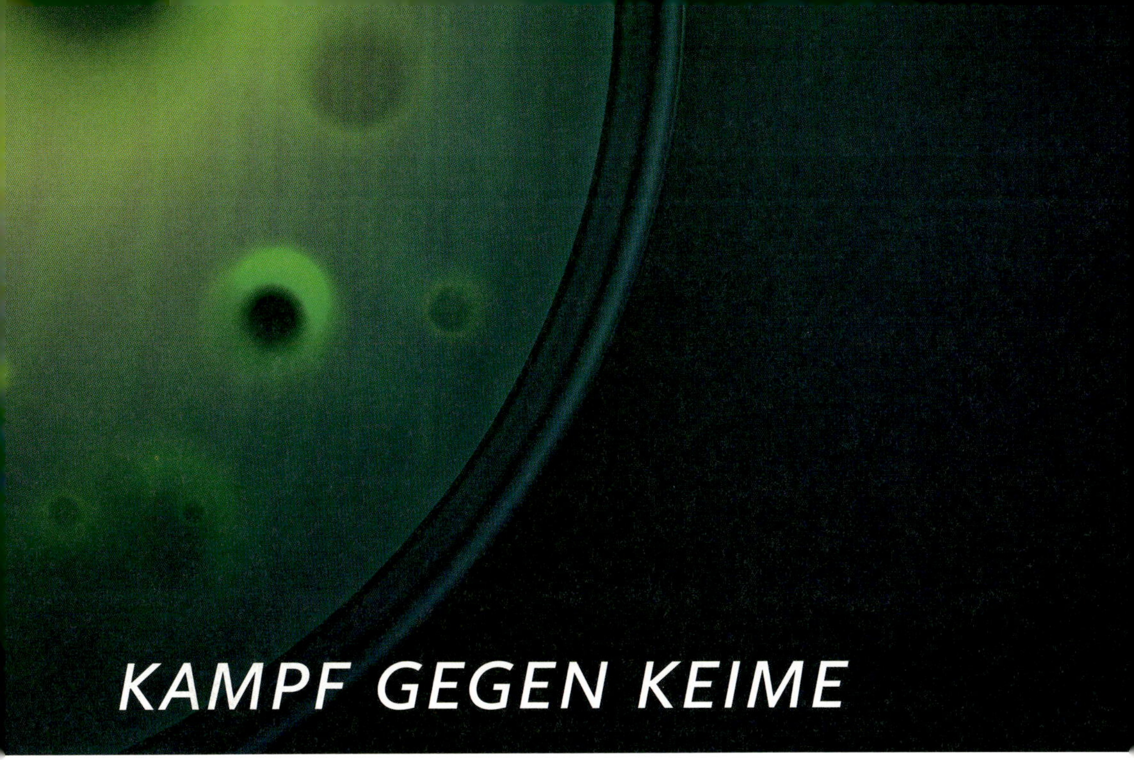

KAMPF GEGEN KEIME

Die Entdeckung von Penicillin gilt – zu Recht – als große Errungenschaft der Medizin. Erstmals hatte man beobachtet, wie sich ein Mikroorganismus (ein Schimmelpilz) vor schädlichen Angreifern schützt – und daraus gefolgert, dass dies auch zur Behandlung von Infektionen beim Menschen nützlich sein könnte. Der Begriff *Antibiotika* kennzeichnet Stoffe, die Mikroorganismen töten können. Er wurde 1942 von dem amerikanischen Mikrobiologen Selman Waksman eingeführt. *Antibiosis* (Antibiotika) ist von den griechischen Worten *anti* (= gegen) und *bios* (= Leben) abgeleitet.

Bis zum 20. Jahrhundert beruhte die Behandlung von Infektionen auf traditionellen Heilmitteln. Belege für solche natürlichen, antibakteriell wirksamen Mittel finden sich in den Heilsystemen aller Weltkulturen seit mehr als 4.000 Jahren: im Ayurveda, in der chinesischen Medizin, in der antiken westlichen Medizin und bei zahllosen indigenen (lat. *indiges* = eingeboren) Bevölkerungen.

Im antiken Ägypten war Honig ein geschätztes Mittel bei Infektionen. Noch im Zweiten Weltkrieg behandelte man infizierte Hautwunden erfolgreich mit einer Salbe aus Honig und Schmalz. Weihrauch, Myrrhe, Zwiebeln und Knoblauch gehörten gleichfalls zu den traditionellen antibakteriell wirksamen Heilmitteln. Die antike griechische Medizin benutzte Wein und Essig als keimtötende Mittel bei infizierten Wunden. Darüber hinaus wurden dort wie auch in Indien bereits Schimmelpilze bei Infektionen therapeutisch eingesetzt.

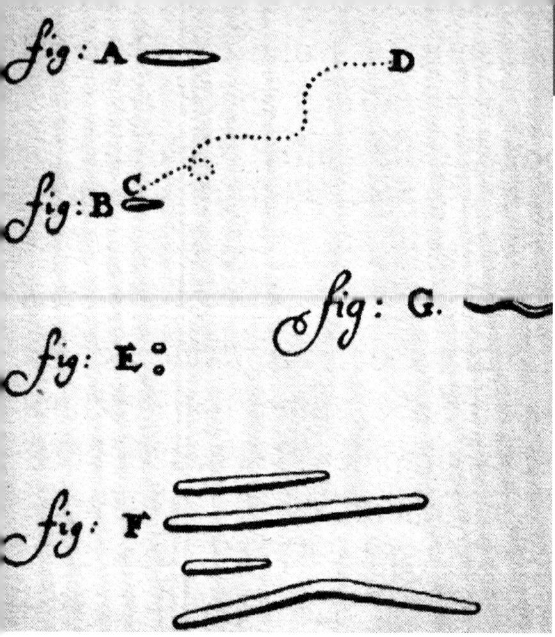

Kugel- (Kokken, B, C, D, E), stäbchen- (F) und spiralförmige Mikroorganismen (G) im Zahnbelag von Antoni van Leeuwenhoek unter dem Mikroskop (1683).

Jahrhundertelang bediente man sich solcher Mittel, um infizierte Wunden zu behandeln. In früheren Zeiten konnte die kleinste Hautwunde tödlich sein. Fortschritte auf dem Gebiet der Mikrobiologie waren erst möglich, als Mikroskope zur Verfügung standen. Der niederländische Tuchhändler Antoni van Leeuwenhoek (1632–1723) begann ab 1660 als Autodidakt, Mikroskope zu bauen. Er beschrieb erstmals Bakterien, die er mikroskopisch beobachtet hatte. Über die Bedeutung solcher Kleinstlebewesen *(animalcula)* war jedoch nichts bekannt. Ansteckende Infektionskrankheiten wurden noch bis Mitte des 19. Jahrhunderts auf ein „kontagiöses Miasma“ (Ausdünstung) zurückgeführt.

Schimmelpilze

Dass Schimmelpilze antibiotisch wirken können, war lange vor der Entdeckung von Penicillin bekannt. Im antiken Griechenland und in Indien benutzte man Schimmelpilze und Pflanzen zur Behandlung von Infektionen. 1550 v. Chr. behauptete ein ägyptischer Arzt (Papyrus Ebers), dass eine „faulige Wunde ... mit verdorbenem Gerstenbrot bedeckt werden solle“. In Serbien, Griechenland und Russland waren verschimmeltes Brot oder (sporenhaltige) warme Erde traditionelle Mittel zur Wundbehandlung. Feuchtes Brot, vermischt mit (sporenhaltigen) Spinnweben, galt im 16. Jahrhundert in Polen als probate Wundbehandlung. Spinnweben wurden auch von der indigenen Bevölkerung Nordamerikas und der bayerischen Landbevölkerung bis Mitte des 19. Jahrhunderts als Wundauflage benutzt.

1871 beobachtete der englische Physiologe Sir John Scott Burdon Sanderson, dass *Penicillium* in Kulturflüssigkeit das Wachstum von Bakterien hemmt. Zur gleichen Zeit entdeckte Joseph Lister, ein englischer Chirurg und der Begründer der Antisepsis (Karbolsäure), dasselbe Phänomen bei mit Schimmelpilz kontaminiertem Urin. Der englische Arzt William Roberts

stellte 1874 fest, dass eine bakterielle Verunreinigung generell fehlt, wenn die Kultur den Pilz *Penicillium glaucum* enthält. Der irische Forscher John Tyndall bestätigte diese Beobachtung ein Jahr später. Der französische Chemiker und Mikrobiologe Louis Pasteur (1822–1895) beobachtete 1877 eine Wachstumshemmung bei Anthrax-Bazillen, wenn die Kultur mit Schimmelpilz kontaminiert war.
Im Jahr 1897 reichte der französische Militärarzt Ernest Duchesne eine Doktorarbeit mit dem Titel *Untersuchungen zum Überlebenskampf der Mikroorganismen: der Antagonismus von Schimmelpilzen und Mikroben* ein. Die Arbeit wurde abgelehnt, doch seine Erkenntnisse wurden 50 Jahre später anerkannt. Er hatte bemerkt, dass arabische Stallknechte die Pferdesättel in einem dunklen feuchten Raum lagerten, um Schimmelpilzbildung anzuregen. Die Knechte erklärten, dass Scheuerwunden bei Pferden dadurch besser abheilen. Ein erster Versuch Duchesnes mit der Injektion einer Schimmelpilzlösung bei erkrankten Meerschweinchen war erfolgreich. Anschließend befasste er sich experimentell mit der Wechselwirkung von *Escherichia coli* und *Penicillium glaucum*. Es zeigte sich – lange vor der Entdeckung von Penicillin –, dass der Pilz in einer Kultur vorhandene Bakterien abtöten konnte.

Arsphenamin

Als erstes Antibiotikum der Medizingeschichte gilt eine Arsenverbindung (Arsphenamin), die unter dem besser bekannten Namen *Salvarsan* zur Behandlung der Syphilis 1910 in den Handel kam. Erstmals gab es nun ein gezielt antimikrobiell wirksames Medikament, das bei Spirochäteninfektionen (Syphilis, Frambösie, Rückfallfieber u.a.) erfolgreich war.
Der deutsche Arzt Paul Ehrlich (1854–1914) führte in großem Stil Arzneimittelforschung mit Labortests und Tierversuchen durch, bis er 1909 die gegen Syphilis-Spirochäten wirksame Substanz *Bayer 606* gefunden hatte. Salvarsan war sehr stark wirksam, hatte aber auch starke Nebenwirkungen. Bei intravenöser/-muskulärer Injektion konnte es zu Verätzungen kommen. Salvarsan verändert sich an der Luft sehr schnell zu einer giftigen Substanz. Aus diesem Grund wurde es in luftdichte Glasampullen abgefüllt. Später wurden besser verträgliche Derivate entwickelt. Salvarsan blieb lange Zeit das erste und einzige Antibiotikum. Seit Mitte des 20. Jahrhunderts war Salvarsan kaum mehr in Gebrauch und wurde weitgehend durch moderne Antibiotika (z.B. Penicillin) ersetzt.

Penicillin

Es hatte vielleicht daran gelegen, dass Semesterferien waren und Professor Alexander Fleming (1881–1955) mehrere Wochen sein Labor im Londoner St. Mary's Hospital zusperrte, um in Urlaub zu fahren. Bevor er abgereist war, hatte er mit Kulturen traubenförmig angeordneter Kugelbakterien (Staphylokokken) in flachen Glasschalen mit Nährlösung experimentiert. Am dritten September 1928 kehrte Fleming an seinen Arbeitsplatz zurück und entdeckte beiläufig eine im Brutschrank vergessene Petrischale – ohne Glasdeckel! Siehe da – fremde Keime hatten sich eingenistet: Schimmelpilz. Schon wollte er die unbrauchbare Kultur vernichten, als ihm auffiel, dass die Nährlösung rund um die Pilzflecken sauber war. Er entdeckte Zonen ohne Staphylokokken und identifizierte die Spezies *Penicillium chrysogenum (notatum)*. Wahrscheinlich stammte der Keim aus dem Pilzlabor ein Stockwerk tiefer – der Professor arbeitete niemals bei offenem Fenster.

Da der Pilz einen unbekannten bakterienhemmenden Stoff enthalten musste, prüfte Fleming diese Wirkung mit einem gereinigten Pilzextrakt bei verschiedenen Bakterien, mit Erfolg. Er taufte den Schimmelpilzsaft „Penicillin" – die Zusammensetzung kannte er nicht. Als Nächstes untersuchte er die Verträglichkeit des Saftes im Tierversuch, ebenfalls mit Erfolg. Im Februar 1929 berichtete er über seine Entdeckung. Die veröffentlichten Ergebnisse blieben unbeachtet. Fleming verlor das Interesse am Penicillin und es geriet in Vergessenheit.

Bei der Erforschung von Lysozym, mit dem sich auch Fleming beschäftigt hatte, stießen der Pathologe Howard Florey und der deutsch-jüdische Chemiker Ernst Chain 1939 in Oxford auf Flemings obskure Mitteilung über die antibakterielle Wirkung seiner Schimmelpilzmixtur. Und schon 1941 wurde ein Patient mit einem Penicillin-Präparat geheilt.

Der Kriegseintritt der Alliierten bescherte dem Penicillin-Projekt dann strategische Bedeutung. Die Herstellung war schwierig, wurde aber in den USA technisch verbessert. Zunächst diente Mais-Einweichwasser als Kulturmedium, schließlich entdeckte man einen tausendfach stärker Penicillin produzierenden Pilz auf einer faulenden Melone. Verwundete alliierte Soldaten in Sizilien und Nordafrika profitierten vom ersten Antibiotikum.

Fleming erlebte den späten Siegeszug seines Penicillins nur am Rande und wurde zusammen mit Florey und Chain 1945 mit dem Nobelpreis für Medizin ausgezeichnet. Er wurde geadelt und arbeitete weiter in seinem kleinen Labor am St. Mary's Hospital. Das Zeitalter der Antibiotika hatte

begonnen: Vormals lebensbedrohliche bakterielle Infektionen und Erkrankungen konnten nun rasch und ohne Komplikationen geheilt werden.
In den weltweiten Jubelchor, der diesen Meilenstein der Medizin feierte, mischten sich schon früh warnende Töne. Fleming selbst mahnte in seiner Nobelpreis-Rede 1945, mit Penicillin sorgsam umzugehen. Später stellte er fest: „Wissen Sie, der Staphylococcus ist ein sehr cleverer Organismus. Egal, welches Antibiotikum wir finden, er wird dagegen resistent werden."
Tatsächlich tauchten bereits vier Jahre vor der Marktzulassung von Penicillin resistente Staphylokokken auf!

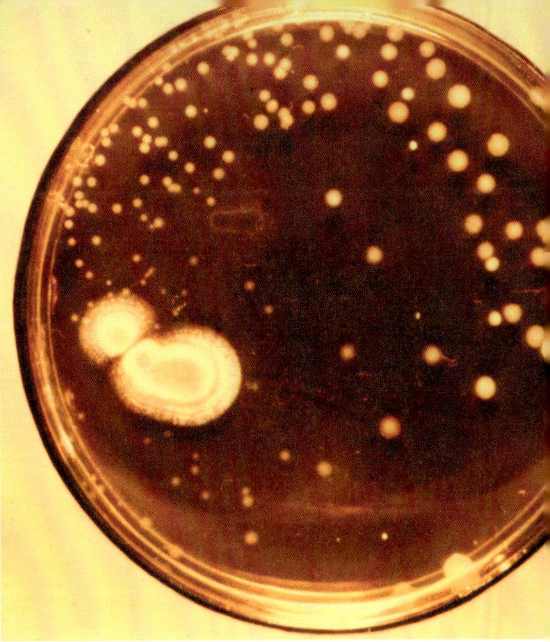

Alexander Flemings Petrischale (1928): „Als ich sah, wie sich die Bakterien auflösten, hatte ich keine Ahnung, dass dies der Schlüssel zur wirksamsten jemals entdeckten therapeutischen Substanz zur Bekämpfung bakterieller Infektionen im menschlichen Körper war."

Methicillin

Bei aller Begeisterung über die gute antibakterielle Wirkung von Penicillin war man sich seit den 1950er-Jahren doch dessen bewusst, dass es Staphylokokken-Stämme gab, die gegen das Antibiotikum resistent waren. Deshalb achtete man vor allem in europäischen Kliniken darauf, dass infizierte Patienten durch strikte Hygiene und Isolierung nicht zum Infektionsherd für andere Patienten wurden.
Resistente Bakterien bilden ein Enzym (Penicillinase), das sie gegen das meist benutzte Penicillin G (Benzylpenicillin) unempfindlich macht. 1959 entwickelte die Firma Beecham erstmals ein Antibiotikum, das einen Betalactam-Ring besitzt, der schlechter durch Penicillinasen gespalten und inaktiviert werden kann. Das Mittel wurde Methicillin genannt. Somit hatte man nun ein Antibiotikum, das auch bei Penicillin-Resistenz eingesetzt werden konnte. In den 1960er-Jahren glaubten deshalb viele Mediziner (auch der Penicillin-Forscher Ernst Chain), das Ende für resistente Staphylokokken sei nun gekommen.
Dies führte unter anderem dazu, dass man in den Kliniken Isolierstationen auflöste, die Antisepsis vernachlässigte und sich nicht mehr die Hände wusch – viele Klinikverwaltungen kürzten die Mittel für die Infektionskontrolle.
Eine Fehleinschätzung, wie sich zeigen

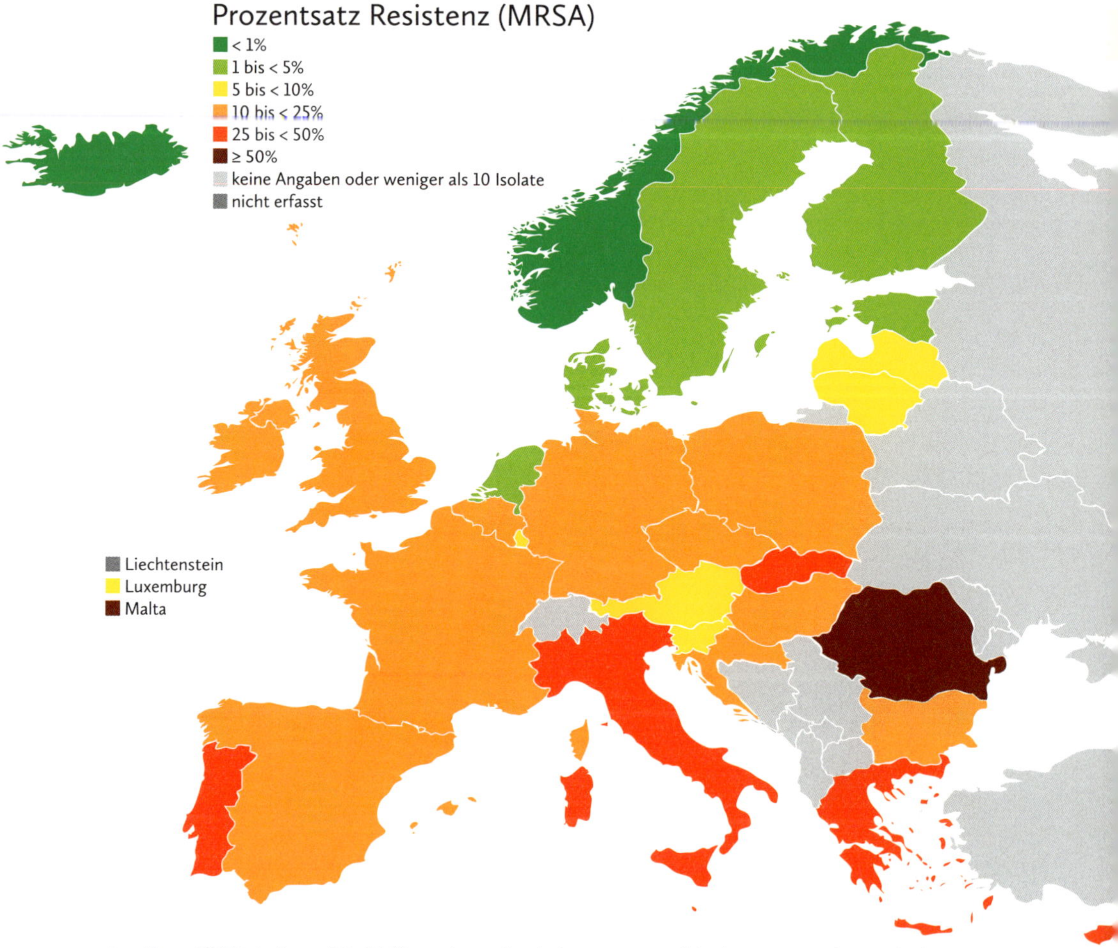

Anteil von MRSA-Isolaten *(Methicillin-resistant Staphylococcus aureus)* in den europäischen Teilnehmerstaaten 2013. Skandinavische Länder wie Norwegen, Finnland, Dänemark und Schweden schneiden besonders gut ab (unter fünf Prozent MRSA).

sollte. Bereits 1959 wurde der erste Staphylokokken-Stamm isoliert, der gegen Methicillin resistent war. Methicillin-resistente Staphylokokken werden als MRSA bezeichnet *(Methicillin-resistant Staphylococcus aureus)*. Da man davon ausgehen kann, dass solche Bakterienstämme auch gegenüber anderen Betalactam-Antibiotika sowie Antibiotika anderer Klassen resistent sind, kennzeichnet das Kürzel MRSA auch multiresistente Keime *(Multidrug-resistant Staphylococcus aureus)*. Die letzte Hoffnung für MRSA-Infizierte sind dann sogenannte Reserveantibiotika wie Vancomycin oder Linezolid.

Grampositiv und gramnegativ

Der Eigenname *Gram* kennzeichnet eine Färbemethode, mit der Bakterien für die mikroskopische Untersuchung behandelt werden. Der dänische Bakteriologe Hans-Christian Gram (1853–1938) entwickelte dieses Verfahren zur Differenzierung von Bakterien. Entsprechend ihrer Zellwandstruktur können so zwei Gruppen von Bakterien unterschieden werden: grampositive und gramnegative Bakterien. Die Gramfärbung ist ein wichtiges Diagnoseinstrument für die Naturwissenschaft, Mikrobiologie und Infektiologie.

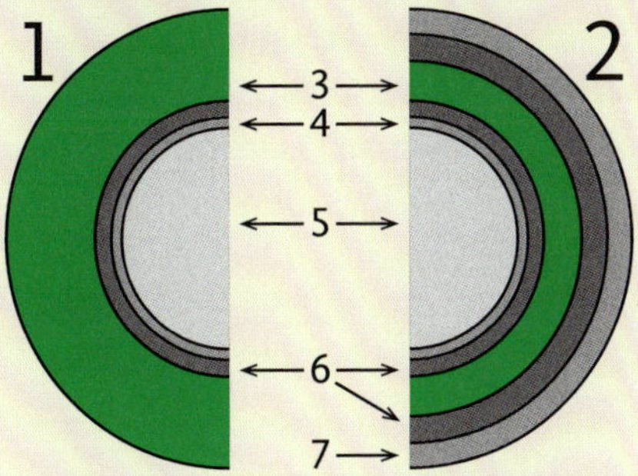

Schema der Zellwand von Bakterien: 1 grampositive Zellwand, 2 gramnegative Zellwand, 3 Mureinhülle (Peptidoglycan), 4 Plasmamembran, 5 Zytoplasma, 6 periplasmatischer Raum, 7 äußere Membran

Gramfärbung Nach Anfärbung der Bakterien mit einem basischen Farbstoff und durch Nachbehandlung mit Lugolscher Lösung wird ein Farbstoff-Iod-Komplex in den Bakterien gebildet. Dieser Farbkomplex ist nicht in Wasser, aber in Ethanol löslich. Aus gramnegativen Bakterien kann der Farbkomplex mit Ethanol entfernt werden. Dies funktioniert wegen der dickeren Zellwand nicht bei grampositiven Bakterien.

Grampositive Bakterien haben eine dicke, mehrschichtige Zellhülle (Mureinhülle), weshalb die Farblösung durch Alkohol nicht ausgewaschen wird. Da grampositive Bakterien nur eine einschichtige Zellwand haben, sind sie meist empfindlicher gegen Antibiotika, wehren sich aber mit sehr schnellen Efflux-Pumpen. Zu den grampositiven Bakterien gehören etwa *Actino-* und *Streptomyces, Streptococcus, Enterococcus, Staphylococcus, Listeria, Bacillus, Clostridium* und *Lactobacillus.*

Gramnegative Bakterien haben eine dünne einschichtige Mureinhülle mit einer zusätzlich aufgelagerten Lipidmembran, die durch Alkohol aufgelöst wird und zur Auswaschung der Farblösung führt. Zu den gramnegativen Bakterien gehören etwa Enterobakterien (*Escherichia coli, Salmonella, Shigella, Klebsiella, Proteus, Enterobacter*) sowie die Gattungen *Pseudomonas, Legionella, Neisseria, Rickettsia* und die Art *Pasteurella multocida*.

Methicillin wirkt nur gegen grampositive Keime (gramnegative Bakterien sind primär resistent) und wird nicht mehr therapeutisch eingesetzt. Stattdessen benutzt man Oxacillin, Dicloxacillin und Flucloxacillin, die injiziert und eingenommen werden können. Diese Antibiotika sind deutlich schwächer wirksam als Penicillin G und stimulieren zudem die Synthese von Betalactamasen (Penicillinasen), was die Mittel unwirksam machen kann. Methicillin wird heute nur noch als Labormarker verwendet.

Das europäische Resistenz-Überwachungssystem (EARSS) beobachtet seit 1999 Resistenzentwicklungen in den Mitgliedsstaaten. Die gute Nachricht: Der Anteil der MRSA-Isolate ging im Durchschnitt von 45 Prozent (2004) auf knapp 25 Prozent (2013) zurück. Die schlechte Nachricht: Seit 2014 erhöht sich der Anteil wieder. Wir haben allen Grund zur Besorgnis.

Antibiotika-Ära

Nach Penicillin und Methicillin kam es in den 1970er- und 1980er-Jahren auf dem Gebiet der Antibiotika zu einer starken Forschungsaktivität. Heute sind etwa 8.000 antibiotische Substanzen bekannt. Davon werden nur 80 für therapeutische Zwecke eingesetzt. Laut Bundesinstitut für Arzneimittel und Medizinprodukte (2005) sind 2.775 Antibiotikapräparate zugelassen. Ihr Marktanteil beträgt 13 Prozent unseres gesamten Arzneimittelverbrauchs. 2019 wurden deutschlandweit 168 Millionen Tagesdosen Betalactam-Antibiotika verordnet. Antibiotika gehören zu den weltweit am häufigsten verordneten Medikamenten. Eine wirklich neue Klasse von Antibiotika ist nach 1985 nicht mehr gefunden worden. Die Antibiotika-Forschung stagniert seit einigen Jahrzehnten.

Grundsätzlich sind antibiotische Wirkungen (wie wir sie heute kennen) von der Natur abgeschaut. Bestimmte Substanzen, etwa im Schimmelpilz, blockieren die Vermehrung von Bakterien (sie wirken bakteriostatisch) oder töten Bakterien durch Zerstörung ihrer Zellwand ab (sie wirken bakterizid). Auch das körpereigene Enzym Lysozym im Speichel kann Bakterien abtöten. Als Arzneimittel werden Antibiotika entweder aus natürlichen Stoffen gewonnen oder komplett synthetisch produziert. Je nach Wirkprinzip unterscheidet man verschiedene Gruppen von Antibiotika. Bislang wurden für Antibiotika jeder Gruppe Resistenzen beobachtet.

Gängige Antibiotika

Antibiotika sind hochwirksame Arzneimittel. Sie können mitunter Leben retten, haben aber auch Nebenwirkungen. Im Idealfall eliminieren sie schädliche Keime und schonen die körpereigene Bakterienflora. Antibiotika sollten nur nach ärztlicher Verordnung und genau nach Vorgabe benutzt werden.

In der Praxis mangelt es allerdings seit Langem an ärztlichem Verantwortungsbewusstsein, was die Verordnung von Antibiotika betrifft. Antibiotika werden nach wie vor nicht zielgerichtet und unnötigerweise viel zu häufig verordnet – wie man heute weiß, nicht selten zum Nachteil der Patienten.

Wie der Antibiotika-Report 2014 zeigt, stammen zwei Drittel der Antibiotika-Verordnungen von Hausärzten, davon waren fast 30 Prozent unnötig!

Betalactam-Antibiotika

β-Lactam-Antibiotika wirken bakterienabtötend (bakterizid). Die bekanntesten Substanzen dieser Gruppe sind Penicilline und Cephalosporine. Solche Antibiotika töten Bakterien ab, die sich gerade vermehren. Die Wirkstoffe stören die Bildung neuer Zellwände der Bakterien. Inaktive Keime überleben das Antibiotikum unbeschadet. Somit kann es auch zu Therapieversagen bei manchen Patienten kommen.

- Penicilline haben ein breites Wirkspektrum gegen zahlreiche Keime. Sie kommen bei HNO- und Atemwegsinfektionen zum Einsatz. Penicilline sind gut verträglich, können aber allergische Reaktionen bis hin zum Schock verursachen.

Antibiogramm

Das Antibiogramm ist ein Labortest, mit dem die Empfindlichkeit oder Resistenz von infektiösen Mikroorganismen gegenüber Antibiotika bestimmt wird. Ein Antibiogramm wird vor jeder Verordnung von Antibiotika empfohlen – aber in der Praxis nicht allzu oft gemacht.

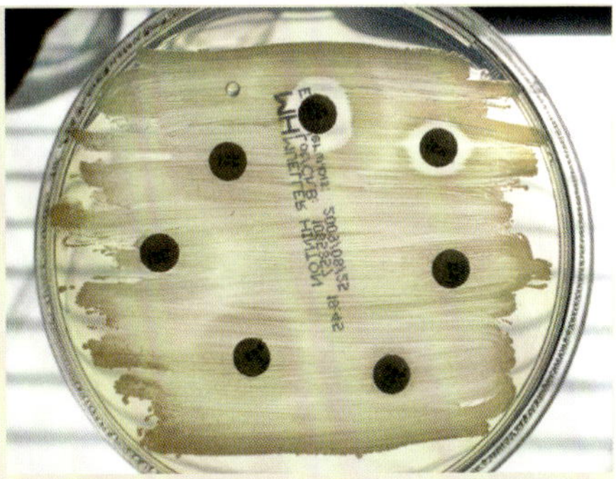

Antibiogramm eines Gaumenmandelabstrichs (vom Hund): Nur zwei Antibiotika zeigen eine Hemmwirkung (auf 12- und 14-Uhr-Position – intermediäre Empfindlichkeit).

Beim Agardiffusionstest wird auf ein Nährgel der isolierte Keim nach einem Screeningtest aufgetragen und mit antibiotikahaltigen Plättchen bestückt. Nach einer Bebrütungszeit von meist 16 bis 20 Stunden werden die Radien der Hemmhöfe ausgemessen; an diesen ist das Ausmaß der Empfindlichkeit oder die Resistenz des Mikroorganismus zu erkennen.

- Cephalosporine werden bei Infektionen der Atemwege, Nieren und Harnwege sowie bei Wundinfektionen verordnet. Sie sind gleichfalls relativ gut verträglich und eignen sich als Alternative bei Penicillin-Allergie. Selten kommt es zu Nierenschäden oder bei Älteren zu Blutgerinnungsstörungen.
- Carbapeneme haben ein breites antimikrobielles Wirkspektrum. Sie gelten als Reserveantibiotikum – dennoch werden zunehmend Resistenzen beobachtet. Carbapeneme sind stark nierenschädlich. Sie werden bevorzugt bei Infektionen, die Patienten in Kliniken erworben haben, eingesetzt: Harnwegsinfekte, Kathetersepsis, Lungenentzündungen, Peritonitis u.a.

Zur Gruppe der Betalactam-Antibiotika gehören beispielsweise Amoxicillin, Oxacillin, Cefamandol, Cefotaxim, Imipenem, Ertapenem. In bestimmten Fällen kombiniert man Betalactam-Antibiotika mit Betalactamase-Hemmern, beispielsweise Amoxicillin plus Clavulansäure.

Aminoglycosid-Antibiotika

Antibiotika dieser Gruppe wirken bakterienabtötend. Sie stören die Eiweißproduktion im Bakterium durch Anlagerung an 30S-Ribosomen. Dadurch werden nutzlose Proteine produziert, was zum defekten Zellwandaufbau führt. Die Antibiotika sind hochwirksam gegen zahlreiche infektiöse, vor allem von Sauerstoff abhängige Erreger, gramnegative Enterobakterien, grampositive Staphylokokken sowie *Pseudomonas aeruginosa* – aber nicht gegen Streptokokken und einige anaerobe Keime. Anwendungsgebiete sind schwere Infektionen (Hirnhaut-, Lungen-, Herzentzündung, bei zystischer Fibrose). Aminoglycoside werden systemisch injiziert/infundiert. Es kommt häufig zur Resistenzentwicklung. Diese Antibiotika müssen sorgfältig dosiert werden und kommen meist auf der Intensivstation zum Einsatz. Sie wirken hochdosiert langfristig giftig auf die Nieren und das Innenohr und haben weitere Nebenwirkungen (Atemlähmung, Allergie, Blutbildungsstörung). Zu den systemischen Aminoglycosiden gehören Streptomycin, Gentamicin und Tobramycin. Manche Mittel (Neomycin, Kanamycin) werden ausschließlich zur Behandlung lokaler Infektionen auf der Haut, Schleimhaut oder am Auge benutzt.

Breitbandantibiotika (Polyketide)

- Tetracycline stören wie Aminoglycoside die Eiweißproduktion im Bakterium durch Anlagerung an 30S-Ribosomen. Sie wirken bakterienhemmend (bakteriostatisch) auf grampositive und gramnegative Bakterien sowie Mikroorganismen ohne Zellwand (Mykoplasmen, Chlamydien, Spirochäten, Bor-

relien). Das ursprünglich breite Wirkspektrum hat sich durch Resistenzentwicklung stark verengt. Insbesondere in Krankenhäusern sind *Proteus-*, *Enterobacter*-Arten sowie *Pseudomonas* weitgehend unempfindlich geworden.
Typische Nebenwirkungen sind Übelkeit, Durchfall, Juckreiz und Schwindel. Tetracycline schädigen die natürliche Darm- und Vaginalflora und stören den Knochenstoffwechsel (Karies, Knochenbrüchigkeit). Bei Schwangeren, Stillenden und Kleinkindern werden Tetracycline nur streng kontrolliert angewendet. Darüber hinaus gibt es möglicherweise eine Giftwirkung auf das Innenohr (Tinnitus). Bekannte Antibiotika dieses Typs sind Doxycyclin und Minocyclin.

- Makrolid-Antibiotika wirken bakterienhemmend (bakteriostatisch) durch Störung der Eiweißproduktion (an der 50S-Ribosomenuntereinheit). Bislang erwies sich nur Telithromycin als bakterizid. Makrolide sind relativ gut verträglich, verursachen leichte Verdauungsbeschwerden oder vorübergehende Hörstörungen. Zudem gibt es Interaktionen mit anderen Arzneistoffen, die in der Leber verstoffwechselt werden. Auch bei Makroliden ist rasche Resistenzentwicklung zu beobachten.
  Makrolide eignen sich zur Behandlung von Atemwegsinfektionen, Geschlechtskrankheiten (Gonorrhoe, Chlamydien) und Hautinfektionen durch Staphylokokken sowie bei Toxoplasmose. Erythromycin, Roxithromycin, Clarithromycin und Azithromycin sind Makrolid-Antibiotika.

Lincosamid-Antibiotika

Solche Antibiotika (Acylaminopyranoside) wirken bakterienhemmend. Aufgrund des ähnlichen Wirkprinzips kommt es wie bei Makroliden zu Resistenzen (Kreuzresistenz). Lincosamide schädigen die natürliche Darmflora stärker als andere Antibiotika. Nebenwirkungen sind schwere Entzündungen der Dickdarmschleimhaut mit blutigen Durchfällen. Zu dieser Stoffgruppe, die zu den Reserveantibiotika zählt, gehören Lincomycin und Clindamycin.

Polypeptid-Antibiotika

Solche Antibiotika wirken in der Zellmembran von Bakterien. Sie stören Transportmechanismen, wobei schädliche Stoffe nicht mehr eliminiert werden können. Polymyxine (z.B. Colistin) wirken extern angewendet bakterizid, da die Durchlässigkeit der Bakterienwand beeinträchtigt wird. Diese Antibiotika dürfen nicht eingenommen, sondern nur bei äußerlichen Infektionen eingesetzt werden (Lokalantibiotika), da sie im Körper hoch toxisch sind. Sie sind nur gegen wenige Bakterienarten bei Infektionen der Haut und Schleimhäute wirksam.

Zu den Polypeptid-Antibiotika gehören Bacitracin, Gramicidin und Tyrothricin.

Glycopeptid-Antibiotika

Glycopeptide wirken keimtötend, ausschließlich auf grampositive Bakterien. Sie hemmen bei der Vermehrung von Bakterien den Zellwandaufbau durch Erhöhung der Membrandurchlässigkeit. Perforationen („Löcher") entstehen, und es dringt so viel Wasser in die Bakterienzelle ein, dass sie platzt. Solche Antibiotika sind Vancomycin und Teicoplanin (Reserveantibiotika).

Chinolon-Antibiotika

Antibiotika dieser Gruppe werden ausschließlich synthetisch hergestellt und aufgrund ihres Wirkprinzips auch als Gyrasehemmer bezeichnet. Sie wirken dadurch bakterizid, dass sie sich in der Bakterienzelle an das Enzym Gyrase, somit an die Erbsubstanz binden (DNA-Gyrase). Gyrasehemmer wie Ciprofloxacin und Norfloxacin inaktivieren dieses Enzym, sodass die Proteinsynthese des Bakteriums unterbunden wird. Man benutzt sie häufig bei Nieren- und Harnwegsinfektionen. Zahlreiche Nebenwirkungen sind bekannt: Durchfall, Erbrechen, Schwindel, Depression, Psychosen, Krämpfe, Herzrhythmusstörungen, Absenkung des Blutzuckerspiegels. Schwangere und Kleinkinder dürfen Chinolone wegen möglicher Knochen-Knorpel-Schädigung in der Regel nicht einnehmen.

Pleuromutiline

Antibiotika dieser Gruppe hemmen wie Makrolid-Antibiotika die bakterielle Proteinsynthese via Bindung an ein Enzym der ribosomalen 50S-Untereinheit. Pleuromutilin wurde erstmals 1950 in einem Pilz der *Clitopilus*-Spezies entdeckt. Raptamulin wird beim betroffenen Menschen als Lokalantibiotikum eingesetzt. Valnemulin und Tiamulin finden bei Tieren Anwendung. Seit 2013 sind auch Resistenzen gegen Pleuromutiline beobachtet worden: Für Azamulin und BC-3781 gab es auch 2021 keine Zulassungen.

Sulfonamide

Sie werden auch als Folsäure-Antagonisten bezeichnet und gehören zu den Antibiotika der ersten Stunde. Sulfonamide beeinträchtigen die Produktion von Nukleinsäuren im Bakterium durch Störung des Folsäurezyklus und wirken bakteriostatisch. Sie sind gegen Streptokokken, Pneumokokken und Chlamydien wirksam. Aufgrund weitverbreiteter Resistenz werden Sulfonamide heute weniger häufig verwendet, hauptsächlich bei Harnwegs-, Atemwegs- und HNO-Infektionen. Nebenwirkungen sind Blutbildveränderungen, allergische Hautreaktionen, Verdauungsbeschwerden, erhöhte Lichtempfindlichkeit und Gelenkprobleme. Zu den Hauptvertretern dieser Gruppe zählen Trimethoprim und Sulfamethoxazol.

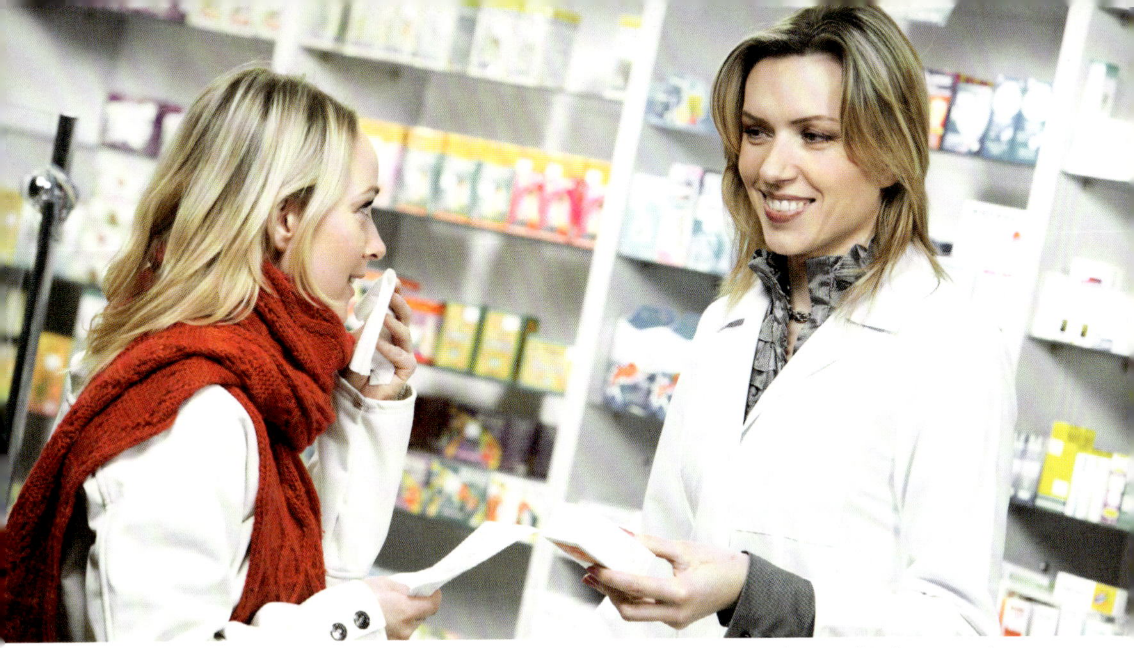

Deutschlandweit und kassenübergreifend wird pro Jahr rund 40 Millionen Mal ein Antibiotikum verordnet, überwiegend durch Hausärzte. Platz vier der Medikamenten-Top-Ten! 2013 waren schätzungsweise 30 Prozent der rezeptierten Antibiotika potenziell unnötig.

Chloramphenicol

Das Breitbandantibiotikum wurde 1947 erstmals aus grampositiven, aeroben, Sporen bildenden Bodenbakterien (Actinobakterien) gewonnen. Heute wird es synthetisch hergestellt. Es wirkt bakteriostatisch als Translationshemmer: Bindung an die 50S-Untereinheit und 70S-Ribosomen behindert die Eiweißproduktion im Bakterium. Indikationen sind schwere Infektionskrankheiten wie Typhus, Paratyphus, Pest, Fleckfieber, Ruhr, Diphtherie und Malaria. Die Substanz kann lebensbedrohliche Komplikationen verursachen (aplastische Anämie), wirkt giftig auf das Nervensystem, verursacht allergische Reaktionen und Interaktionen mit anderen Arzneimitteln. Das Mittel gilt als Reserveantibiotikum für spezielle Fälle. Obwohl von der lokalen Anwendung abgeraten wird, findet sich der Stoff in Europa noch immer in vielen Mitteln, besonders in Augen-, Ohrentropfen, Augensalben und Hautarzneien!

Reserveantibiotika

Dieser Begriff kennzeichnet Antibiotika, die nur nach strenger Indikation benutzt werden dürfen: *antibiotics of last resort, drugs of last resort.* Diese Vorgabe soll verhindern, dass sich gegen die wenigen verbliebenen wirksamen Antibiotika Resistenzen entwickeln. Motto: Je gezielter ein Antibiotikum eingesetzt wird, desto besser lassen sich Resistenzen vermeiden. Der gezielte Einsatz erfordert, dass man vor der Verordnung des Antibiotikums ein Antibiogramm anfertigt, um die Empfindlichkeit der

Keime für bestimmte Antibiotika zu ermitteln. Reserveantibiotika sind heute insbesondere zur Behandlung von Infektionen durch multiresistente Keime (MRSA) von großer Bedeutung. In der Praxis werden diese Vorgaben oft ignoriert: Jedes dritte in Deutschland verordnete Antibiotikum war ein solches Reserveantibiotikum (AOK-Studie 2003)!
Auch in der Massentierhaltung werden zunehmend Reserveantibiotika (z.B. Colistin) eingesetzt (2013). Die Resistenzentwicklung gegen Reserveantibiotika ist hochgradig beunruhigend.
Zu den Reserveantibiotika zählen etwa Carbapeneme (Imipenem, Meropenem und Ertapenem), Lincosamide (Lincomycin und Clindamycin), Glycopeptide (Oritavancin, Vancomycin und Teicoplanin), Polymyxine (Colistin), Streptogramine (Quinupristin und Dalfopristin), Oxazolidinone (Linezolid) sowie Chloramphenicol, Daptomycin und Tigecyclin (grampositive/-negative, atypische, multiresistente Keime).

Überschätzte Wirksamkeit

Das starke Vertrauen in die Wirksamkeit von Antibiotika hat mit einem Missverständnis zu tun, das sich auf die Natur der Bakterien und der globalen Ökosysteme bezieht. Der Glaube, dass Bakterien einfältige Organismen ohne Fähigkeit zur Innovation seien, hinderte uns daran, die Dinge klar zu sehen. Hinzu kommt unsere Vorstellung vom Menschen als Spitze der evolutionären Pyramide. Wir haben nur allzu gern geglaubt, dass die Wissenschaft eine neue Weltordnung ermögliche. Es fällt uns somit auch leicht zu glauben, dass der massenhafte Einsatz von Antibiotika kaum schädliche Auswirkungen hat, dass sie ein starkes medizinisches Werkzeug sind, das immer wirksam bleiben wird. Diese Annahmen stehen in keinem Verhältnis zur Realität.
Mittlerweile mehren sich die Zweifel. Es gibt überzeugende Hinweise darauf, dass der massenhafte Einsatz von Antibiotika einer der gefährlichsten Eingriffe in das Schicksal der menschlichen Spezies ist. Klar ist, dass die spektakulären Fortschritte der Medizin in den letzten 100 Jahren nicht ohne Antibiotika möglich gewesen wären. Wenn Antibiotika irgendwann auf breiter Front versagen, wird selbst das, was heute zur medizinischen Routine zählt, ungewohnte Risiken heraufbeschwören. Dann können selbst einfache Operationen lebensgefährlich werden, sobald resistente Bakterien über die Haut Zugang finden. Ohne wirksame Antibiotika haben Medizinsysteme (wie wir sie heute kennen) keinen Bestand mehr. Die weltweite Ausbreitung resistenter Erkrankungen ist zu befürchten.

Die Pharmaindustrie wird noch einige Zeit sehr mächtig bleiben. Die Konzerne haben enorme Ressourcen, um die Gesundheitssysteme der westlichen Welt zu beeinflussen. Dennoch wird das profitorientierte Modell massentauglicher Medikamente irgendwann realitätsfern und nicht mehr treffsicher sein. Die Krankheitserreger passen sich so schnell an, dass neue Antibiotika in der Regel zu spät kommen und unwirksam bleiben. Problematisch ist außerdem, dass Pharmaunternehmen und Gesundheitssysteme profitabel sein sollen. Heilung ist sekundär.

Entscheidend ist, dass wir damit beginnen, die wahre Natur der Bakterien zu lehren. Deutlich zu machen, dass sie nicht nur unsere Vorfahren sind, sondern auch die primären Organismen, von denen alle ökologischen Systeme abhängen – Makro- und Mikrosysteme. Unser Körper ist ein Mikro-Ökosystem. Ohne kooperative Bakterien im Verdauungstrakt und auf der Haut könnten wir nicht überleben.

Regeneration nach Antibiotikatherapie

Der Darm ist in zweierlei Hinsicht lebensnotwendig. Er ist ein wichtiges Verdauungsorgan und er ist ein wichtiger Bestandteil des Immunsystems. Damit beides störungsfrei funktioniert, sind wir auf die Kooperation von unzähligen Bakterien angewiesen, die auf der gesunden Darmschleimhaut, vor allem im Dickdarm als „Untermieter" leben (Darmflora/-fauna). Sie helfen bei der Verdauung und bei der Abwehr krank machender Keime, die über die Nahrungsaufnahme in den Körper gelangen. Normalerweise sind die Anteile der verschiedenen Bakterien optimal ausgewogen, angepasst und im Gleichgewicht. Die prozentuale Verteilung von nützlichen, schädlichen und neutralen Bakterien beträgt etwa 20% : 30% : 50%. Durch Einnahme von Antibiotika können auch die nützlichen Bakterien der Darmflora angegriffen und vernichtet werden. Die Balance des Keimspektrums der gesamten Darmflora wird dadurch gestört; es kommt sehr häufig zu Verdauungsproblemen und Störungen der Immunabwehr.

Darmsanierung

Die Darmsanierung nach Antibiotikagabe umfasst möglicherweise die Ausleitung von Giften, die Wiederherstellung der Balance der Darmflora, Anwendung von Präbiotika, Probiotika und Bitterstoffen und eine allgemeine Abwehrstärkung. In jedem Fall sollten Sie während der gesamten Regenerationsphase reichlich Wasser trinken, um die Ausschwemmung von Giftstoffen zu verbessern.

Ausleitung von Giftstoffen

Nach einer Antibiotikaanwendung müssen Rückstände der Arzneimittel und andere belastende Giftstoffe (z.B. Zerfallsprodukte der Erreger) aus dem Körper entfernt werden. Hierbei können ausleitende Organe wie die Nieren, die Leber und die Haut mithelfen.

- Pflanzen, die Senfölglykoside enthalten, binden Giftstoffe: zum Beispiel Brunnenkresse, Knoblauch oder Bärlauch.
- Löwenzahn, Mariendistel, Wermut und Artischocke unterstützen die Leberfunktion.
- Schweißproduktion fördert die Ausscheidung von Giften über die Haut: Holunder-, Lindenblüten oder Klettenwurzel wirken schweißtreibend.
- Birkenblätter, Goldrute oder Zinnkraut wirken harntreibend über die Nieren.

Eine Teemischung mit je einem Kraut der genannten Kategorie (maximal vier Kräuter parallel, insgesamt 200 Gramm) sollte dreimal täglich, frisch aufgebrüht, getrunken werden (1 Tasse); dies fördert die Ausleitung. Nach vier Wochen können Sie die Teekur mit vier anderen Pflanzen wiederholen. Diese Kuren wären vor allem dann notwendig, wenn hartnäckige Verdauungsstörungen, eine ausgeprägte Infektanfälligkeit und eine starke Beeinträchtigung des Allgemeinbefindens vorliegen.

Die Balance der Darmflora wieder herstellen

Es kann Wochen dauern, bis die Balance der Darmflora nach antibiotischer Behandlung regeneriert ist. Mit einer Ernährung, die reich an Nähr- und Ballaststoffen ist, wird der Genesungsprozess der Darmflora wirksam unterstützt. Empfehlenswert sind vor allem reichlich frisches Obst und Gemüse (roh oder leicht gedünstet), frische Kräuter, Vollkorngetreideprodukte, Nüsse und Samen und Pflanzenöle. Gleichfalls empfehlenswert sind Biomilch, Frischkäse, Butter-, Dickmilch, Naturjoghurt, Magerquark, frischer Fisch, Hülsenfrüchte und Sojaprodukte.

Präbiotika und Probiotika

Zur Unterstützung der Regeneration der Darmflora sind Präbiotika wie Inulin, das in Artischocken, Chicorée, Topinambur, Löwenzahn-, Schwarzwurzeln und Pastinaken enthalten ist, sehr hilfreich. Inulin, ein stärkeartiges Polysaccharid, kann von körpereigenen Darmbakterien gut verstoffwechselt werden.

Probiotika sind spezielle Zubereitungen, auch aus Bakterien, die die Darmfunktion günstig beeinflussen. Hierzu gehören Bifidobakterien und Milchsäurebakterien (Lactobazillen). Sie sind vor allem in sauren Milchprodukten wie Joghurt oder Kefir enthalten. Probiotika zur Nahrungsergänzung gibt es auch in der Apotheke.

Stärkung der Immunfunktion

Ein gesunder Lebensstil hilft nicht nur bei der Darmsanierung, sondern beschleunigt auch die Genesung im Krankheitsfall. Bewegen Sie sich viel an der frischen Luft, genießen Sie Sonne, Wind und Regen. Körperliche Bewegung wie Lauftraining oder Fahrradfahren verbessert Ihre Fitness und ihre Abwehrkräfte. Heizen Sie Ihre Wohnung im Winter nicht zu stark. Ziehen Sie Pullover und warme Hausschuhe an. Wechselwarme Duschen stärken Ihre Abwehrkräfte. Sorgen Sie für erholsamen Schlaf, der die Regeneration des gesamten Körpers unterstützt. Gesunde, ausgewogene Ernährung mit reichlich frischem Obst und Gemüse trägt gleichfalls zur Stärkung der Immunfunktion bei.

Achten Sie auf Ihren Vitamin-D-Spiegel im Blut! Vor allem im Winterhalbjahr ist Vitamin-D-Mangel vorprogrammiert. Ohne Sonne auf ungeschützter Haut wird kein Vitamin D produziert. Wenn Sie mit Vitamin D unterversorgt sind, ist auch Ihr Immunsystem nicht mehr optimal leistungsfähig. Die zusätzliche Einnahme von Vitamin D_3 (Tropfen/Tabletten) ist im Winterhalbjahr (Oktober bis Anfang Mai) empfehlenswert. Falls Sie Ihren Vitamin-D-Status nicht kennen, lassen Sie den Laborwert 25(OH)D bestimmen. Dessen Konzentration im Blut sollte bei 40 bis 60 ng/ml liegen. Weitere Informationen über Vitamin D finden Sie auf den Seiten 83 bis 87 in diesem Buch.

Immunstärkende Heilkräuter sind beispielsweise Sonnenhut (Echinacea), Thymian, Kamille oder Ringelblume. Sie können, als Tee eingenommen, die Leistungsfähigkeit des Immunsystems wirksam unterstützen.

Bitterstoffe

Bitterstoffe in Pflanzen gehören zu den besten Wirkstoffen, die die Verdauung und die Immunfunktion stärken. Sie fördern die Ausschüttung von Gallensaft, was die Verdauung von Eiweiß, Kohlenhydraten und Fett unterstützt. Sie helfen bei der Aufnahme fettlöslicher Vitamine und stabilisieren das Säure-Basen-Gleichgewicht. Lernen Sie, Bitterstoffe in Nahrungsmitteln als wichtige und gesunde Vitalstoffe schätzen! Sie sind in Artischocken, Rucola, Radicchio, Endivien, Rosenkohl, Chicorée, Löwenzahn sowie in der weißen Substanz von Grapefruit, Orangen oder Granatäpfeln enthalten.

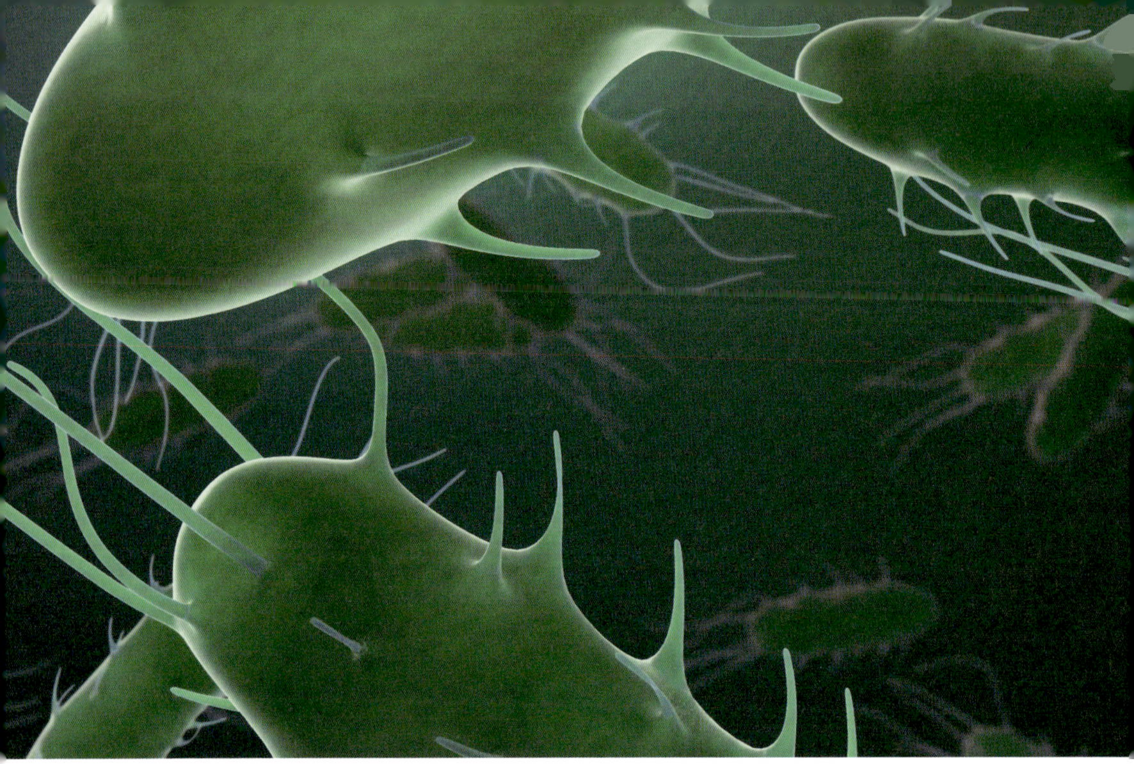

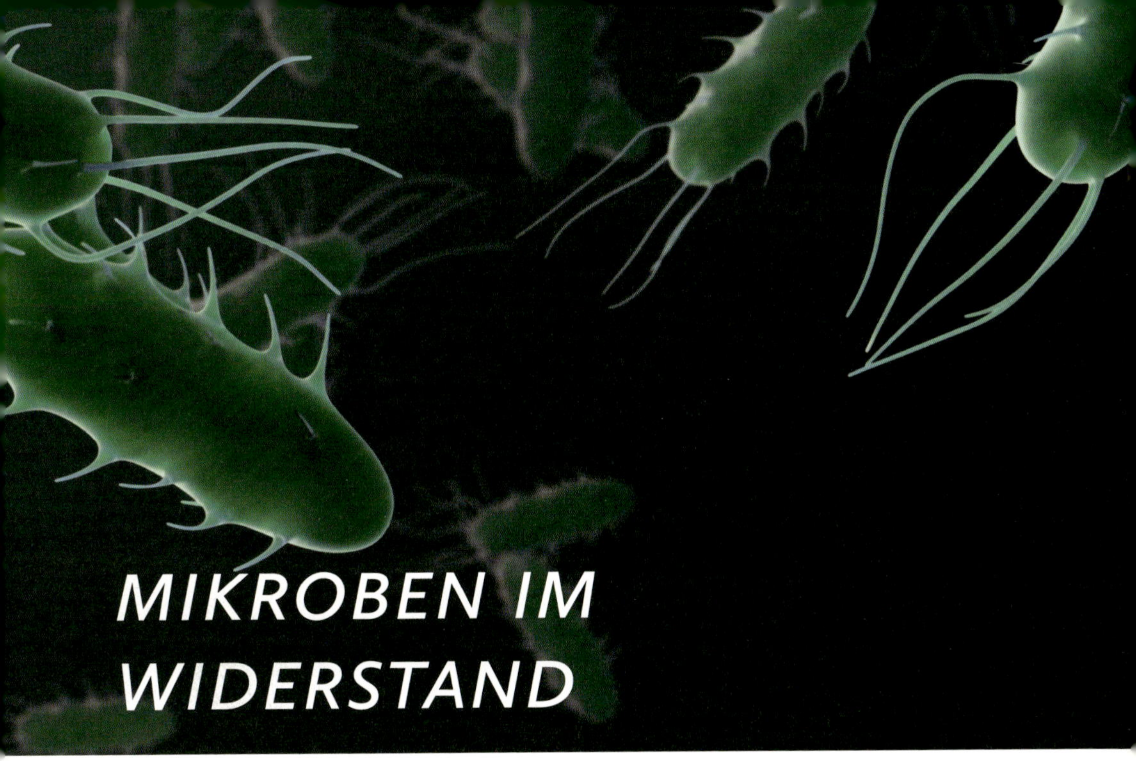

MIKROBEN IM WIDERSTAND

Widerstand, Aufruhr, *Resistance*, Resistenz! In der öffentlichen Wahrnehmung werden solche Attribute dem Reich des Bösen zugeordnet. Allem, was dem vermeintlichen Konsens widerspricht, wird reflexhaft der Krieg erklärt. Die Folge sind blindwütige Vernichtungsfeldzüge, bei denen es nur Verlierer gibt. Dies beobachten wir tagtäglich in der Gesellschaft und in der Politik – aber eben auch in der Medizin und der Wissenschaft. Das ist äußerst unklug und bedauerlich, zudem leider auch lebensgefährlich.

Biologische Resistenz ist weder gut noch böse. Sie ist Bestandteil der Evolution des irdischen Lebens. Wie wäre sonst die Existenz von Mikroorganismen und Pflanzen zu erklären, die seit Jahrmillionen die Erde bevölkern? Jede heute existierende Lebensform ist naturgemäß intelligent und unvorstellbar anpassungsfähig. Und Bakterien sind die älteste Lebensform auf diesem Planeten. Sie hatten drei Milliarden Jahre Zeit zu lernen, auf existenzielle Bedrohungen angemessen zu reagieren und Strategien gegen jede denkbare Form lebensfeindlicher Attacken zu entwickeln. Die Welt ist permanent von Tausenden, wenn nicht gar Millionen antibakteriellen Substanzen überflutet, die von anderen Bakterien, von Pflanzen und Pilzen stammen. Die meisten bekannten Antibiotika wurden aus Pilzen entwickelt. Dadurch verschärft sich das Problem von Antibiotikaresistenzen. Bakterien finden Wege, wie sie solche Pilzantibiotika bekämpfen können. Die Erfahrung des Menschen mit modernen Antibiotika ist keine 100 Jahre alt!

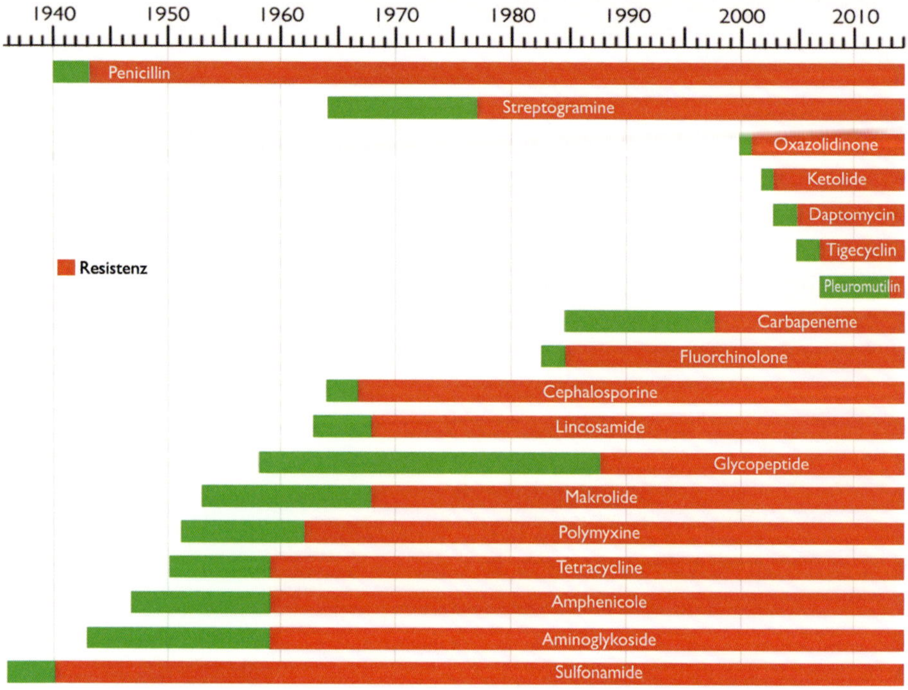

Es ist nur eine Frage der Zeit (Monate bis Jahre), bis Mikroorganismen gegen Antibiotika resistent werden. Bei Penicillin kam es bereits vier Jahre vor der Marktzulassung zur bakteriellen Resistenz (CDC).

Es gab niemals auch nur die geringste Chance für den Menschen, den „Krieg gegen Keime" zu gewinnen. Der Mensch hätte höchstens die Möglichkeit gehabt, den einen oder anderen „Etappensieg" zu erringen – wenn er seine Antibiotika nicht massenhaft, unvernünftig und kritiklos eingesetzt, wenn er nicht seine Umwelt mit unvorstellbaren Mengen an Antibiotikarückständen belastet hätte. Bakterien haben darauf mit beschleunigter Resistenzentwicklung reagiert. Mikroorganismen wollen überleben – so wie wir selbst. Bakterien sind um ein Vielfaches anpassungsfähiger, als wir es jemals sein werden.

Die Menschheit wäre – besonders in der momentanen Situation – gut beraten, ihre Einstellung gegenüber Mikroorganismen zu verändern. Bakterien sollten kein Feindbild sein, sondern als nützliche Partner betrachtet werden – was sie tatsächlich auch für den menschlichen Organismus schon immer sind. Bakterien mögen verständlicherweise als Problem erscheinen, was Antibiotikaresistenz betrifft. Mikroorganismen sind aber vor allem ein Teil der Problem-Lösung: Bakterien, Pilze und Pflanzen enthalten ein Wirkpotenzial, das den Menschen bei der Abwehr von Infektionen mit multiresistenten Keimen effektiv unterstützt.

Antibiotikaresistenz

Resistenz gegen antibiotische Stoffe ist weder ein neues noch ein außergewöhnliches biologisches Phänomen. Resistenz gehört zu den evolutionären Anpassungsprozessen, die Organismen entwickeln, um ihre Überlebenschancen zu verbessern. Resistenz bedeutet, dass Mikroorganismen die Wirkung von antibiotisch aktiven Stoffen abschwächen oder unwirksam machen. Resistenz ist vermutlich ein uraltes zentrales Überlebensprinzip. Man hat Antibiotikaresistenzen bei vier Millionen Jahre alten Bakterien nachgewiesen.

Aus der Forschung gibt es Hinweise, dass die berüchtigten MRSA nicht erst nach der Entwicklung von Methicillin auftraten, sondern schon lange Zeit vorher existierten. Mikrobiologen fanden kürzlich multiresistente Keime („Superbugs") im Stuhl von Howler-Affen im mexikanischen Urwald, die mit größter Wahrscheinlichkeit niemals Kontakt zu Menschen hatten. Dies überrascht eigentlich nicht, da Antibiotika ja von Bakterien und Pilzen stammen, die allgegenwärtig sind. Befasst man sich mit Resistenzmechanismen von Bakterien, kommt man sich ein wenig so vor wie in einer „Hackerwerkstatt". Sobald ein Bakterium mit einem antibiotischen Stoff in Berührung kommt, beginnt es mit der Suche nach Gegenmitteln. Für die Resistenzentwicklung werden ein wenig Zeit und mehrere Bakteriengenerationen benötigt. Allerdings leben Bakterien im Zeitraffertempo: Bei zahlreichen Arten entsteht alle 20 Minuten eine neue Generation – das ist 500.000-mal schneller als der menschliche Reproduktionszyklus! Dies ist einer der Gründe, warum es bei jedem neu entwickelten Antibiotikum relativ rasch zu Resistenzen kommt.

Und Bakterien sind sehr erfindungsreich, was die Antworten auf bedrohliche antibiotische Substanzen betrifft. Beispielsweise sind Streptomyceten, bodenbewohnende Bakterien, sowohl resistent gegen viele Umweltgifte als auch gegen alle bekannten Antibiotikawirkstoffe. Zudem produzieren sie eigene Antibiotika, gegen die sie selbst resistent sind.

Resistenzmechanismen

Bakterien sind sehr kreativ, wenn ihr Überleben bedroht ist. Sie profitieren zudem vom Fundus der Abwehrstrategien, die sie im Lauf von Millionen Jahren entwickelt haben. Bakterien, Pilze und Pflanzen befanden und befinden sich im ständigen existenziellen Konkurrenzkampf. Im Vergleich zu Mikroorganismen sind Pflanzen komplex strukturierte Lebewesen, die Hunderte, wenn nicht Tausende Inhaltsstoffe besitzen. Demnach kann es für bakterielle Angreifer schwierig sein, die Pflanze zu infizieren. Anders sieht es bei Antibiotika aus, die vom Menschen entwickelt wurden. Sie benutzen nur einige wenige Mechanismen, die für clevere Bakterien relativ leicht zu „knacken" sind.

Türen schließen!

Antibiotika müssen in Bakterienzellen eindringen können, um das Bakterium zu vernichten. Die Zellmembran muss aber auch für Nährstoffe durchlässig sein, damit der Mikroorganismus leben kann. Manche Antibiotika „hängen"

Resistenz-Glossar

ESBL Extended-Spektrum-Betalactamasen. Solche Keime produzieren Enzyme, die Betalactam-haltige Antibiotika unwirksam machen.

LA-MRSA *Livestock-associated* (Nutztier-assoziierter) Methicillin-resistenter *Staphylococcus aureus*. Solche Keime werden bei praktisch allen Nutztierarten gefunden, können aber auch Menschen besiedeln, vor allem diejenigen, die in Mastbetrieben arbeiten.

MDR-TB *Multidrug-resistant Tuberculosis*. Solche Keime sind gegen mehrere Antibiotika resistent, die bei Tuberkulose eingesetzt werden.

MRE Multiresistente Erreger

MRGN Multiresistente gramnegative Erreger

MRSA Methicillin-resistenter *Staphylococcus aureus*. Solche Keime sind seit den 1960er-Jahren bekannt. Sie sind gegen alle Betalactam-Antibiotika resistent. Dies betrifft hauptsächlich Penicilline. Methicillin wird nur noch zu Testzwecken eingesetzt.

MRSA Multiresistenter *Staphylococcus aureus*. Solche Keime sind nicht nur gegen Methicillin, sondern auch gegen zahlreiche weitere Antibiotika resistent.

NDM-1 Bakterien mit dem NDM-1-Gen (*New Delhi metallo-β-lactamase 1*) sollen gegen alle bekannten Antibiotika, mit Ausnahme von Tigecyclin und Colistin, resistent sein (*The Lancet* 2010).

ORSA Oxacillin-resistenter *Staphylococcus aureus*. Solche Keime sind gegen Penicillinase-stabile Antibiotika resistent (Cloxacillin, Dicloxacillin).

VISA Vancomycin-intermediate *Staphylococcus aureus*. Solche Keime sind gegen Glycopeptid-Antibiotika resistent.

VRE Vancomycin-resistente Enterokokken. Solche Keime sind gegen das wichtige Reserveantibiotikum Vancomycin resistent.

VRSA Vancomycin-resistenter *Staphylococcus aureus*. Solche Keime sind gegen Glycopeptid-Antibiotika resistent.

sich an Nährstoffe, um in die Zelle zu gelangen. Das Bakterium reagiert dann so, dass es die Struktur der „Türen" in der Zellwand verändert. Für Antibiotika ist es dann schwierig bis unmöglich, in die Zelle zu gelangen, was die Wirksamkeit beeinträchtigt.

Adresse verändern!

Bakterien können ihre innere Struktur so anpassen und verändern, dass die beabsichtigte Zielstruktur von Antibiotika nicht gefunden wird. Die Strukturadresse wurde geändert und ist dann nicht mehr erreichbar. Zahlreiche klinisch bedeutsame Bakterien benutzen diese sogenannte Zielmodifikation. Das Antibiotikum dringt zwar in die Zelle ein, bewirkt aber rein gar nichts.

Enzyme mobilisieren!

Bakterien können antibiotische Stoffe abbauen oder zerstören – sogar dann, wenn sie bereits in die Zelle eingedrungen sind. Dies gelingt durch Antibiotika-spezifische Inaktivierung oder die Mobilisierung von Enzymen, die das Antibiotikum „zerlegen". Häufig sind es Enzyme wie Extended-Spektrum-Betalactamasen (ESBL), die bevorzugt Betalactam-Antibiotika unwirksam machen. Die neueste Erfindung auf diesem Gebiet ist NDM-1. Eine Betalactamase, die Bakterien gegen fast alle Antibiotika resistent macht. Beunruhigend ist, dass Informationen zum NDM-1-Gen via Plasmidcontainer einem großen Spektrum von Bakterien zugänglich sind. „Es scheint sich schnell zu verbreiten, besorgniserregend!", kommentiert ein Mikrobiologe der Universität Cardiff.

Entsorgung beschleunigen!

Bakterien können Antibiotika, die in die Zelle gelangt sind, umgehend entfernen. Dafür sorgen sogenannte Efflux-Pumpen. Diese Pumpen sind auf die Entfernung einer ganz bestimmten antibiotischen Substanz eingestellt. Alle Bakterien verfügen über Efflux-Pumpen unterschiedlicher Art. Manche Pumpen sind nur für die Entfernung einer einzigen Substanz kodiert, andere können mehrere (ganz verschiedene) Substanzen auf einmal entfernen (Multidrug-Efflux-Pumpen). Wie sie das machen, wissen wir bislang nicht.

Solche Pumpen erkennen positiv oder negativ geladene sowie neutrale Moleküle, hydrophobe, hydrophile Substanzen (z.B. Aminoglycosid-Antibiotika), organische Lösungsmittel und Lipide. Fünf solcher Efflux-Pumpen, die Bakterien im Lauf von Millionen Jahren entwickelt haben, sind bekannt (MFS, ABC, SMR, RND, MATE). Die meisten grampositiven Bakterien benutzen MFS-Pumpen (*Major Facilitator Superfamily*), gramnegative Bakterien RND-Pumpen (*Resistance-Nodulation-Cell-Division*). Solche Pumpen schützen die Bakterien auch vor der Verdauung durch Gallensalze oder Magensäure.

Anpassung!

Gelegentlich lernen Bakterien auch, wie sie in einer antimikrobiellen Umgebung leben und sich vermehren können. In vielen Kliniken haben sich Bakterien an ein Leben unter den antiseptischen Bedingungen von Reinigungsmitteln angepasst. Manche Bakterien ernähren sich sogar von Antibiotika!

Code verschicken!

Hat ein Bakterium einmal einen Resistenzmechanismus gegen Antibiotika entdeckt, wird dieses Wissen anderen Bakterien extrem schnell mitgeteilt. Unter Antibiotikadruck interagieren und kommunizieren Bakterien mit anderen Mikroorganismen, über die Grenzen der Bakterien-Spezies hinweg. Das taten sie schon immer, nicht erst seit es Antibiotika gibt.

Bakterien gehen sehr kreativ und experimentierfreudig mit Resistenz-Informationen um – und der Code ist *open source* oder *shareware* für alle anderen Mikroorganismen. Resistenz-Informationen werden direkt aus der Zelle abgegeben. Bakterien kombinieren Informationen aus unterschiedlichen Quellen. Und sogar im inaktiven oder absterbenden Stadium geben sie Informationen weiter. Ist der Resistenzcode einmal in die Bakterien-DNA eingebaut, wird er für immer und ewig an die nachfolgenden Generationen vererbt. Wir wissen heute, dass die wachsende Antibiotikaresistenz in den letzten 50 Jahren direkt durch die eskalierende Produktion und Nutzung von Antibiotika verursacht wurde. Resistenz wird uns genetisch fixiert erhalten bleiben.

- Encodierung von Plasmiden: Bakterien codieren verschiedene Arten von Plasmiden, das sind Chromosomen-unabhängige DNA-Abschnitte. Jeder Abschnitt enthält Resistenz-Informationen, die an andere Bakterien weitergereicht werden. Plasmide sind hypermobile Genabschnitte, die in der Bakterienwelt weit verbreitet werden. Beispielsweise wurden hochwirksame Aminoglycosid-Antibiotika aus Actinomyceten hergestellt. Diese Bakterien produzieren selbst Aminoglycoside, um gefährliche Mikroorganismen zu töten. Um sich nicht selbst zu töten, entwickelten Actinomyceten zusätzlich einen Code zur Deaktivierung von Aminoglycosiden, der in Plasmiden gespeichert ist. Dieser Plasmid-Code ist eine Ursache der weltweiten Aminoglycosid-Resistenz. Kritiklose Verordnung solcher Antibiotika durch die Ärzteschaft mobilisiert Plasmidwolken mit Resistenz-Informationen im gesamten Reich der Bakterien!
- Transposons und Integrons: Bakterien benutzen spezifische bewegliche DNA-Segmente (Transposon), die normaler Bestandteil ihres Genoms sind. Solche „springenden

Gene" können zwischen Chromosomen und Plasmid ausgetauscht werden. Sie lassen sich leicht in bestehende DNA-Strukturen einbauen. Ist das der Fall, verändern sich die Funktion und Form der Bakterien. Antibiotika sind dann unwirksam. Mit Transposons wird ein Großteil der Resistenz-Information in das bakterieneigene Genom eingebaut. Transposons werden auch in freier Form in die Umwelt entlassen und dort von anderen Bakterien übernommen.
Integrons sind DNA-Sequenzen, die an bestimmten Stellen in die Genom-Struktur eingebaut werden. Integrons vermitteln Resistenz- und Virulenz-Informationen.

- Virus-Transporter: Bakterien benutzen Viren oder Bakteriophagen, um Resistenz-Informationen zwischen unterschiedlichen Bakterienarten auszutauschen. Bakteriophagen kopieren Abschnitte von Chromosomen, die Resistenz-Informationen enthalten, und reichen sie an Bakterien weiter. Die Viren enthalten somit eine Art „Fortbildungskonzept" in Sachen Resistenz für andere Bakterien.

Multiresistenz

Multiresistenz von infektiösen Keimen ist eines der bedrohlichsten Phänomene, mit denen es die moderne Medizin heute zu tun hat. Selbst gegen die bislang wirksamsten Reserveantibiotika (z.B. Carbapenem, Daptomycin, Vancomycin) werden Resistenzen beobachtet. Je stärker das Überleben von Bakterien durch Antibiotika gefährdet ist, desto schneller und effizienter bilden sich Resistenzen und multiresistente Erreger (MRE). MRSA-Bakterien sind bereits heute ein kaum mehr beherrschbares Problem für die Medizin.
Ursachen für Multiresistenz sind der übertriebene und unnötige („präventive") Einsatz von Antibiotika, profitgesteuerte massenhafte Antibiotika-Anwendung in der Nutztierhaltung und Anwendung von hochpotenten Antibiotika ohne Nachweis einer bakteriellen Infektion (kein Antibiogramm!). Hinzu kommt die unangemessene Einnahme von Antibiotika (unterdosiert, zu kurz) durch Patienten. Solche Unzulänglichkeiten fördern die Resistenzentwicklung.
Ist die Multiresistenz einmal im genetischen Code des Bakteriums verankert, bleibt sie für alle Zeiten erhalten. Zu den multiresistenten Spezies gehören NDM-1-Stämme, MRSA, Vancomycin-resistente Keime (VISA, VRSA) und ESBL-Erreger. Hinzu kommen mehrfach resistente grampositive Bakterien (Tuberkulose, Enterokokken, Pneumokokken), gramnegative Bakterien (*Pseudomonas, Campylobacter*, Salmonellen, *Escherichia coli*). Einzellige Parasiten, die Malaria verursachen *(Plasmodium)*, kommen gleichfalls mehrfachresistent vor.

Antibiotikaflutung

Bleiben wir in Deutschland. Der Status quo der Antibiotika-Verordnung stellt sich hierzulande laut Antibiotika-Report 2014 so dar: „Die Analyse der DAK-Verordnungsdaten belegt die Über- und Fehlversorgung mit Antibiotika." Dies ist nun wahrlich nichts Neues. Den Antibiotika haftet seit der Entdeckung der Penicilline das trügerische Image der „Wunderwaffe" oder des „Allheilmittels" an. Einige Tage Pillen schlucken – und schwupp, weg ist die Infektion. Diese Vorstellung kennzeichnet den Umgang mit Antibiotika seit mindestens fünf Jahrzehnten. Sie ist eine wesentliche Ursache der gegenwärtigen Resistenzmisere. Und bei allen Beteiligten ist wenig Bereitschaft zur Kurskorrektur zu erkennen: Patienten bevorzugen Schnelligkeit und Bequemlichkeit, wenn es um Gesundheitsprobleme geht. Ärzte und Pharmahersteller bedienen diese Erwartungshaltung und profitieren davon. Fakt ist: Antibiotika werden von Ärzten nach wie vor zu häufig, vorschnell und unkritisch eingesetzt – ein globales Problem!

2013 wurden deutschlandweit kassenübergreifend 40 Millionen Antibiotika-Verordnungen gezählt. Bis 2019 haben sich die Verordnungen nur minimal verringert. 40 Prozent aller DAK-Versicherten haben pro Jahr mindestens einmal ein Antibiotikum erhalten. Fast die Hälfte aller (sexuell aktiven) Frauen bekamen mindestens einmal ein Antibiotikum auf Rezept. Harnwegsinfekte spielen hier die Hauptrolle. Ähnlich hoch ist der Anteil bei den über 60-Jährigen,

Antibiotika: pro oder kontra?

- Vertrauen Sie Ihrer körpereigenen Abwehrkraft! Geben Sie sich bei Infektionen einige Tage Auszeit, damit Sie sich regenerieren und gesund werden können. Ohne Arzt oder Antibiotika.
- Akzeptieren Sie, wenn Ihnen Ihr Arzt bei „banalen" Infekten (Atem-, Harnwege) kein Antibiotikum verordnet. Bei Virusinfektionen sind Antibiotika nutzlos. Greifen Sie zu pflanzlichen Alternativen.
- Akzeptieren Sie nicht unkritisch die ärztliche Verschreibung eines Antibiotikums. Fragen Sie nach einer diagnostischen Begründung. Verlangen Sie ein Antibiogramm. Fragen Sie nach Wirkungen und Nebenwirkungen des Antibiotikums.
- Nehmen Sie das Antibiotikum genau nach Vorschrift ein.
- Akzeptieren Sie keine „prophylaktische" Antibiose, z.B. in der Klinik vor einer Operation. Entsorgen Sie Antibiotikareste in der Apotheke!

die zudem öfter Reserveantibiotika einnahmen. Und: Im Westen werden häufiger Antibiotika verordnet als im Osten (Versorgungsatlas 2014). Offensichtlich sind vor allem Hausärzte unbelehrbar: 62 Prozent verordneten Antibiotika, gefolgt von Kinderärzten (sechs Prozent), Urologen und HNO-Ärzten (je fünf Prozent). Jede dritte Verordnung war 2013 diagnostisch fragwürdig und potenziell unnötig. Expertenkommentar: „Die Auswertung der Diagnosedaten zeigt, dass es noch keinen Bewusstseinswandel beim Einsatz von Antibiotika gibt."
Verschärfend auf die Resistenzproblematik wirkt auch die viel zu häufige Verordnung von Reserveantibiotika. Dies betrifft vor allem Chinolone und Cephalosporine. 2013 betrug der Anteil solcher Verordnungen 22 Prozent! Was tun?
Wenn es um Antibiotika geht, sind Vernunft, Kompetenz und Erfahrung gefragt. Der Einsatz eines Antibiotikums ist nur dann gerechtfertigt, wenn eine bakterielle Infektion vorliegt. Die Isolation des Erregers erfordert Zeit. Im Labor muss zudem ein Antibiogramm erstellt werden – dann ist die Verordnung rational. In einer Vielzahl der Fälle liegt keine Indikation für eine Antibiotika-Verordnung vor. Es handelt sich meist um Atemwegsinfektionen durch Viren oder um Harnwegsinfekte, bei denen auch pflanzliche Heilmittel hilfreich sein können.

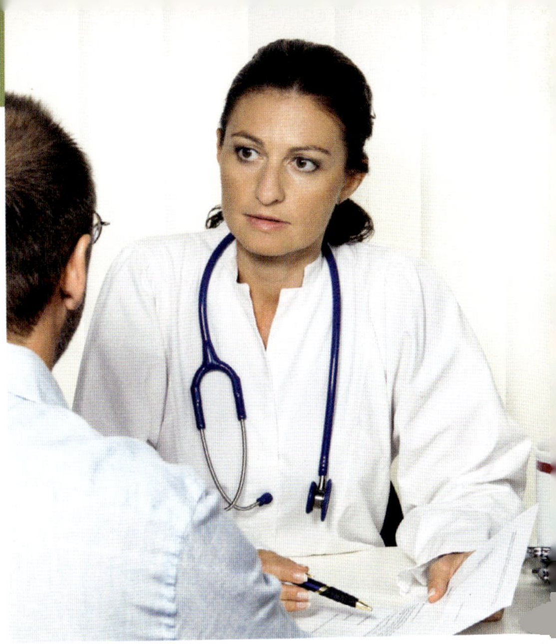

Nach wie vor werden häufig unnötig Antibiotika rezeptiert, vor allem bei Virusinfektionen. Akzeptieren Sie kein unkritisch verordnetes Antibiotikum!

Sollte ein Antibiotikum unumgänglich sein, beachten Sie folgende Regeln:

- Antibiotika-Therapien sind Sache des Arztes. Er muss Anwendungsvorgaben machen und den Heilungsverlauf kontrollieren. Selbsttherapie ohne Diagnostik ist keine gute Idee! Entsorgen Sie Antibiotikareste in der Apotheke.
- Die Therapie muss strikt nach Vorschrift erfolgen. Andernfalls droht Unwirksamkeit und Resistenzentwicklung.
- Lesen Sie den Beipackzettel. Informieren Sie sich über Neben- und Wechselwirkungen des Antibiotikums.
- Manche Antibiotika können schwere Nebenwirkungen verursachen. Allergien kommen häufig vor.

Keime im Krankenhaus

Von Florence Nightingale (1820–1910), einer Pionierin der modernen westlichen Krankenpflege, ist folgendes Zitat überliefert: „Die allererste Bedingung für ein Krankenhaus ist, dass es keinen Schaden anrichtet." Was die Resistenzproblematik von Kliniken und Intensivstationen betrifft, sind wir weiter denn je von der Erfüllung dieser Forderung entfernt. Antibiotika-Anwendungen in Krankenhäusern, mangelhafte Hygiene und ungenaue Kontrolle (Isolierung) sind die zweite wesentliche Ursache für unsere Resistenzprobleme.

Das Krankenhaus ist heutzutage ein durchaus gefährlicher Ort geworden. Klaus-Dieter Zastrow, Sprecher der Deutschen Gesellschaft für Krankenhaushygiene (DGKH), beantwortet die Frage, wie viele Krankenhaus-Infektionen vermeidbar sind: „Jährlich gibt es in Deutschland 800.000 bis eine Million Krankenhaus-Infektionen. In der Literatur wird der vermeidbare Anteil mit 30 bis 50 Prozent angegeben. Danach sind mindestens 300.000 bis 400.000 Infektionen pro Jahr vermeidbar." Viele dieser Infektionen sind antibiotikaresistent und somit schwer zu behandeln.

Schätzwerte für das Jahr 2013 zeigen, wie gefährlich und beunruhigend die Resistenzproblematik für Patienten in deutschen Kliniken ist:

- Etwa 15.000 MRSA-Infektionen (*Staphylococcus aureus*), daran stirbt jeder dritte Betroffene auf der Intensivstation.
- Etwa 9.500 ESBL-Infektionen (*E. coli*), daran stirbt fast jeder zweite Betroffene auf der Intensivstation.

Krankenhaus-Infektionen in Deutschland

Die Deutsche Gesellschaft für Krankenhaushygiene (DGKH) berichtet über die MRSA-Durchseuchung an deutschen Kliniken (2015–2019):

- Die Ursachen für Infektionen sind immer die Behandlungen am Patienten durch das medizinische Personal.
- Die Infektionsraten im Allgemeinen liegen bei vier bis sechs Prozent. Das heißt, wir haben jährlich etwa 800.000 Infektionen.
- Wir haben bei etwa 20 Prozent aller Staphylokokken-Infektionen eine MRSA. Damit kommen wir auf 60.000 bis 70.000 MRSA-Infektionen pro Jahr.
- Wir wissen genau, dass ungefähr 40.000 Patienten pro Jahr an Krankenhausinfektionen versterben. Bei davon geschätzt 8.000 bis 10.000 Patienten ist eine MRSA-Infektion die Todesursache.

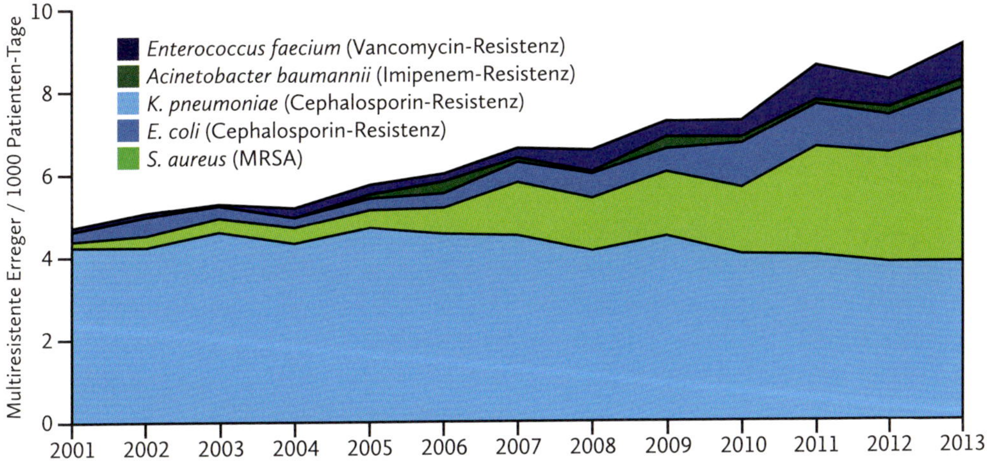

Die Offensive der Krankenhauskeime auf deutschen Intensivstationen schreitet voran. Tendenz: zunehmende Multiresistenz.

- Etwa 14.000 Vancomycin-resistente Infektionen *(Enterococcus/Streptococcus faecalis/faecium)*, daran stirbt jeder dritte bis fünfte Betroffene auf der Intensivstation.
- Etwa 2.000 Infektionen durch resistente *Klebsiella pneumoniae*, daran stirbt jeder zweite Betroffene auf der Intensivstation.
- Bis zu 40.000 Menschen sterben in Deutschland pro Jahr an nicht beherrschbaren Krankenhausinfektionen, davon etwa 10.000 an MRSA-Infektionen.

Behandlungen von bakteriellen Infektionen, die in einer Intensivstation erworben wurden, sind teuer: Mehr als 13.000 Euro fallen zusätzlich bei einer MRSA-Infektion an, 30.000 Euro bei Vancomycin-Resistenz oder 15.000 Euro bei *E.-coli*-Unempfindlichkeit.

Besonders gefürchtet sind Infektionen durch *Acinetobacter*-Spezies: In Deutschland gab es 2012 86 Fälle, 2013 67 Fälle und 2015 starben 12 von 31 infizierten Intensivpatienten in Kiel. Im Gegensatz zu skandinavischen Ländern wie Dänemark, die schon seit den 1990er-Jahren in Hygienemaßnahmen und MRSA-Kontrolle investiert haben, sind hierzulande kaum wirksame Gegenmaßnahmen zu sehen. Laut Antibiotika-Report 2014 trugen 2013 knapp 20.000 stationäre Patienten einen resistenten Keim in sich, Tendenz steigend. Aber erst seit 2011 sind Kliniken gesetzlich verpflichtet, Hygienestandards zu beachten und Infektionen zu dokumentieren. In 90 Prozent der Fälle werden Klinikkeime über die Hände des Personals übertragen. Bei bis zu 85 Prozent der MRSA-infizierten Patienten in Deutschland

wurde kein MRSA-Screening vor der Klinikaufnahme durchgeführt. Besser, Sie meiden Krankenhäuser!
Ist die Behandlung in einer Klinik unumgänglich, sollte man ein Haus mit Hygienebericht bevorzugen. Informieren Sie sich im Internet auf den Klinikwebseiten über Hygienestandards (sofern vorhanden) und den Status klinischer Infektionen, bevor Sie in eine Behandlung einwilligen. Dazu rät auch die Anwältin und Ärztin Britta Konradt. Es geht um Ihre Gesundheit, im Extremfall um Ihr Leben! Wer Pech hat und sich im Krankenhaus eine MRSA-Infektion einfängt, hat schlechte Karten: Der Patient hat die Beweislast für einen Hygienefehler. Hinzu kommt, dass Krankenhausinfektionen juristisch als „voll beherrschbar“ oder „schicksalhaftes Risiko des Patienten“ bewertet werden! Medizinisch-wissenschaftlich

Stichprobe Klinikhygiene

Erst im Jahr 2011 reagierte die Bundespolitik auf die Resistenz-/Hygieneproblematik in Deutschland und verabschiedete ein Infektionsschutzgesetz, das alle Bundesländer verpflichtet, eine Hygieneverordnung zu erlassen. Dokumentation und Transparenz in Bezug auf Hygiene und Krankenhaus-Infektionen werden eingefordert. Jede Klinik ab 400 Betten muss einen hauptamtlichen Hygieniker beschäftigen. Hier zwei Stichproben (Webseite, Qualitätsbericht):

- Das Klinikum Aschaffenburg hat 723 Betten und ca. 2.000 Mitarbeiter. Im Dezember 2014 war im umfangreichen Telefonverzeichnis kein Krankenhaushygieniker zu finden. Auch im Qualitätsbericht findet sich nichts über den Infektionsstatus des Hauses. Ein beunruhigender Hinweis auf Infektionen sind Angaben zu lebensgefährlichen Blutvergiftungen (Sepsis): Höchstens 1 Prozent Sepsis-Fälle gelten als akzeptabel. Das Klinikum dokumentiert aber 28,7 Prozent (2012) und 26,3 Prozent (2013) Sepsis-Fälle. Im Qualitätsbericht 2020 fehlen solche Infos. Man listet die geforderten Standards auf.
- Das deutsche Unternehmen Helios betreibt 110 Kliniken mit mehr als 33.000 Mitarbeitern. Das zugehörige Klinikum München West mit 400 Betten stellt zumindest „spartanische“ Hygienedaten (2013) auf seiner Webseite vor.

Ein Patient mit geplantem Eingriff in einer Klinik kann demnach nicht damit rechnen, dass dort gesetzliche Hygienestandards umgesetzt wurden. Jeder Patient ist gut beraten, sich vor einem Eingriff über den Stand der Hygiene und Infektionskontrolle im ausgewählten Haus zu informieren. Solche Informationen sind im „Qualitätsbericht“ einer Klinik veröffentlicht.

betrachtet ist dies blanker Unsinn. Und – Juristen können keinen Behandlungsfehler einklagen, wenn zuvor kein MRSA-Screening durchgeführt wurde. Demnach haben MRSA-Betroffene in Deutschland kaum Aussicht auf Anerkennung oder Unterstützung in Sachen Krankenhausinfektion. Sie müssen selbst sehen, wie sie mit MRSA-Komplikationen zurechtkommen. Hintergrund dieser unerfreulichen Situation ist die Kostenfrage: Hygiene, Infektionskontrolle, Schadensersatz und MRSA-Screening kosten Geld, das man ungern ausgeben möchte. Pessimisten behaupten, es sei längst viel zu spät, um das Hygiene- und Resistenzproblem der Krankenhäuser zu lösen. Deutschland hätte derzeit noch die Chance, das Resistenzproblem in den Griff zu bekommen – in den USA hat man bereits kapituliert.

Wortmeldungen zum MRSA-Problem

Das Computermagazin *ct* berichtete anlässlich der MRSA-Todesfälle in einer Kieler Klinik am 30. Januar 2015 über ein Screening-Verfahren: „Multiresistente Keime: Schnelltests könnten Gefahren und Kosten verringern." Im zugehörigen Forum meldeten sich einige Leser mit durchaus verständlicher Wut zu Wort.

Und das habe ich schon gefühlt 100-mal prophezeit
Gängige Praxis: Oh, der Patient hat MRSA. Wir brauchen keine Schutzisolation, nur ein paar Handschuhe und alles wird gut (sehr häufig selbst als Pfleger erlebt). *(systray0)*

Kaputtgespartes Gesundheitswesen
Na ja, solange die Krankenhäuser die Behandlung von den Kassen gezahlt bekommen, ist es vor allem ein Problem für die Kassen. Das ist genauso wie die fehlenden Qualitätskontrollen: Solange die Kassen für die „Reparatur" von Ärztepfusch, ähm ... suboptimaler Behandlung zahlen, so lange wird sich auch nichts im Gesundheitssystem ändern. Ein anderes Problem ist das Unverständnis/die Uneinsichtigkeit von Ärzten. Beispiel: Meine Mutter wird demnächst am grauen Star operiert. Die Klinik verlangt vorab einen (negativen) Test auf Krankenhauskeime. Den soll der Hausarzt machen. Dessen Kommentar: „Was soll man denn noch alles testen?" *(IchWillAuchMit)*

Das Nachweissystem ist nicht „zu teuer"...
... sondern schlicht geschäftsschädigend. So eine hübsche Zusatzinfektion muss ja auch behandelt werden, und das gibt Bettenauslastung und Kohle von der Krankenkasse. Warum also zusätzliches Geld ausgeben, wenn man bei Nichtinvestition dieses Geldes zusätzlichen Umsatz machen kann? *(subzero)*

Antibiotika in der Nahrungskette

Die ZEIT titelte am 20. November 2014: „Die Rache aus dem Stall. Das bringt uns noch um." Hier die letzte Schlagzeile des Jahres 2014 am 30. Dezember: „Umweltstiftung warnt vor Antibiotikaeinsatz bei Tieren. Der starke Einsatz von Antibiotika in Tiermast-Betrieben wird immer mehr zum Gesundheitsrisiko für den Menschen. Die resistenten Keime könnten sich auch über die Luft verbreiten." Man befürchtet eine schleichende Ausbreitung von resistenten Keimen in der Bevölkerung.

Die massenhafte Anwendung von Antibiotika bei Nutztieren (Rinder, Schweine, Geflügel, Fische) und Nutzpflanzen ist die dritte wesentliche Ursache der Resistenzproblematik.

„Rund ein Drittel der resistenten Keime, die wir bei unseren Patienten finden, stammen ursprünglich von Tieren. Ein Tier-MRSA kann die gleichen Probleme bei der Behandlung von Menschen verursachen wie ein MRSA aus dem Krankenhaus." Diese Mitteilung aus dem Antibiotika-Report 2014 stammt von Frank Kipp, Krankenhaushygieniker in Münster. Fast 80 Prozent der Landwirte in dieser Gegend sind mit MRSA besiedelt. Im mastintensiven Landkreis Cloppenburg wurden 2013 pro 1.000 Krankenhauspatienten 18 MRSA-Diagnosen gestellt.

In den USA werden pro Jahr 15.000 Tonnen Antibiotika für die Nahrungsmittelproduktion verbraucht (2009) – darunter zahlreiche Reserveantibiotika wie Cephalosporine, Carbapeneme, Aminoglycoside und Streptogramine.

Die Abgabe von Antibiotika an deutsche Veterinärmediziner wird mit 1.706 Tonnen (2011) und 1.619 Tonnen (2012)

Stichprobe Putenmast

Das Landesamt für Natur, Umwelt und Verbraucherschutz Nordrhein-Westfalen stellte 2014 einen Bericht zur Evaluierung des Einsatzes von Antibiotika in der Putenmast vor. In NRW waren zum Stichtag am 1.3.2013 ca. 200 Betriebe mit einem Gesamtbestand von rund 1,5 Millionen Puten registriert. 87 Prozent der Tiere stammen aus Betrieben mit mehr als 10.000 Tieren.

Mehr als 90 Prozent der Puten wurden im Mittel 4,6 Tage antibiotisch behandelt. Äußerst bedenklich war, dass sich unter den vier am häufigsten eingesetzten Wirkstoffen zwei Reserveantibiotika befinden (Colistin, Enrofloxacillin). Ein Drittel der Präparate waren in Deutschland für die Anwendung bei Puten nicht zugelassen (ein Straftatbestand!), obwohl es vergleichbare zugelassene Präparate gegeben hätte! Über die Konsequenzen solcher Befunde schweigt sich das Amt aus.

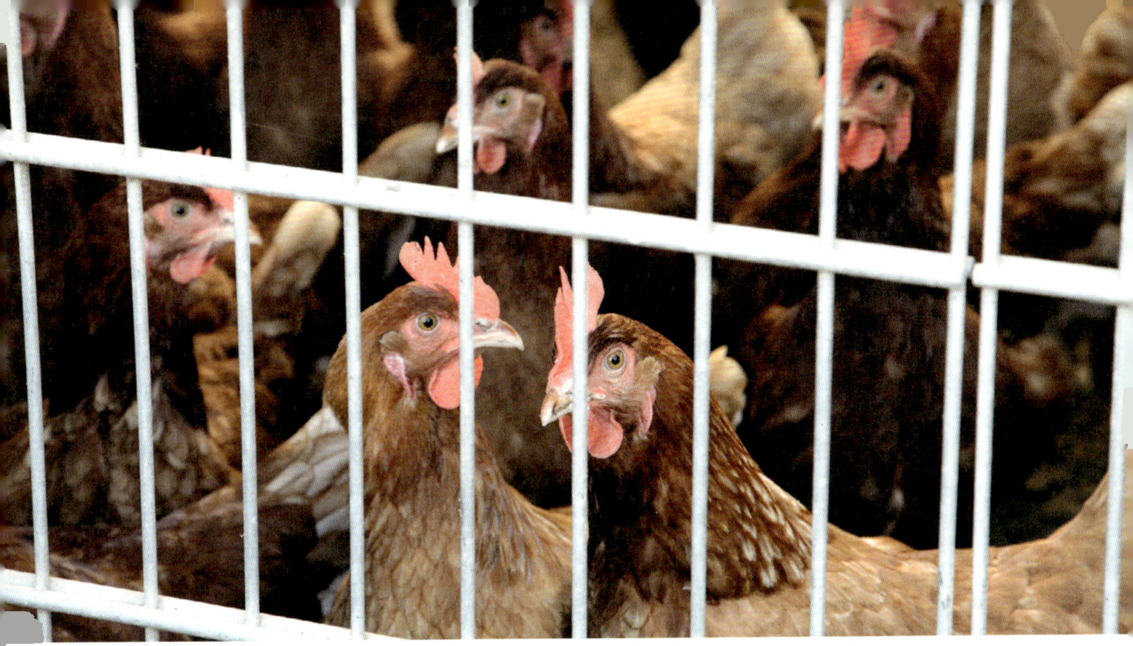

Solange es Massentierhaltung zur Nahrungsmittelproduktion mit massivem Antibiotika-Einsatz gibt, werden wir das Resistenzproblem nicht in den Griff bekommen.

angegeben. 2012 wurden zudem zwei Tonnen mehr Fluorchinolone verbraucht, ein Reserveantibiotikum! Das sind nur die „offiziellen“ Zahlen. Die tatsächlich abgegebenen Mengen sind nicht bekannt und liegen vermutlich um ein Vielfaches höher. Schweine werden an 4 von 115 Tagen Mast mit Antibiotika behandelt, Hühner an 10 von 39 Tagen. Um hier mehr Klarheit zu schaffen, gilt seit 2014 die 16. Novelle des Arzneimittelgesetzes. Eine Meldepflicht und Maßnahmepläne werden nun von Tierhaltern verlangt. Unsere dänischen Nachbarn sind auch auf diesem Gebiet schon länger aktiv. Sie trennen zwischen Verschreibung, Verkauf und Abgabe von Antibiotika. Sie zwangen die Bauern, auf Antibiotika und Reserveantibiotika zu verzichten. Und sie überwachen die Einhaltung der Verbote streng. 2009 bis 2012 wurde dort der Antibiotikaeinsatz in der Mast halbiert. Auch in Großbritannien und Schweden hat man den Ernst der Lage begriffen und das Resistenzproblem im Visier.

Nach allem, was in Deutschland bislang über Antibiotika in der Nahrungsproduktion bekannt ist, ist nicht von einer radikalen Veränderung der derzeitigen Situation in der Tiermast auszugehen. Das Fazit: Wenn wir so weitermachen, enden schon normale Infektionen und leichte Verletzungen demnächst tödlich. Und wo bleiben die Antibiotikareste und -rückstände aus der Massentierhaltung? Sie gelangen in unsere Umwelt – und sie bleiben dort: im Staub, in der Luft und via Gülle im Grundwasser. Antibiotikaspuren sind fast deutschlandweit im Grundwasser nachweisbar. Beste Bedingungen für Keime, um Resistenz zu entwickeln!

Antibiotika in der Postmoderne

Vor nicht allzu langer Zeit erklärten Biologen, dass die Evolution von Bakterien ausschließlich durch spontane Mutationen erfolgt. Solche Ereignisse seien extrem selten: 1:10 Millionen bei 10 Milliarden Mutationen. Dass Bakterien in nur 35 Jahren signifikante Resistenz entwickeln würden, hielt man schlicht für unmöglich. Wo stehen wir heute?

Das Zeitalter der ruhmreichen Antibiotika ist längst beendet. Der „Krieg gegen Keime" war niemals zu gewinnen. Wir wollen es vielleicht nicht wahrhaben, aber Antibiotikaresistenz ist heute zur realen Bedrohung von Leib und Leben geworden. Die Zukunft gehört den cleveren Keimen, die wie wir selbst um ihr Überleben kämpfen. Im Gefolge dieser Entwicklung muss auch mit der Rückkehr totgeglaubter Infektionskrankheiten gerechnet werden. Resistente Keime, die Cholera, Malaria, Gonorrhoe oder Tuberkulose verursachen, sind auf dem Vormarsch. Was tun?

Die Lösung des Resistenzproblems ist dort zu finden, wo alle Antibiotika herkommen: im Reich der Mikroorganismen und Pflanzen. Wenn alle Antibiotika bei MRSA-Infektionen versagt haben, bieten pflanzliche Antibiotika eine Alternative. Dies ist zumindest eine greifbare Hoffnung auf Heilung für die Betroffenen.

Wir können unsere Einstellung gegenüber Mikroorganismen verändern. Wir können sie als Freunde und Partner betrachten. Wir können pflanzliche Abwehrstrategien nutzen, die seit Millionen Jahren erfolgreich sind. Pflanzen machen es durch die komplexe Komposition ihrer Inhaltsstoffe potenziellen Angreifern nicht so leicht wie die modernen Konstrukteure, die Antibiotika erfinden.

Was Infektionskrankheiten betrifft, müssen wir wieder stärker auf altbewährte Verfahren zurückgreifen: Isolierung von Infizierten, Hygienemaßnahmen, Umweltsanierung, Abkehr von Massentierhaltung und Pestiziden, Sanierung von Infektionsherden und die Anwendung pflanzlicher Heilmittel. Hierzu brauchen wir Geduld, mehr Zeit, Sorgfalt und Vertrauen in unsere biologische Natur. Der Ex-und-hopp-Effekt von Antibiotika bei Infektionen wird nicht mehr für jeden und nicht mehr nachhaltig funktionieren. Letztendlich ist das Resistenzproblem auch ein Appell, unseren Lebensstil zu überprüfen und zu verändern.

Die Welt ist erfüllt von Antibiotika, die meist von den Bakterien selbst produziert werden, aber auch von Pilzen und Pflanzen stammen. Unzählige antibiotische Substanzen und Abwehrstrategien existieren seit Urzeiten in Mikroorganismen und Pflanzen. Nutzen wir dieses unerschöpfliche Potenzial!

Bakteriophagen

Vor 100 Jahren, in der Ära der „Mikrobenjäger", isolierte man zahlreiche infektiöse Bakterien, kultivierte und beschrieb sie. Erreger ließen sich mit Keramikfiltern aus Flüssigkeiten entfernen. Dennoch gab es infektiöse Stoffe, die die Filterporen passieren konnten und mitunter Krankheiten verursachten. Die winzigen Partikel wurden „Viren" genannt und erst in den 1930er-Jahren elektronenmikroskopisch sichtbar gemacht.

Viren sind Lebensformen (Virionen), die nur aus Erbgut (Genom) bestehen, das in einer Kapselhülle (Capsid) untergebracht ist. Eine Sondergruppe von Viren, die Bakterien infizieren, wird als Bakteriophagen („Bakterienfresser") bezeichnet. Da Phagen keinen eigenen Stoffwechsel besitzen (im Gegensatz zu Zellen), ist ihre Existenz als Lebewesen umstritten. Phagen sind in der belebten Welt allgegenwärtig. Allein in den Ozeanen tauschen Phagen pro Jahr 10^{28} DNA-Basenpaare aus, unvorstellbar!

Dass Phagen bestimmte Bakterien befallen und zerstören können, entdeckte der Forscher Félix d'Hérelle schon 1917 am Beispiel von Staphylokokken. Später entdeckte man Phagen, die pathogene Cyano- oder E.-coli-Bakterien vernichten. Bereits damals wurden Therapien entwickelt, die Infektionen mit Phagen heilen konnten. Mit dem weltweiten Siegeszug der Antibiotika seit Mitte des 20. Jahrhunderts geriet die Phagentherapie ins Abseits. In Osteuropa und Russland blieben Phagen aber als antiinfektiöse Mittel erhalten und wurden millionenfach erfolgreich eingesetzt (Darm-, Hautinfektionen u. a.).

Angesichts der sich abzeichnenden Resistenzkatastrophe, was Antibiotika betrifft, wird die Phagentherapie heute als Alternative bei Infektionen mit resistenten Erregern gehandelt. Als „Nachteil" für die breite Anwendung von Phagen gilt die Tatsache, dass Phagen nicht patentiert werden können und dass sie gewissermaßen „personalisiert" zum Einsatz kommen. Ihre Wirksamkeit kann auch nicht mit den etablierten klinischen Kriterien geprüft werden. Kaum attraktiv für Pharmaunternehmen und Aktionäre. Sicher ist, dass man mit Phagen antibiotikaresistente Infektionen erfolgreich und sicher behandeln kann. Phagen befallen nur ihre spezifischen Bakterienpartner.

Immerhin hat sich die Phagenforschung mittlerweile international intensiviert. Phagen erscheinen heute als Hoffnungsträger angesichts der zunehmenden Antibiotikaresistenz.

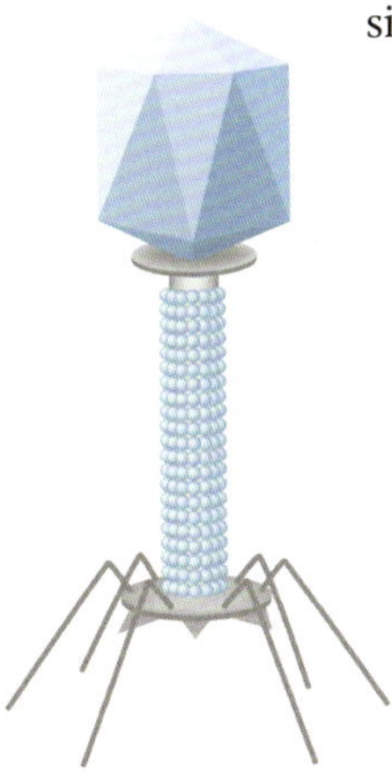

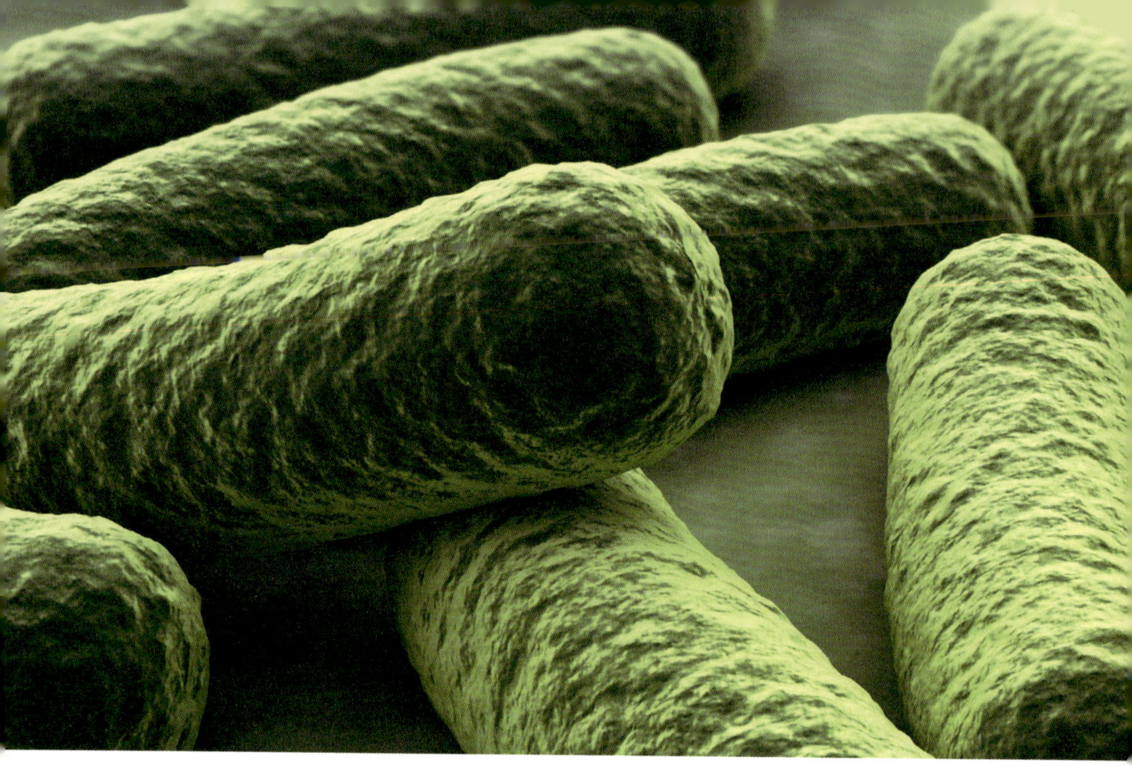

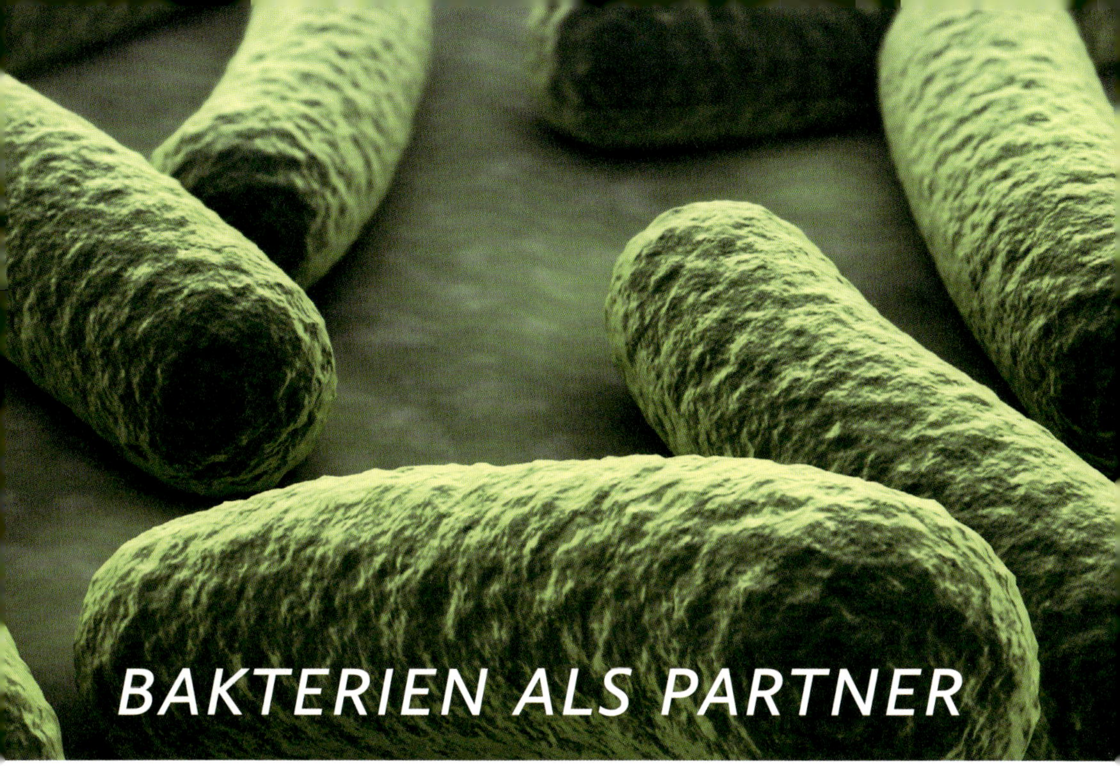

BAKTERIEN ALS PARTNER

Bakterien sind nicht unsere Feinde. Sie sind unsere Vorfahren. Wie wir selbst können Bakterien auch Fett, Vitamine, Zucker und Eiweiß verstoffwechseln. Ihnen den Krieg zu erklären, bedeutet eine Kampfansage gegen jedwede Lebensform auf Erden.

Der einzige sterile Ort der menschlichen Lebensgeschichte ist die Gebärmutter mit dem ungeborenen Kind. Unmittelbar nach einer natürlichen Geburt sucht das Kind auf dem Bauch der Mutter instinktiv nach der Brustwarze. Hautkontakt und Muttermilch leiten die lebenswichtige Besiedelung des Nachwuchses mit den mütterlichen Keimen ein: Bifidobakterien und Lactobazillen, die als Teil der Darmflora bei der Verdauung helfen, B-Vitamine und Folsäure, Nährstoffe und natürliche antibiotische Substanzen herzustellen. Menschliches Leben ist nur mit der Koexistenz von Mikroorganismen möglich. Sie stehen zudem in der ersten Verteidigungslinie, um krank machende Keime abzuwehren. Mehr als zwei Kilogramm unseres Körpergewichts gehen auf das Konto unserer bakteriellen Mitbewohner. Die Gesamtheit unserer nützlichen Mitbewohner wird als *Mikrobiom* bezeichnet. Die freundlichen Bakterien haben sich dort eingenistet, wo sie optimale Lebensbedingungen vorfinden – auf der Haut und auf den Schleimhäuten, innen und außen. Somit sollte der Platz für weniger freundlich gesonnene Keime bereits besetzt sein. Beispielsweise leben im Rachenraum Streptokokkenarten, die antibiotische Stoffe speziell gegen den Entzündungskeim *Streptococcus pyogenes* produzieren.

Das Resistenzdrama verdeutlicht auch, wie lernfähig Bakterien sind. Deshalb brauchen Kinder den Kontakt mit pathogenen Keimen. „Kinderkrankheiten" sind das Trainingscamp der körpereigenen Abwehr. Unsere Bakterienflora findet dann Wege, um sich (und uns) vor den Angriffen gefährlicher Erreger zu schützen.

Jede Erkrankung durch Mikroben bedeutet auch, dass unsere Partnerschaft mit den Bakterien – das symbiotische Gleichgewicht von Mensch und Mikroorganismen – gestört ist. Pathogene Keime können sich dann leichter einnisten und behaupten. Moderne Antibiotika töten auch unsere freundlichen Bakterienhelfer ab. Ein nachhaltig gestörtes Gleichgewicht unserer Mikrofauna begünstigt Nährstoffmangel, Pilzbefall, chronische Infektionen, Allergien und Krankheitsanfälligkeit. Pflanzliche Antibiotika sind ein schonender Weg der Infektabwehr, für eine robuste Gesundheit und ein dauerhaft starkes Immunsystem.

Hautflora

Jeder Quadratzentimeter der Haut eines gesunden Menschen ist mit etwa 100.000 bis 1.000.000 Bakterien besiedelt – auf trockenen Hautabschnitten weniger und in Feuchtzonen mehr. Zwischen den Zehen können es zehn Millionen Mitbewohner sein. Am meisten Keime enthalten die Haarfollikel. Die Gesamtzahl der normalerweise auf der Haut lebenden Mikroorganis-

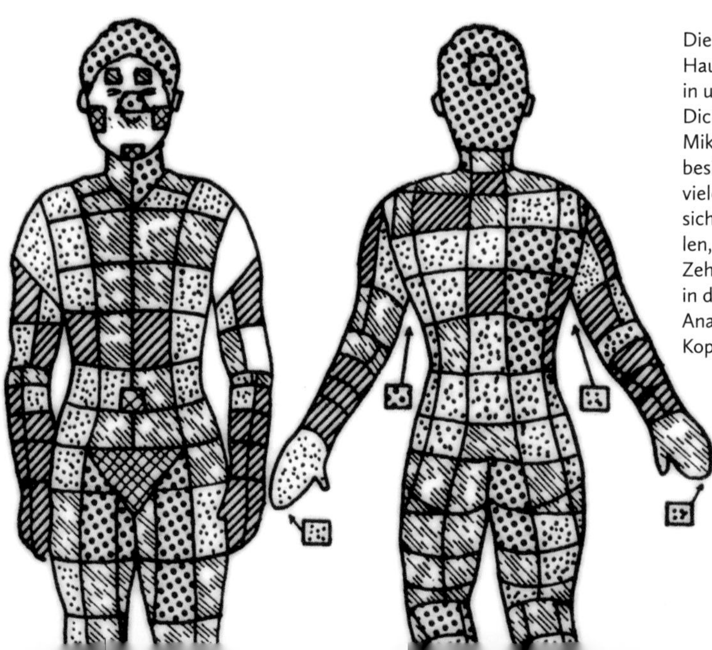

Die gesamte Hautoberfläche ist in unterschiedlicher Dichte mit nützlichen Mikroorganismen besiedelt. Besonders viele Bakterien finden sich in den Achselhöhlen, den Finger- und Zehenzwischenräumen, in der Leistenbeuge, der Analfalte und auf der Kopfhaut.

men beläuft sich auf etwa 1 Billion. Dieser „lebende" Schutzanzug der Haut bewahrt uns vor aggressiven Keimen. Die auf der Haut lebenden Bakterien verteidigen ununterbrochen ihr „Revier". Pathogene Keime müssen erst diese Barriere überwinden.
Die Komposition und Verteilung der Hautflora ist von verschiedenen Faktoren abhängig, sie ist anpassungsfähig und variabel, je nach Feuchtigkeit, pH-Wert, Region, Alter, Geschlecht, Veranlagung, Sauerstoffversorgung und den Umgebungsbedingungen. In einer Studie fand man heraus, dass mehr als 180 Bakterienarten aus acht Stämmen auf der Haut leben. Besonders viele Bakterien versammeln sich in feuchten Regionen wie den Achselhöhlen, in den Leistenbeugen, in der Analfalte, in den Finger- und Zehenzwischenräumen sowie auf der Kopfhaut. Zur Standardbesatzung unserer Haut gehören Staphylokokken, Corynebakterien, Propionibakterien (Akne!), Brevibakterium (Körpergeruch), Pilze und Mikrokokken.

Darmflora

Der menschliche Darm ist von zahlreichen Mikroorganismen besiedelt. Er beherbergt ein komplexes bakterielles Ökosystem. Bei der natürlichen Geburt kommen Neugeborene in Kontakt mit *Escherichia coli*, Enterobakterien und Streptokokken. Über die Muttermilch gelangen Bifidobakterien und Laktobazillen in den Darm. Die Darmflora des gesunden Erwachsenen besteht aus 10 bis 100 Billionen Bakterien, überwiegend anaerob (nicht auf Sauerstoff angewiesen). Man schätzt, dass der Darmkanal von mindestens 500 bis 1.000 unterschiedlichen Bakterienarten bewohnt wird. Die gesamte Darmschleimhaut ist mit einer Bakterienschicht überzogen – im Dünndarm mit weniger (Tausende bis Millionen), im Dickdarm mit mehr Mikroorganismen (Milliarden bis Billionen).

Die Darmflora ist äußerst nützlich und vermittelt folgende Wirkungen: Stärkung und Schutz des Immunsystems, Produktion von Vitaminen (Thiamin, Riboflavin, Vitamin B_{12}, Vitamin K), Unterstützung der Verdauung, Energieversorgung der Darmschleimhaut, Anregung der Darmbewegung, Synthese von Fettsäuren (vor allem Butansäure) und Entgiftungsaufgaben. Die dichte Besiedelung der Schleimhaut mit nützlichen Bakterien verhindert normalerweise, dass sich im Darm krank machende Keime ausbreiten können. Ein Drittel der fäkalen Trockenmasse besteht aus Darmbakterien. Wenn das Gleichgewicht der Darmflora gestört ist, kann es zur Fehlbesiedelung dieses Organsystems kommen. Typische Anzeichen sind Bauchschmerzen, Blähungen, erhöhte

Infektanfälligkeit oder Nahrungsmittelunverträglichkeiten. Die größte Gefahr für unsere Darmflora droht bei Anwendung moderner Antibiotika. Das Gleichgewicht der Darmflora wird nachhaltig gestört. Die Regeneration kann Wochen dauern. Werden Kinder häufig und intensiv mit Antibiotika behandelt, sind bleibende Schäden zu befürchten.

Scheidenflora

Die Scheide wird als Körperöffnung und mögliche Eintrittspforte für schädliche Keime durch spezielle Schutzmechanismen besonders sorgfältig abgesichert (Scheiden-/Vaginalflora). Das relativ saure Milieu (pH-Wert 3,8–4,5) und die dichte Besiedelung, insbesondere mit Milchsäurebakterien (Döderlein-Bakterien), verhindern, dass sich dort potenziell schädliche Keime niederlassen. Die Scheidenflora besteht hauptsächlich aus Lactobazillen und Bifidobakterien. Sie schützt vor allem vor Infektionen. Allerdings finden bestimmte Pilzarten in der Scheide mitunter ideale Lebensbedingungen vor.

Verringert sich die Bakterienflora in der Scheide und steigt der pH-Wert an, erhöht sich die Anfälligkeit für Entzündungen und Geschlechtskrankheiten. Eine Schwächung der vaginalen Schutzfunktion droht bei Anwendung moderner Antibiotika, bei Einnahme der Antibabypille, bei übertriebener Intimhygiene und bei Stresszuständen. Häufige Erreger von Scheidenentzündungen sind *Gardnerella vaginalis*, Chlamydien, Enterobakterien und der Pilz *Candida albicans*.

Biodiversität

Biologische Vielfalt und Artenreichtum sind Kennzeichen von gesunden, ausbalancierten Ökosystemen. Das gilt für die belebte natürliche Umwelt, Pflanzen und Tiere – auch für die Biotope unserer körpereigenen Kleinstlebewesen. Der Erhalt der Biodiversität ist überlebenswichtig. Ständiger Austausch von Erbinformationen (Gene) fördert die Entstehung bestmöglich angepasster genetischer Varianten und Arten.

Man weiß heute, dass mehr als 99 Prozent aller bekannten mikrobiellen Gene von Bakterien abstammen. Von den (ca. 1.000) verschiedenen Bakterienarten trägt jeder Mensch mehr als 160 mit sich herum. Je bunter die Mischung, desto besser für uns. Das ist mittlerweile gesichert. Seit 2007 wird an

einem Bakterienatlas gearbeitet: Man möchte wissen, „wer wo wohnt".
Unsere bakteriellen Mitbewohner sind überlebenswichtig. Dennoch wurden sie jahrhundertelang als Bösewichte eingestuft, die Pest und Cholera verursachen. Bis heute geht man unbarmherzig mit Seife, Desinfektionsmitteln und Antibiotika gegen sie vor. Es hat sich längst noch nicht überall herumgesprochen, wie wichtig, nützlich und wohlwollend unser hauseigenes Mikrobiom ist. Im Grunde ist der menschliche Körper ein fein abgestimmtes Biotop, in dem Billionen Mikroorganismen zum gegenseitigen Vorteil kooperieren. Antibiotika sind aus dieser Perspektive eine „ökologische Katastrophe".
Kein Zweifel, Darmbakterien sind äußerst nützlich. Sie verstoffwechseln Nahrung, versorgen den Darm mit Energie, produzieren Vitamine, bauen Gift- und Arzneistoffe ab, produzieren Gase, Duftstoffe, Säuren und Fettstoffe – und sie „trainieren" das Immunsystem. Die Mehrheit der Mikroben, die zu unserem Selbst gehören, ist harmlos und vor allem sehr nützlich. Ihre Fähigkeiten als Gesamtheit (Mikrobiom) könnte man durchaus als hochgradig „intelligent" bezeichnen. Das menschliche Mikrobiom umfasst zehnmal mehr Zellen, als ein Erwachsener Körperzellen hat. In den bislang untersuchten Darmbakterien fand man 3,3 Millionen verschiedene Gene, die Leben und Gesundheit beeinflussen können. Das zeigt der 2010 veröffentlichte Referenzgen-Katalog. Der Mensch selbst verfügt nur über vergleichsweise kümmerliche 20.000 Gene. Wie viele Bakterienspezies und Mikrobenvarianten mit und auf einem Menschen leben, ist unbekannt. Es könnten Hunderte, aber auch Tausende sein.
Wie in jedem anderen Biotop gibt es unter den Mikroben Konkurrenzkämpfe um Platz und Nahrung und Kooperationen zum gemeinsamen Nutzen. Im besten Fall ist jeder Millimeter des Darmrohrs und der Haut mit den „richtigen" Bakterien besetzt. Dann haben krank machende Keime kaum eine Chance, sich festzusetzen. Zudem hat das Immunsystem vom Zeitpunkt der Geburt des Menschen an mit vielen Keimen bereits Bekanntschaft gemacht. Die körpereigene Abwehr kennt dann die „Steckbriefe der üblichen Verdächtigen" ganz gut und kann gegen sie vorgehen.

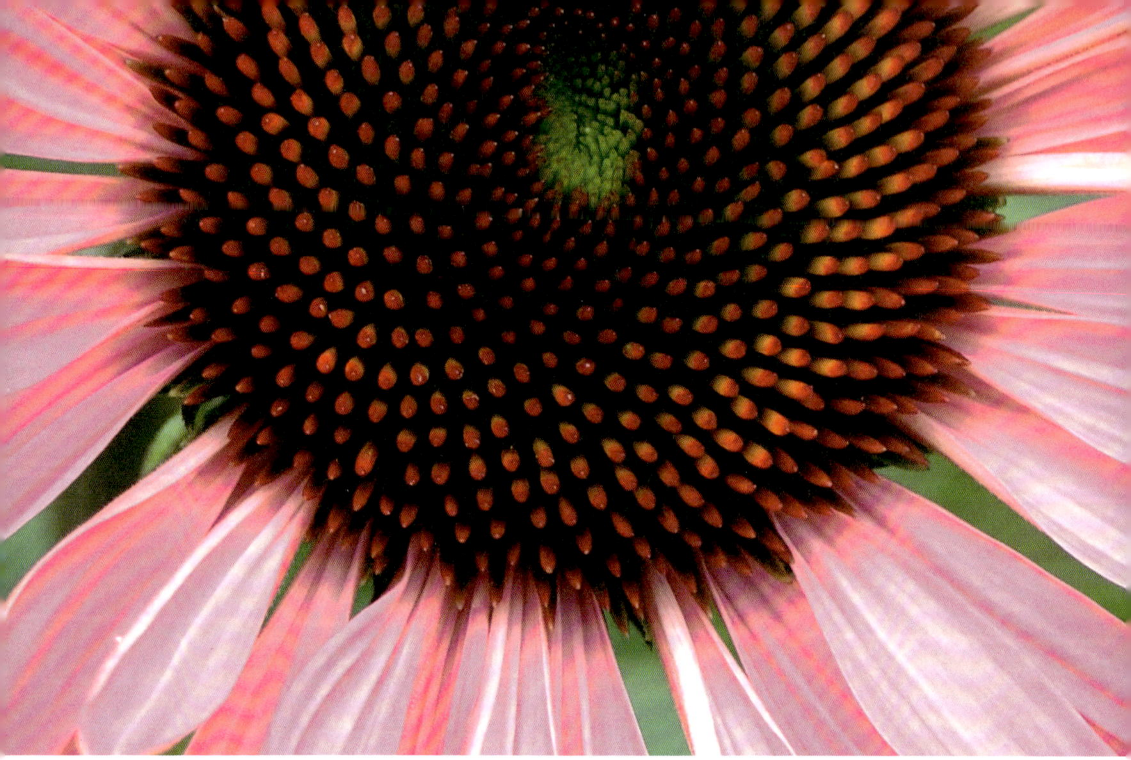

„Der Herr lässt die Kräuter aus der Erde wachsen, und ein Vernünftiger verachtet sie nicht."

Jesus Sirach, 2. Jahrhundert v. Chr.

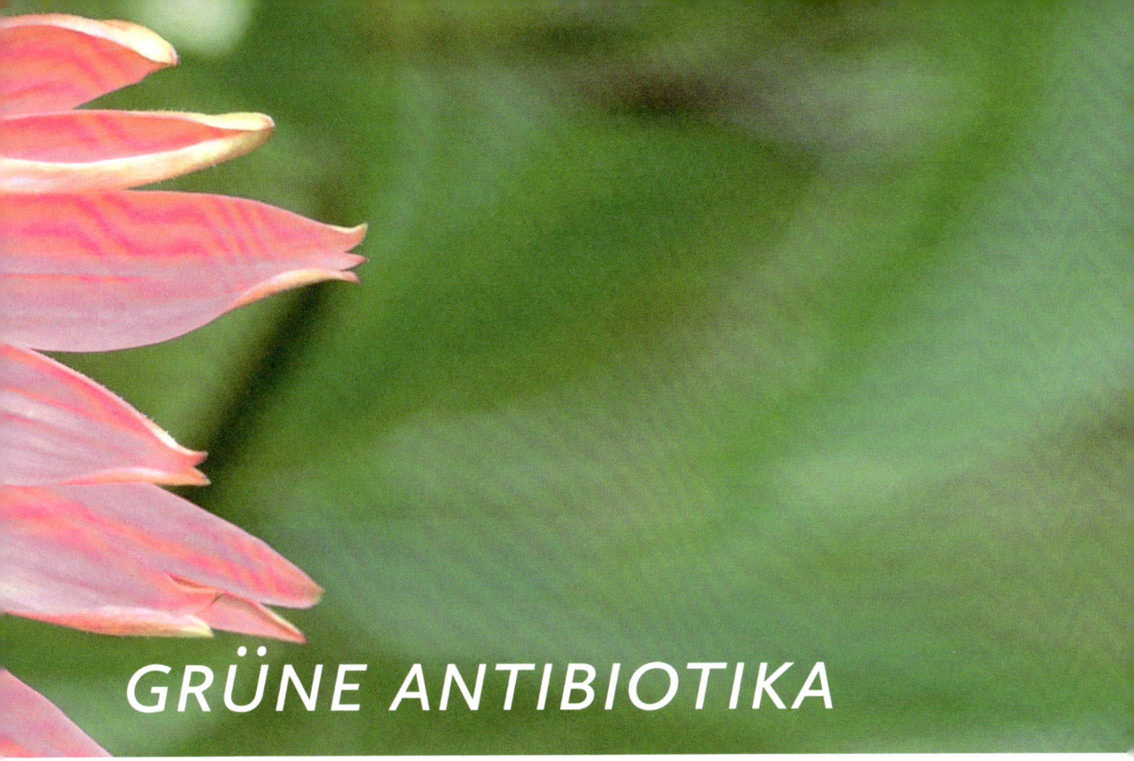

GRÜNE ANTIBIOTIKA

Die Welt der Heilmittel ist zweigeteilt. Einerseits gibt es die hoch technisierte Arzneimittelforschung und pharmazeutische Produktion in den Industriestaaten der Welt. Andererseits gibt es nach wie vor eine ganzheitlich orientierte Pflanzenforschung in Bezug auf Heilwirkungen. Die westliche Arzneimittelproduktion ist profitorientiert und interessiert sich für pflanzliche Wirkstoffe nur dann, wenn bestimmte Einzelwirkstoffe extrahiert und vermarktet werden können. Die Erforschung von Heilpflanzen findet überwiegend in Entwicklungsländern, in Asien, Afrika und Ozeanien statt. Sie beabsichtigt häufig, zu Erkenntnissen zu kommen, die der Bevölkerung vor Ort nützen – etwa ein wirksames Malariamittel, das erschwinglich ist.

Und die Welt der Bakterien ist mit der zunehmenden Mobilität des Menschen global geworden: *Multiresistente „Souvenirs": Jeder dritte Fernreisende bringt ESBL-bildende Bakterien mit nach Hause* (medscape, Februar 2015). Bakterien sind mit Menschen und Gütern rund um den Globus unterwegs. Bakterien können epidemische Infektionskrankheiten verursachen, wenn sie an irgendeinem Ort ein günstiges Milieu vorfinden. Das Wissen über einheimische traditionelle Heilpflanzen ist nützlich. Man sollte aber auch das Wissen über Heilpflanzen, die anderswo traditionell eingesetzt werden, nutzen können. Zudem gibt es Abertausende Studien, die sich mit Heilwirkungen von Pflanzen befasst haben. Dieses Wissen ist via Internet zugänglich. Ebenso sind viele Heilpflanzen heute über das Internet

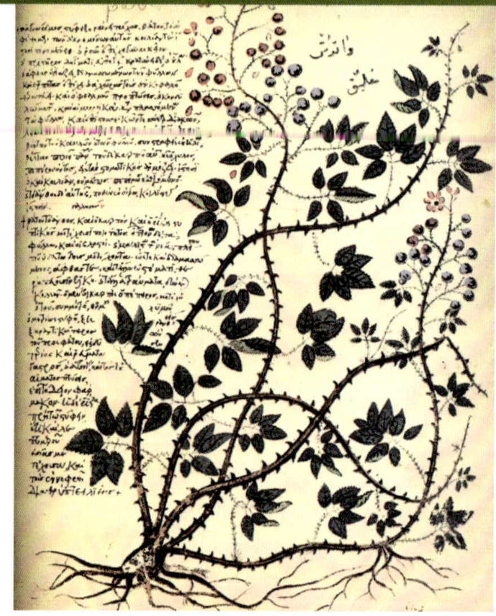

Kräuterheilkunde ist auch eine Kunstform. Hier die Darstellung einer Heilpflanze und ihre medizinische Beschreibung aus der *Materia Medica* des Dioskurides (1. Jh. n. Chr.).

auf dem globalen Markt für jedermann verfügbar. Die nachfolgende *Materia Medica* stellt Heilkräuter im Rahmen von fünf Hauptgruppen pflanzlicher Antibiotika vor:

- Immunstärkende Pflanzen, die auch eine spezifische antibakterielle Wirkung haben können.
- Synergistisch wirksame Kräuter, die die Wirkung anderer Kräuter günstig beeinflussen.
- Lokal wirksame pflanzliche Antibiotika, bevorzugt zur Anwendung auf der Haut und auf Schleimhäuten.
- Systemisch wirksame Heilpflanzen, die via Blutgefäßsystem im gesamten Körper wirksam sind.
- Heilpflanzen, die vor allem gegen MRSA und resistente Mikroorganismen wirksam sind.

Kräuterheilkunde ist eine Kunstform und sie wird es immer bleiben. Sie erfordert Geduld und praktische Erfahrung sowie ein tiefes Verständnis ganzheitlicher Zusammenhänge.
Die Praxis der Kräutermedizin stellt das Verhalten moderner Arzneimittelkonsumenten infrage. „Schnelle Heilung“ wie mit Antibiotikapillen gibt es hier nicht. Stattdessen ist das Vertrauen sowohl in die Selbstheilungskräfte als auch in die heilsame Wirkung von Kräuterzubereitungen nötig. Oftmals sind Kombinationen von Kräutern empfehlenswert. Eine große Rolle spielt auch die passende Zubereitung der Kräutermedizin. Für den Erfolg einer pflanzlichen Therapie mit komplexen Wirkstoffeigenschaften sind bestimmte Einstellungen des Therapeuten entscheidend: Intuition gepaart mit ganzheitlicher Auffassungsgabe, „handwerkliches“ Geschick für die Kräuterzubereitung, Respekt vor den Leistungen der Natur, Bescheidenheit statt intellektueller Überheblichkeit. Eine Heilkunde von solchem Zuschnitt findet man in Deutschland bei wenigen schulmedizinisch geprägten Ärzten und manchen Heilpraktikern.

In den folgenden Ausführungen ist immer wieder von der Art der Heilkräuter-Zubereitung die Rede. Genaue Angaben zur Herstellung von Tinkturen, Tees, Dekokten etc. finden Sie im Kapitel „Heilkräuter zubereiten“ auf Seite 170ff.

Immunverstärker

„In den meisten Fällen ist eine antibiotische Behandlung wirkungslos – es sei denn, der Körper kann seine eigene Abwehr gegen bakterielle Angreifer aktivieren" (Marc Lappé). Selbst bei hochvirulenten epidemischen Infektionskrankheiten wie HIV oder Ebola beobachtet man immer wieder Individuen, die trotz Ansteckungsgefahr gesund bleiben. Studien zeigten zudem, dass die meisten Menschen krankheitserregende Bakterien mit sich herumtragen, ohne jemals zu erkranken. Sicher ist: Je leistungsfähiger Ihr Immunsystem ist, desto seltener erkranken Sie und desto erträglicher verläuft eine Krankheit. Das gesunde Immunsystem ist die erste und beste Instanz zum Schutz vor Erkrankung – und für die Heilung.

Zum Immunsystem gehören die Thymusdrüse, die Milz, die Leber, das Lymphgefäßsystem und die Lymphknoten, die Rachenmandeln, der Appendix („Blinddarm") und das Knochenmark. Die Thymusdrüse koordiniert die Abwehraktivität, recycelt rote Blutzellen und Blutplättchen und vernichtet virulente Eindringlinge. Die Leber entgiftet das Blut und produziert Lymphflüssigkeit. Das Lymphsystem nimmt Abfallstoffe, tote Bakterien und weiße Blutzellen auf. Lymphknoten sind die „Abwassertanks". Lymphknoten und Thymus produzieren auch Abwehrzellen (Lymphozyten).

Im Knochenmark (und im Thymus) werden weiße Blutzellen produziert, die Infektionen bekämpfen. Vor allem Phagoyzten (Monozyten, Makrophagen, Granulozyten) und Neutrophile sind für die Infektabwehr von Bedeutung. Makrophagen zirkulieren im Blut und vernichten aggressive Bakterien. Sie helfen auch bei der Beseitigung von Rückständen weißer Blutzellen und Bakterien vor und nach Infektionen. Sie aktivieren Neutrophile, die Bakterien und Viren angreifen und zerstören können.

Die unspezifische Abwehr, u.a. durch Granulozyten und Makrophagen (Fresszellen), ist angeboren. Die spezifische Abwehr dagegen ist erworben und lernfähig. Sie ist die zweite Verteidigungslinie. Nach dem Erstkontakt speichern Immunzellen Merkmale des Erregers ab. Bei erneutem Kontakt schlägt die Abwehr dann sofort und gezielt zu.

Immunstärkende Kräuter können langfristig angewendet werden. Die meisten sind gut verträglich, ohne relevante Nebenwirkungen. Einige Pflanzen sind zwar auch gegen bestimmte Mikroorganismen wirksam, ihre wahre Stärke sind aber immunstärkende Faktoren: Schutz vor Giftwirkungen, Organschutz, Antitumoraktivität, Regeneration. Viele Kräuter vermitteln zudem Schutz vor schädlichen Stresseffekten und stimulieren die körpereigene Abwehrkraft.

Glänzender Lackporling

Der Glänzende Lackporling *(Ganoderma lucidum)* ist ein Pilz aus der Familie der Lackporlingsverwandten *(Ganodermataceae)*. Der geläufige japanische Name ist *Reishi*, englisch *Lingzhi mushroom*.

Herkunft und Erscheinungsbild

Möglicherweise gibt es bis zu 250 Ganoderma-Arten. Die Taxonomie, also die Einordnung in verschiedene Klassen oder Kategorien, ist komplex. Einige Arten werden medizinisch genutzt.
Der Pilz ist vermutlich weltweit verbreitet, wächst in gemäßigten Zonen und bewohnt absterbendes oder totes Laubholz (Saprophyt). Er bevorzugt Eiche, Ulme, Ahorn, Weide, Magnolie, Pflaumenbaum und Robinie, gelegentlich auch Pinie, Lärche und Fichte. Einjährige Fruchtkörper finden sich auf Baumstümpfen, an Wurzeln oder an der Stammbasis lebender Wirtsbäume.
Der derbe holzige Pilz hat einen 5 bis 20 Zentimeter breiten Hut, der auf einem seitlichen Stiel sitzt. Den Fruchtkörper überzieht eine gelbliche, später rötliche, nachdunkelnde und glänzende Harzschicht (lat. *derma lucidum* = glänzende Haut). Der Hutrand des Pilzes ist weiß, ebenso die Unterseite mit Porenschicht.

Verfügbarkeit

Der Fruchtkörper kann zu jeder Zeit geerntet werden. Spezielle Behandlung ist nicht nötig. Lassen Sie ihn an der Luft gut trocknen. Dann verwahren Sie ihn in einem Plastiksäckchen in einem lichtdichten Gefäß. So sind die Pilze jahrelang haltbar.
Reishi kann man leicht selbst kultivieren, wenn man Hartholzpflöcke oder Dübel beimpft. Zu diesem Zweck spaltet man Holzscheite und lässt sie einige Monate liegen. Dann bohrt man sie an und setzt die beimpften Dübel ein, am besten im Frühjahr nach dem letzten Frost. Im ersten Jahr überzieht sich der Scheit mit Myzel. Im zweiten Jahr beginnt die Pilzbildung. Beimpfte Reishi-Dübel sind via Internet erhältlich (www.fungi.com).

Zubereitung und Anwendung

In der Regel verwendet man den Pilz selbst, manchmal auch das Myzel. Übliche Zubereitungen sind Tabletten, Tinktur, Sirup/Dekokt, Pulver oder pulverisierte Suppengrundlage.

- Tabletten à 1 Gramm, dreimal täglich.
- Tinktur: 1:5, 20 % Alkohol – 2–4 Teelöffel (10–20 Milliliter), bis zu dreimal täglich. Die Tinktur wird am besten aus einem Dekokt gewonnen, um Mehrfachzucker zu extrahieren. Auf 450 Gramm Reishi-Pulver kommen 2,25 Liter Flüssigkeit (1,8 Liter Wasser und ca. 0,5 Liter Alkohol). Geben Sie das Pulver (oder den zerkleinerten Pilz) ins Wasser und lassen Sie es/ihn aufkochen. Anschließend den Deckel aufsetzen, 30 Minuten köcheln und zugedeckt abkühlen lassen. Gießen Sie dann den Sud in ein großes Gefäß. Anschließend den Alkohol

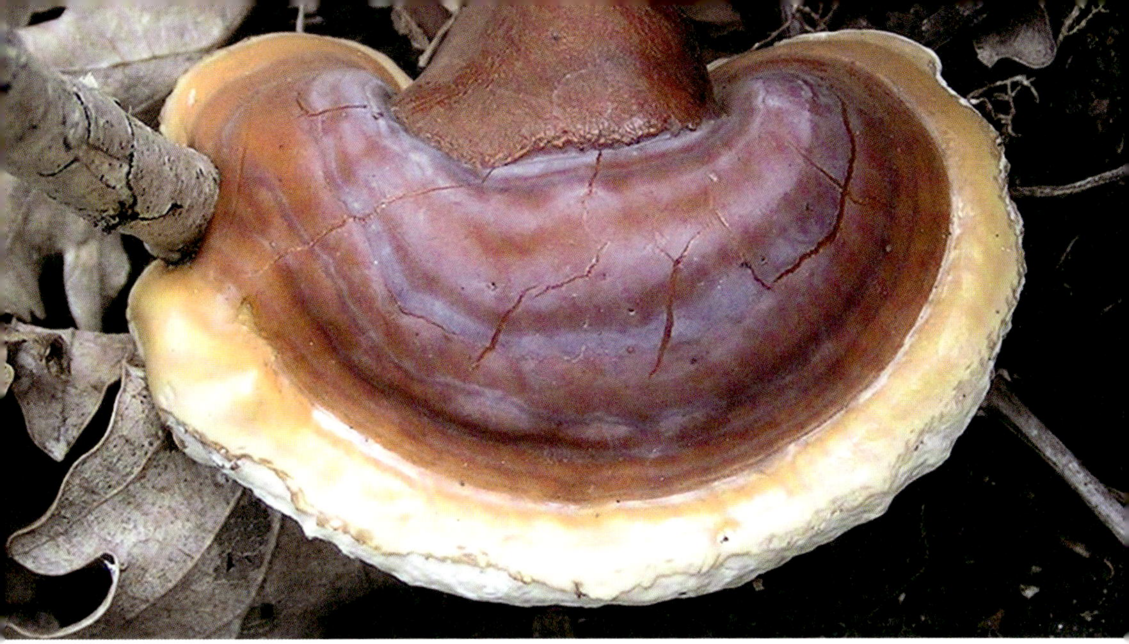

Der Glänzende Lackporling (*Ganoderma lucidum*) bewohnt Baumstümpfe, Wurzeln oder die Stammbasis lebender Wirtsbäume. In Japan gilt er als „10 000-Jahre-Pilz" – als Tonikum für Langlebigkeit und Vitalität.

zugeben, zudecken und zwei Wochen ziehen lassen. Schließlich dekantieren, pressen und aufbewahren.

- Sirup/Dekokt: 2–5 Gramm Pilz kommen auf 1 Liter Wasser, je nach gewünschter Stärke. Bringen Sie das Gemisch zum Kochen, und lassen Sie es ohne Deckel bei möglichst niedriger Temperatur 2 Stunden köcheln, bis die Flüssigkeitsmenge um zwei Drittel verringert ist. Abkühlen lassen und passieren. Nehmen Sie den Sirup vor dem Zubettgehen ein oder in drei gleichen Portionen über den Tag verteilt. Im Akutfall kann man auch, je nach Bedarf, mehr Sirup einnehmen.
- Pulver: Bei chronischen Erkrankungen werden 3–6 Gramm, im Akutfall 9–15 Gramm in drei gleich große Dosen portioniert über den Tag verteilt eingenommen. Rühren Sie das Pulver in Wasser, und trinken Sie das Gemisch. Sie können auch 6–12 (chronische Erkrankung) oder 18–30 Kapseln (Akutfall) einnehmen.

Verträglichkeit

Bei Gallengangsverengung ist Reishi kontraindiziert. Gelegentlich können Hautausschlag, wässriger Stuhl, Mundtrockenheit, Schläfrigkeit, Blähungen, Harndrang, Schwitzen oder Schwindel vorkommen. Diese Wirkungen verschwinden, wenn man Reishi absetzt. Nehmen Sie Reishi zu den Mahlzeiten ein, um Schwindel zu vermeiden. Wenn Cefazolin, Interferon-alpha (-gamma) oder Aciclovir eingenommen werden, verbessert Reishi deren Wirkstärke (Synergismus). Bei Anwendung von Immunsuppressiva ist Vorsicht geboten. Auch bei Blutverdünnern (Aspirin, Warfarin) kann es zu additiven Wirkungen kommen.

Inhaltsstoffe

Bislang wurden mehr als 400 bioaktive Bestandteile identifiziert. Davon sind etwa 140 Triterpene (Ganodermsäuren). Mehr als 100 Inhaltsstoffe sind Mehrfachzucker, die zahlreiche Immunwirkungen vermitteln. Weitere Komponenten wie das LZ-8-Protein wirken stark immunstimulierend auf die Milz und auf periphere Lymphozyten.

Die Reishi-Forschung konzentriert sich vor allem auf die Aktivierung des Immunsystems zur Bekämpfung von Krebszellen, gefolgt von Diabetes, Leberschutz, Neuropharmakologie und Psychotherapie, Vorbeugung und Behandlung von Herz-Kreislauf-Krankheiten sowie chronischer Atemwegsinfektionen/-krankheiten. Studien, die den Einfluss von Reishi auf das Immunsystem im Blick haben, untersuchen bestimmte Beta-Glucane, immunmodulatorische Proteine und Triterpene der Spezies *Ganoderma lingzhi* und *G. tsugae.*

Wirkeigenschaften

Mehr als 20 verschiedene Wirkeigenschaften sind beschrieben worden, darunter schmerzlindernde, antiallergische, antibakterielle, antivirale, antientzündliche, krebshemmende, Leber/Gallen- und immunmodulatorische/-stimulierende Wirkungen. Reishi stimuliert Interleukin 1 und 2, Phagozytose, die Lymphozyten-Proliferation, aktiviert natürliche Killerzellen und Makrophagen, verbessert die Leukozyten- und T-Zellenfunktion, die Thymusfunktion und stimuliert die Produktion von Gamma-Interferon. Reishi hemmt das Tumorwachstum, den Tumornekrosefaktor und ist auch gegen Viren wirksam (inklusive HBV und HIV).

Traditionelle Nutzung

- Die Anwendung des Glänzenden Lackporlings im Ayurveda ist unklar.
- Ganoderma gilt in der Traditionellen Chinesischen Medizin als Pilz der Unsterblichkeit, in Japan als „10.000-Jahre-Pilz" – ein Tonikum für Langlebigkeit und Vitalität. In China und Japan wird der Pilz mindestens seit 1.000 Jahren zur Behandlung von Schwächezuständen nach langer Krankheit, bei Müdigkeits-Syndrom, als Anti-Aging-Mittel, bei koronarer Herzkrankheit, Nierenerkrankungen, Arthritis, Bluthochdruck, Schlafstörungen, Asthma und Bronchitis, bei Geschwüren und Nervenschmerzen eingesetzt. Traditionell benutzt man in China und Japan fünf verschiedene Ganoderma-Spezies für medizinische Zwecke. *Ganoderma lucidum* gilt in jeder Beziehung als wirksamster Pilz.
- Bis zur Mitte des 20. Jahrhunderts war die Heilpflanze im Westen unbekannt. Durch japanische Forschungsarbeiten verbreitete sich das Wissen über den medizinischen Nutzen von Ganoderma.

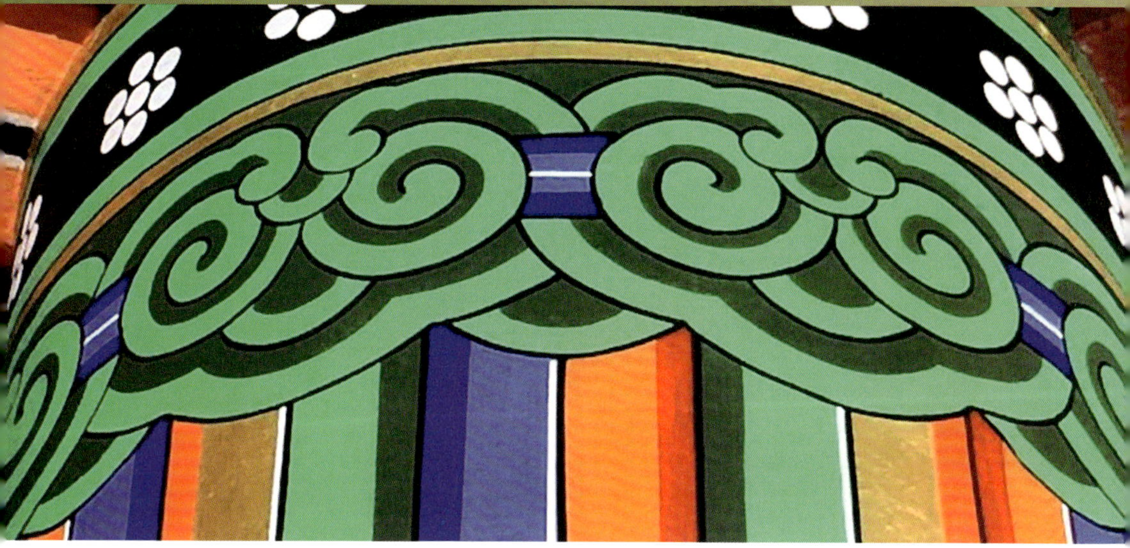

„Ganoderma-Motiv" auf einer koreanischen Freundschaftsglocke. Die Bemalung ist im farbenfrohen Stil des *Dancheong* ausgeführt: blau (Osten), weiß (Westen), rot (Süden), schwarz (Norden) und gelb (Zentrum).

Wissenschaft

Die Wissenschaftsdatenbank PubMed listet 1.270 Studien, die sich mit Reishi/Ganoderma beschäftigen (Stand: Januar 2022). In Labor- und Tierstudien beobachtete man leberregenerierende/-protektive, choleretische, schmerzlindernde, antientzündliche, antibakterielle/-virale, antioxidative, blutdrucksenkende, bronchorelaxierende, immunstimulierende/-modulatorische, kardiotonische und antitussive Effekte. Klinische Studien zeigten günstige Wirkungen bei Patienten mit Fibromyalgie, Schlafstörungen, Magengeschwür, Muskeldystrophie, Stress, Demenz, Leberinsuffizienz, Diabetes, Krebs, Immunschwäche und Hepatitis. Reishi wirkt antibakteriell gegen *Helicobacter pylori*, *Pseudomonas syringae*, *P. aeruginosa*, *E. coli*, *Bacillus subtilis*, *Staphylococcus aureus*, *Klebsiella pneumoniae*, *Salmonella typhi*, *Micrococcus flavus* und *luteus*. Der Pilz ist stark antiviral wirksam: Hepatitis- und Influenza-Viren, Epstein-Barr-Virus und HIV. Darüber hinaus schützt er auch gegen Candida-Pilzinfektion und vor Malaria-Parasiten (Plasmodien). Die günstigen Immunwirkungen sind kaum zu überschätzen. Das Interesse gilt zudem den Antitumorwirkungen: Antiangiogenese, Antiproliferation, direkte Krebshemmung (Zelllinien: Prostata, Dickdarm, Leukämie, Lymphom, Myelom). Reishi schützt vor Nebenwirkungen der Krebstherapie (Bestrahlung) und hemmt das Krebswachstum durch Verbesserung der körpereigenen Abwehr.

Rosenwurz

Rosenwurz (*Rhodiola rosea)* ist eine Pflanze der Gattung Rhodiola aus der Familie der Dickblattgewächse (*Crassulaceae*). Möglicherweise gibt es bis zu 90 Rhodiola-Spezies. Davon ist Rosenwurz die primär medizinisch relevante Pflanze. Studien mit anderen Vertretern der Gattung legen nahe, dass diese vergleichbar medizinisch wirksam sind, z.B. *Rhodiola integrifolia* oder *Rhodiola rhodantha*.

Herkunft und Erscheinungsbild

Rosenwurz ist im arktischen Gebiet und in Gebirgsregionen von Europa, Asien und Nordamerika beheimatet. In Tibet kommen offenbar die meisten Rhodiola-Arten vor. Die Pflanze gedeiht auf feuchten Böden der gesamten skandinavischen Gebirgsregionen Norwegens und Schwedens bis auf 2.200 Höhenmeter. Bevorzugtes Terrain sind Bergschluchten, feuchte Klippenabsätze, Feuchtwiesen und Moorböden, auch trockene, sandige Böden in alpinen Lagen.

Rosenwurz ist eine ausdauernde saftreiche Pflanze, die an subarktische Klima- und Bodenverhältnisse gut angepasst ist (Sukkulente). Sie wächst bis zu 20 Zentimeter hoch und bildet Pfahlwurzeln. Das Überdauerungsorgan ist ein 1 bis 5 Zentimeter dicker, knolliger, unterirdischer Stamm, der horizontal, vertikal oder verzweigt ist und einen rosenartigen Geruch verströmt. Aus diesem Stamm kommen die oberirdischen, dicken und fleischigen Stängel. Die Laubblätter sitzen auf den Stängeln und halten sich höchstens eine Vegetationsperiode lang. Die Pflanze bildet clusterförmige Blüten, die je nach Art gelb, rosa, rot oder orange gefärbt sind. *Rhodiola rosea* blüht gelb.

Verfügbarkeit

Kapseln mit Rosenwurzextrakt werden als Nahrungsergänzungsmittel im Handel angeboten. Da die Pflanze wegen ihrer medizinischen Wirkungen geschätzt wird, ist wild wachsender Rosenwurz mittlerweile eine gefährdete Spezies. In Russland befindet sie sich auf der roten Liste bedrohter Arten. Vor allem in Südsibirien gab es große Rhodiola-Bestände, die aber heute aufgrund der kommerziellen Nutzung stark reduziert sind. Wer in einer Region wohnt, wo Rhodiola vorkommt, kann die Wurzeln zum Eigenbedarf nutzen. Man braucht nicht viel davon.

Die starke Nachfrage führte zu Bestrebungen, Rhodiola zu kultivieren. Die Anzucht ist schwierig, die Samen sind winzig und die Keimraten gering (2–36 Prozent). Die Keimrate erhöht sich, wenn man die Samen 30 Tage bei –5°C lagert, dann über Nacht in Wasser einweicht, mit feuchter Erde vermischt und einen Monat bei 2 bis 4°C ruhen lässt. Die Pflanze benötigt mindestens drei Jahre zur Ausreifung und fünf Jahre, bis die Wurzel geerntet werden kann.

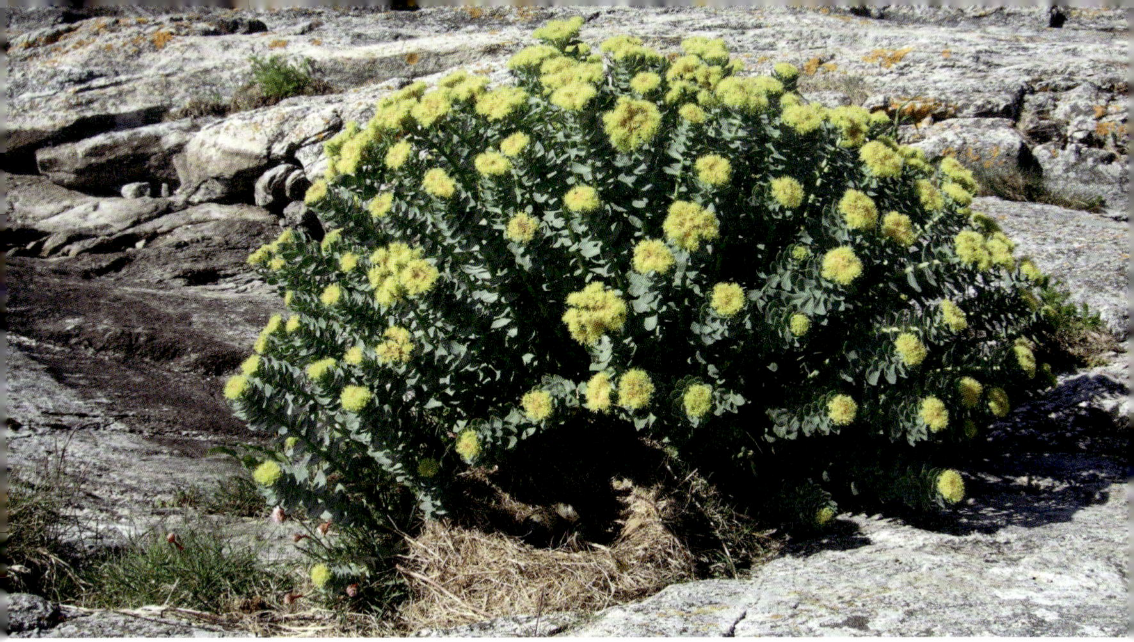

In Sibirien nennt man den Rosenwurz (*Rhodiola rosea*) auch „Goldene Wurzel". Der Wurzelextrakt ist wegen seiner günstigen Wirkung auf das Denk- und Konzentrationsvermögen sehr populär.

Zubereitung und Anwendung

Man verwendet die Wurzel zu medizinischen Zwecken, meist als Kapsel oder Tinktur.

- 1 Kapsel Rosenwurzextrakt (250 mg) pro Tag. Im Akutfall können bis zu 4 Kapseln pro Tag eingenommen werden.
- Tinktur: getrocknete Wurzel, 1:5, 50 % Alkohol – 30–40 Tropfen, drei- bis viermal täglich (tonisierende Dosis). In Akutfällen 0,5–1 Teelöffel, dreimal täglich, 20–30 Tage lang, anschließend wird wieder die tonisierende Dosis benutzt.

Verträglichkeit

Relevante Nebenwirkungen oder Arzneimittelinteraktionen sind nicht bekannt. Schwangeren, Stillenden und Kindern wird die Einnahme nicht empfohlen.

Inhaltsstoffe

Rosenwurz enthält mindestens 85 ätherische Öle und weitere 50 wasserlösliche Substanzen. In Studien werden Salidrosid (Rhodiolosid), Rosavin, Rosin und Rosarin als Hauptwirkstoffe angegeben. Vermutlich ist die Wurzel als Ganzes am besten wirksam.

Wirkeigenschaften

Das Profil der Wirkstoffe in Rosenwurz ist abhängig von der Jahres- und Tageszeit sowie vom Standort sehr variabel. Hier ist die Intuition des Pflanzenkundlers gefragt.

Rhodiola wirkt adaptogen, krebshemmend, antidepressiv, belebend, stark antioxidativ und herzstärkend, stressmindernd, nervenschützend, tonisierend auf endokrine Drüsen, auf das Nervensystem (Hippocampus), auf das Immunsystem und auf die Muskulatur.

Die europäische Arzneimittelagentur (EMA) beurteilt Rosenwurz als gut verträglich und das Nutzen-Risiko-Verhältnis für die Anwendung zur vorübergehenden Linderung von Stresssymptomen wie Erschöpfung und Schwächegefühl als positiv.

Traditionelle Nutzung

- In Sibirien heißt der Rosenwurz auch „Goldene Wurzel". Der Wurzelextrakt wird wegen seiner günstigen Wirkung auf das Erinnerungsvermögen, die Konzentration und geistige Kapazität geschätzt. Rosenwurz ist traditionell in russischen, baltischen und skandinavischen Ländern in Gebrauch, sowohl als Tee als auch in Form von Extrakten. In der russischen Volksmedizin gilt Rosenwurz als Mittel gegen Ermüdung, Höhenkrankheit, Depression und Impotenz, Infektionen und für Langlebigkeit.
- Die chinesische und tibetische Medizin sowie Ayurveda benutzen Rhodiola Berichten zufolge seit langer Zeit. Rosenwurz wird in Zentralasien traditionell als Tee bei Erkältungen und Grippe eingesetzt. Mongolische Ärzte verordnen Rosenwurz bei Tuberkulose und Krebs. In Tibet schätzt man traditionell die kreislaufanregende und hustenlösende Wirkung von Rosenwurz.
- Im Westen taucht Rhodiola nur sporadisch, frühestens seit dem 17. Jahrhundert, in skandinavischen Ländern auf. Indigene Bewohner Alaskas nutzten die Blätter als Nahrungsmittel und die Wurzel bei Tuberkulose, Mundschleimhautentzündung und Verdauungsstörungen.

Indikationen – Rhodiola

- Chronische Erkrankungen mit Depression
- Chronisches Müdigkeits-Syndrom
- Förderung der Genesung
- Hirnleistungsstörungen
- Immunschwäche
- Infektanfälligkeit
- Nervöse Erschöpfung

Wissenschaft

Die Wissenschaftsdatenbank PubMed listet 1.064 Studien, die sich mit Rhodiola beschäftigen (Stand: Januar 2022). Die Wirkungen von Rosenwurz sind in zahlreichen klinischen Studien untersucht worden, insbesondere antivirale/-bakterielle, neuroprotektive/-regenerative Wirkungen sowie Antimüdigkeits-/Antistress- und Immunwirkungen – meist mit positivem Ergebnis. Die Art *Rhodiola kirilowii* erwies sich als wirksam gegen Hepatitis C-Viren und *Mycobacterium tuberculosis*, *Rhodiola rosea* gegen H1N1-, H9N2-Influenzaviren sowie gegen Coxsackievirus B3. Für mindestens sechs Rhodiola-Arten sind immunstimulierende und -modulierende Wirkungen in Labor- und klinischen Studien beschrieben worden.

Schlafbeere

Die Schlafbeere (*Withania somnifera)* gehört zur Familie der Nachtschattengewächse (*Solanaceae*). Geläufige Namen: Ashwagandha, Winterkirsche, *Indian Ginseng*.

Herkunft und Erscheinungsbild

Die Schlafbeere ist in trockenen Regionen Indiens heimisch. Sie gedeiht aber auch in Nordafrika und im Mittelmeerraum, in Vorder- und Südasien, in China und auf Mauritius. Das Gewächs bevorzugt halbtrockene Klimazonen, wo es während der Regenzeit Wasser bekommt.

Die mehrjährige, immergrüne, krautige Pflanze wächst 30 bis 150 Zentimeter hoch – wenn man ihr sorgfältige Pflege, reichlich Wasser und Dünger zukommen lässt. Die Blütenstände sitzen fast auf und bestehen aus Gruppen von vier bis sechs Blüten. Die Pflanze produziert orange-rote Früchte, die Kirschen ähneln und in einer „papiernen" Hülle stecken. Die Schlafbeere hat lange braune und knotige Wurzeln.

Verfügbarkeit

In Indien wird Ashwagandha traditionell kultiviert. Unter warmen halbtrockenen Bedingungen und mit gelegentlicher Wasserversorgung gedeiht die Pflanze meist sehr gut und fast überall.

Die Schlafbeere ist nicht winterhart, überlebt aber kurzfristigen Frost. Sie braucht etwa 200 Tage, um komplett auszureifen. Das Wurzelwerk ist bereits nach 100 Tagen ausgebildet. Man kann die Schlafbeere im Frühjahr in Innenräumen im Topf mit Samen ziehen, die in 15 Tagen auskeimen. Die Pflanzen lieben Sonne und schnell entwässernde Erde (mit Kalkstein-Zugabe). Feuchte Erde wird überhaupt nicht vertragen. Man kann die Wurzel ernten, wenn die Kirschen zu reifen beginnen. Wer die Kirschen trocknet, kann sie für medizinische Zwecke oder als Samen im nächsten Jahr verwenden.

In der EU gilt die Schlafbeere als Lebensmittel. Unter dem Namen *Ashwagandha* sind die Schlafbeerenwurzel und ihre Extrakte als Nahrungsergänzungsmittel erhältlich.

Tinkturen

- Getrocknete Wurzel: 1:5, 70 % Alkohol – 30–40 Tropfen, bis zu dreimal täglich
- Frische Blätter: 1:2, 95 % Alkohol – 10–30 Tropfen, bis zu dreimal täglich
- Getrocknete Samen: 1:5, 65 % Alkohol – 15–30 Tropfen, bis zu dreimal täglich
- Frische Früchte: 1:2 (gut zerkleinern!), 95 % Alkohol – 15–30 Tropfen, bis zu dreimal täglich

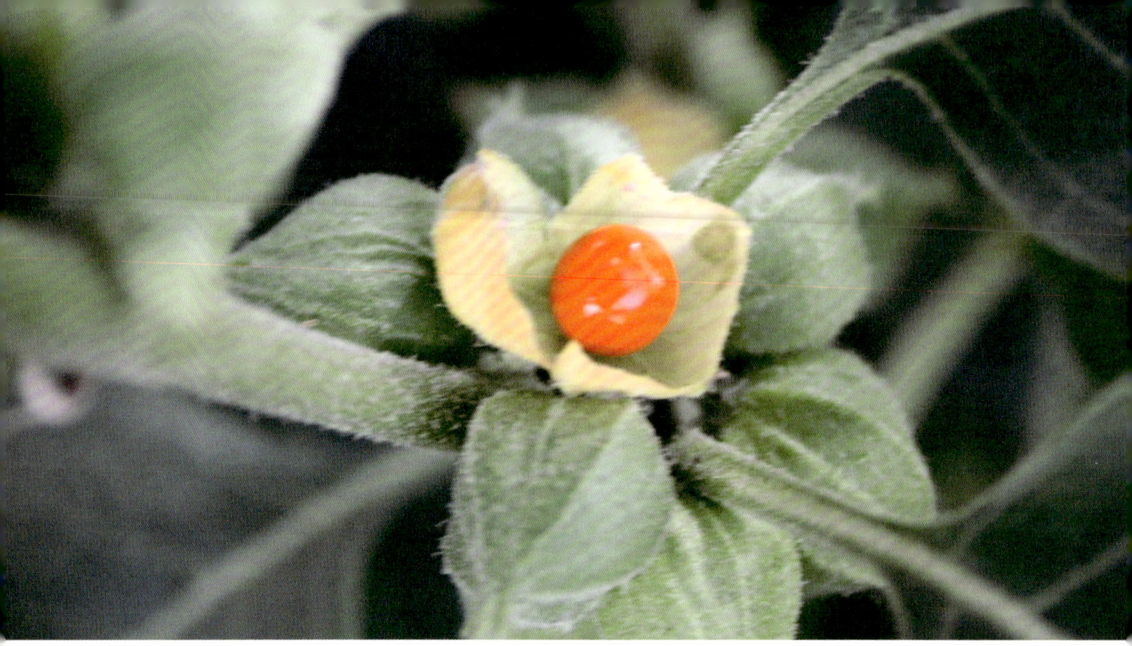

Im Ayurveda schätzt man die Schlafbeere wegen der tonisierenden, aphrodisischen und beruhigenden Wirkungen. Sie gilt als Quelle von Vitalität und Lebensenergie bei Erschöpfung und Altersbeschwerden.

Zubereitung und Anwendung

Im Westen werden fast ausschließlich die Wurzeln benutzt. Der Rest der Welt verwendet die ganze Pflanze. Man erntet die Wurzeln am besten dann, wenn die Beeren ausgereift sind. Schneiden Sie die Wurzeln in kleine Stücke und trocknen Sie diese in der Sonne. Füllen Sie die gut getrockneten Wurzelstücke in ein Plastiksäckchen und bewahren Sie sie in Plastikbehältern an einem kühlen dunklen Ort auf. Die Blätter können zu jeder Zeit geerntet werden.

- Aus getrockneten Wurzeln, frischen Blättern, getrockneten Samen und frischen Früchten können Tinkturen hergestellt werden.
- Als Kapsel nimmt man 500 bis 1.000 Milligramm Schlafbeerenextrakt täglich ein. Ayurveda empfiehlt in der Regel 3.000 bis 6.000 Milligramm!

Verträglichkeit

Die Schlafbeere ist sehr gut verträglich. Hohe Dosen während der Schwangerschaft sind zu vermeiden. Wenn Sie die Schlafbeere erst nach dem Abendessen einnehmen, können Sie die möglicherweise schläfrig machende Wirkung ausnutzen. In seltenen Fällen bei sehr hoher Dosierung hat man Verdauungsbeschwerden und Übelkeit beobachtet. Die gleichzeitige Einnahme von Beruhigungsmitteln (Sedativa) und angstlösenden Medikamenten (Anxiolytika) wird nicht empfohlen.

Inhaltsstoffe

Hauptinhaltsstoffe sind Steroidalkaloide und -lactone: Withanin, Somniferin, Somniferinin, Withaninin, Pseudo-Withanin, Tropin, Pseudo-Tropin, Ashwagandhanolide, Cuscohygrin, Anferin, Anhydrin, Sitoindosid 7 und 8 sowie zahlreiche weitere Stoffe. Die Steroidalkaloide in den Blättern sind Withanolide. Withaferin A in den Blättern gilt als hochaktiv gegen Tumoren.

Wirkeigenschaften

Die Wurzeln, Blätter und der Stamm sowie die Früchte sind antibakteriell wirksam. Wurzel und Blätter haben Antitumoraktivität. Darüber hinaus sind mehr als 20 Wirkungen vor allem von Wurzeln und Blättern bekannt: antientzündlich, antioxidativ, astringierend, stress- und angstlösend, entwässernd, fiebersenkend, hypnotisch (Samen), immunmodulierend, knorpel-, nervenschützend.

Traditionelle Nutzung

- Primär wird die Schlafbeere in der ayurvedischen Medizin seit 3.000 Jahren eingesetzt. Man schätzt vor allem die umstimmenden, tonisierenden, astringierenden und aphrodisischen sowie nervenberuhigenden Eigenschaften. Indikationen sind Tuberkulose, Altersschwäche, Rheumaerkrankungen, allgemeine und nervöse Erschöpfungszustände, Gedächtnis-, Muskelschwäche und Pollution. Durch Schlafbeere sollen die Vitalität und Lebensenergie in einem durch chronische Erkrankungen und hohes Lebensalter erschöpften Körper regeneriert werden.
- Die Traditionelle Chinesische Medizin kennt die Heilpflanze offenbar nicht. Im Westen ist die Schlafbeere seit Kurzem in der Naturheilkunde sehr populär.

Wissenschaft

Seit dem Jahr 2000 hat das Interesse an der Erforschung der Schlafbeere zugenommen. Die Wissenschaftsdatenbank PubMed listet 1.327 Studien, die sich mit Ashwagandha beschäftigen (Stand: Januar 2022). In klinischen Studien hat man etwa signifikante Stressminderung durch Schlafbeerenanwendung beobachtet sowie günstige Wirkungen auf die Blutbildung bei Erwachsenen und Kindern. Antibakterielle Wirkungen gegen *Staphylococcus aureus, Pseudomonas aeruginosa*, Salmonellen, *E. coli* und *Bacillus subtilis* wurden *in vitro* nachgewiesen. Laborstudien belegen auch knorpelschützende, neuroprotektive/regenerative und krebsschützende Wirkungen. Mehr als 50 Studien untersuchten tumorhemmende Effekte der Pflanze, bevorzugt der Blätter. Das Tumor- und Zellwachstum wurden verzögert. Labortiere überlebten länger. Tierstudien (Ratten, Mäuse, Hunde) zeigten, dass die Schlafbeere außerdem schmerzlindernd, angstlösend, antidepressiv, antioxidativ, kognitiv verbessernd, antientzündlich, kreislaufstabilisierend, antileukopenisch sowie stimulierend auf die Produktion von Schilddrüsenhormon wirkt.

Sonnenhüte (Echinacea)

Medizinisch bedeutsame Sonnenhutarten sind der Purpur-Sonnenhut (*Echinacea purpurea*), der Schmalblättrige Sonnenhut (*Echinacea angustifolia*) und der Prärie-Igelkopf (*Echinacea pallida*). Sie gehören zur Familie der Korbblütler (*Asteraceae*). Die Wirkprofile der einzelnen Arten sind umstritten. In Deutschland wird bevorzugt der Purpur-Sonnenhut benutzt.

Herkunft und Erscheinungsbild

Das Ursprungsland der mehrjährigen Echinaceen ist Nordamerika. Das bevorzugte Terrain sind feuchte oder trockene Prärien und offene Waldgebiete. Der Purpur-Sonnenhut ist als populäre Gartenpflanze fast überall zu finden. Er wird weltweit kultiviert und hat somit den gesamten Planeten erobert.

Die ausdauernden krautigen Pflanzen erreichen Wuchshöhen bis zu 140 Zentimetern. Sie besitzen mit Ausnahme von *E. purpurea* Pfahlwurzeln. An den unverzweigten bis verzweigten Stängeln befinden sich meist behaarte Laubblätter. Die köpfchenförmigen Blütenstände sitzen auf dem Ende eines relativ langen Stiels.

Verfügbarkeit

Mit größter Wahrscheinlichkeit ist der einzige Grund dafür, dass der Purpur-Sonnenhut dem Schmalblättrigen Sonnenhut vorgezogen wird, dass man Ersteren leicht anpflanzen kann – im Winter gesät, im Frühjahr gewachsen! *E. angustifolia* hingegen keimt „ohne Nachhilfe" nicht so leicht. Mittlerweile gibt es im Pflanzenhandel aber auch Setzlinge von *E. angustifolia* und *pallida* (z.B. www.horizonherbs.com). Ist der Schmalblättrige Sonnenhut einmal gepflanzt, sorgt er mit den Samen für seinen weiteren Erhalt. Auf diese Weise hat man eine medizinische Pflanze zum Hausgebrauch im Garten.

Waren die Wurzeln drei Jahre im Boden, kann man sie im Herbst ernten, wenn die Blätter braun werden. Sind die Samenköpfe gereift, erntet man die Samen. Außerhalb Deutschlands favorisiert man die Tinktur aus getrockneten *Angustifolia*-Wurzeln – die Mehrheit der *Purpurea*-Anwender benutzt frische Wurzeln. In jedem Fall sollten *Angustifolia*-Wurzeln getrocknet und im Plastiksäckchen kühl und lichtgeschützt aufbewahrt werden – dann sind sie jahrelang haltbar.

In Deutschland ist der Frischpflanzensaft sehr beliebt. Immerhin überlebt die Pflanze das „Entsaften", wenn die Wurzel im Boden bleibt. Am besten erntet man die Pflanzen, wenn sie in voller Blüte stehen, gibt sie in den Entsafter und stabilisiert den Saft mit 20 Volumenprozent Alkohol.

Darüber hinaus gibt es Echinacea (*E. purpurea*)-Präparate in verschiedenen Zubereitungen als Fertig-Arzneimittel (Kapseln, Tabletten, Lutschtabletten, Lösung, Saft, Tropfen).

Zubereitung und Anwendung

Die Wurzeltinktur und der frisch gepresste Saft aus oberirdischen Pflanzenteilen gelten als wirksamste Zubereitungen. Echinacea-Extrakte, die auf Phenolsäuren oder Echinocaside standardisiert sind, sind nur antientzündlich, nicht immunstimulierend wirksam.

- Frischpflanzensaft: oberirdische Pflanzenteile (möglichst in voller Blüte) in den Entsafter geben und den Saft sofort trinken oder mit 20 bis 25 Volumenprozent Alkohol stabilisieren – 1–3 Teelöffel täglich, im Akutfall bis zu sechsmal täglich.
- Tinkturen: *Echinacea angustifolia*: getrocknete Wurzel, 1:5, 70 % Alkohol; *Echinacea purpurea*: frische Blütenköpfe, 1:2, 95 % Alkohol. Die Tinkturen sind deutlich schwächer wirksam, wenn sie in Verbindung mit Wasser benutzt werden – insbesondere bei Streptokokken-Angina (Rachenmandelentzündung).
- Pulver: Pulver der getrockneten Wurzel (oder der Samenköpfe) auf frischen oder infizierten Wunden fein verstreuen – am besten kombiniert mit anderen Heilkräutern: Kanadische Orangenwurzel, Flechten, Eichenrinde und Beifuß. Als Wundauflage das Pulver mit Wasser zu einem Brei mischen. Bei abnormem Gebärmutterhalsabstrich (Krebsrisiko) kann ein Zäpfchen mit Echinacea-Pulver sehr gut wirksam sein, um das Zellgewebe zu normalisieren.

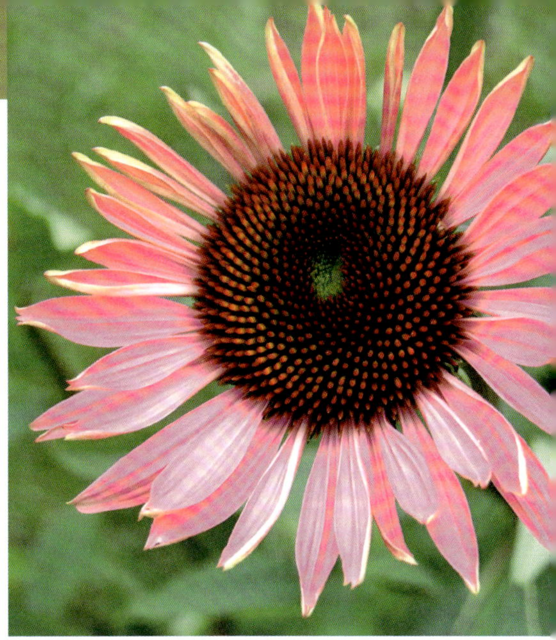

In Deutschland bevorzugt man *Echinacea purpurea* als Heilpflanze, andernorts wird besonders das Wurzelwerk von *Echinacea angustifolia* geschätzt.

Verträglichkeit

Unerwünschte Wirkungen kommen selten vor. Bei Langzeitanwendung in hoher Dosis können Gelenkprobleme/-schmerzen auftreten. Wer an Kollagenose erkrankt ist, sollte auf hohe Dosierungen verzichten. Echinacea ist kein Immuntonikum, sondern ein Immunstimulans. Bei hoher Krankheitsanfälligkeit oder Zuständen mit geschwächter Immunabwehr sollten Sie auf Echinacea verzichten.

Inhaltsstoffe

Unter anderem sind folgende Echinacea-Komponenten bekannt: Echinacosid, Echinacin, Echinolin, Echinacein, Polyacetylene, Hydrocinnaminsäure, Betain, Alkylamide, Coffeinsäureglykoside, Inulin, Isobutylamide, Isobutylalkamine, Sesquiterpenester.

Wirkeigenschaften

Die Beurteilungen von Echinacea-Wirkungen sind widersprüchlich und umstritten. *Purpurea*-Presssaft wird als wirksam, *Angustifolia*-Presssaft als unwirksam bewertet (Bundesgesundheitsamt, Kommission E). Auch immunstimulierende und mitunter alle medizinischen Wirkungen werden bezweifelt. Eine Cochrane-Metaanalyse (2006) fand keine vorbeugende/therapeutische Wirksamkeit bei Erkältungen, eine US-Metaanalyse (2007) beobachtete das Gegenteil.

Als Echinacea-Eigenschaften gelten schmerzlindernde, antibakterielle,

Indikationen – Echinacea-Tinktur

Streptokokken-Angina (Tonsillitis) : 30 Tropfen mindestens stündlich auf das hintere Rachengewebe geben. Echinacea vermischt sich mit Speichel, stimuliert die Speichelsekretion und betäubt das Rachengewebe. Mit dieser Strategie gelingt durchaus eine Abheilung innerhalb von 24 Stunden.

Mundschleimhautentzündungen: 30 Tropfen im Mund behalten, bis reichlich Speichel fließt, dann alle Oberflächen im Mund benetzen, 30 Sekunden im Mund behalten und schließlich herunterschlucken. Drei- bis viermal täglich wiederholen.

Einsetzende Erkältung/Grippe: Mindestens 30 Tropfen stündlich einnehmen, bis die Beschwerden verschwinden. Die Behandlung ist noch wirksamer, wenn man zusätzlich Süßholz und Säckelblumen (*Ceanothus*) einsetzt.

Sepsis, Typhus, Diphtherie: 1 Teelöffel Angustifolia-Wurzeltinktur in ein wenig Wasser geben und halbstündlich einnehmen, bis die Beschwerden nachlassen. Wenn man die Tinktur eine Minute im Mund behält, wird sie schneller ins Blut aufgenommen. Dieser Vorgang wird beschleunigt, wenn 30 Minuten vorher Piperin (Pfefferwirkstoff) aufgenommen wurde.

Schutz und Regeneration von Bindegewebe: 1/4 bis 1 Teelöffel Tinktur, dreimal täglich über Wochen einnehmen.

Äußere Wunden: Bei infizierten Wunden die Tinktur wiederholt, mit etwas Wasser verdünnt, einnehmen. In schweren Fällen 1/2 bis 1 Teelöffel Angustifolia-Wurzeltinktur jede halbe bis ganze Stunde einnehmen. Wegen der antientzündlichen, antibakteriellen und zellstabilisierenden Wirkungen ist Echinacea für diese Indikation sehr gut geeignet.

Biss/Stich giftiger Tiere: Tinktur mit gleichen Anteilen Wasser mischen und die betroffene Region alle 30 Minuten waschen, zusätzlich 30 Tropfen bis 1 Teelöffel Tinktur alle halbe bis ganze Stunde einnehmen – bei Bedarf (infizierte Bisse/Stiche, Biss-/Stichvergiftung) auch mehr, bei einfachen Bienen-/Wespenstichen weniger.

antivirale, antientzündliche, immunstimulierende/-modulierende Effekte sowie Hemmung von Hyaluronidase, Speichelsekretion und Stimulation der Antikörperproduktion.

Traditionelle Nutzung

- Im Ayurveda und in der chinesischen Medizin ist Echinacea unbekannt.
- Die indigene Bevölkerung Nordamerikas benutzt Echinacea-Arten seit Jahrhunderten. Die moderne amerikanische Medizin übernahm dieses Heilwissen. Traditionell werden meist die Wurzeln, auch die ganzen Pflanzen verwendet, um zahlreiche Leiden zu kurieren (Entzündungen, Infektionen, Fieber, Mumps und Masern, Zahnschmerzen, Schlangenbisse, Verdauungsstörungen, Arthritis und Rheuma) – häufig hoch dosiert. Eingeweihte verwenden ausschließlich Wurzeln von *E. angustifolia*. Sie betrachten *E. purpurea* als unterlegen.
- Deutsche Studien prüften nur den Pflanzensaft. Die Heilkraft der Angustifolia-Wurzel ist hierzulande kein Thema. *Echinacea purpurea* wird als unterstützende Therapie bei Erkältungen, Atemwegs- und Harnwegsinfektionen empfohlen. Die *Echinacea-pallida*-Tinktur wird gleichfalls nur unterstützend bei grippeartigen Beschwerden verordnet. Ende des 20. Jahrhunderts kam der deutsche Frischpflanzensaft auch in den USA in Mode. Der Gattungsname *Echinacea* ist seit 1794 bekannt.

Wissenschaft

Die aussagekräftigsten Studien wurden mit dem Frischpflanzensaft des Purpur-Sonnenhuts (*Echinacea purpurea*) durchgeführt. Insgesamt mehr als 1.300 Studien haben sich bislang mit Echinacea befasst. Alle Arten haben im Prinzip zwei Hauptwirkeigenschaften: Sie stimulieren das Immunsystem und sie hemmen die Hyaluronidase (HYL). Die Hemmung des HYL-Enzyms, das Hyaluronsäure (HA) zerlegt, erklärt zahlreiche günstige Wirkungen, da HA Bestandteil von Haut-, Binde-, Nervengewebe ist: Wundheilung, Gelenkschutz. HYL fördert die Verbreitung von Krebszellen (Metastasierung). HYL wird von Bakterien benutzt, um besser in den Körper eindringen zu können. HYL wird auch in Schlangengift gefunden, um die Giftwirkung zu verstärken.

Echinacea ist gegen HIV und Grippeviren (H5N1, H7N7, H1N1) wirksam, erschwert das Eindringen von Viren in Zellen. Echinacea inaktiviert *Streptococcus pyogenes*, *Haemophilus influenzae*, *Propionbacterium acnes* sowie Leishmanien. *Echinacea angustifolia* inaktiviert *Pseudomonas aeruginosa*. Zudem ist Echinacea auch gegen Candida-Pilze wirksam. Als Stickoxid(NO)-Hemmer vermitteln die drei wichtigsten Echinacea-Arten antientzündliche Wirkungen, auch zahlreiche immunmodulierende/-stimulierende Effekte. *E. angustifolia* ist stark schmerzlindernd wirksam.

Taigawurzel

Die Borstige Taigawurzel (*Eleutherococcus senticosus)* ist eine Pflanze aus der Familie der Araliengewächse (*Araliaceae*). Geläufige Namen sind Taigawurzel, Teufelsbusch, Stachelpanax, Sibirischer Ginseng oder Eleutherokokk, chinesisch *ciwujia*. Es gibt möglicherweise 38 Eleuthero-Arten. Davon gelten manche als vergleichbar medizinisch wirksam wie *E. senticosus: Eleutherococcus sessiflorus* (in Korea), *Eleutherococcus cissifolius* (in Tibet), *Eleutherococcus spinosus* (in den USA).

Herkunft und Erscheinungsbild

Die Pflanze liebt Seeufer in höheren nördlichen Breiten und die Wälder von China und Sibirien, Berge mit Nadelgehölz, gutem Boden und etwas Kälte. Sie kommt auch in Nordkorea und Japan (Hokkaido) vor.
Der sommergrüne Strauch erreicht Höhen bis maximal sieben Meter. Er ist kaum verzweigt und stachelig. Ausgereift präsentiert er sich aggressiv und Furcht einflößend („Teufelsbusch"). Die Pflanze hat lang gestielte Laubblätter, die oval und gezähnt sind. Nach der Blüte entwickeln sich blauschwarze, traubenförmig angeordnete Beeren.

Verfügbarkeit

Die Pflanze wird meist aus Samen gezogen, sprießt aber auch leicht aus Wurzel- oder Stammablegern. Man entfernt die unteren Blätter von Stammstücken und steckt sie im Herbst in gut gewässerten Boden. Stratifizierte, also mit Kälte vorbehandelte Samen sind im Handel erhältlich (www.horizonherbs.com). Einmal gepflanzt, ist Eleuthero sehr haltbar. Nach vier Jahren ist die Pflanze gereift und produziert Blüten und Samen. Im vierten Jahr ist der Eleutherosid-Gehalt am höchsten. Wurzel und Stammrinde erntet man im Herbst. Anschließend werden die Pflanzenteile zerkleinert, getrocknet und trocken, kühl und lichtdicht aufbewahrt. Früchte kann man trocknen und für die Sirupzubereitung nutzen. Wurzelstücke/-pulver sind auch im Kräuterhandel und via Internet erhältlich.

Zubereitung und Anwendung

Am häufigsten wird die Wurzel benutzt. Allerdings enthält die Rinde des holzigen Stamms mehr bioaktives Eleutherosid B. Auch die Früchte und Blätter kann man verwenden. In China verwertet man alle Pflanzenteile für unterschiedliche Zwecke. Wer die Pflanze selbst kultiviert und eigenen Extrakt herstellt, sollte die Rinde der holzigen Stämme benutzen (vierfacher Eleutherosid-B-Gehalt im Vergleich zur Wurzel), damit die Pflanze überlebt.
In der Regel kommen drei Zubereitungen zur Anwendung: 1. russische Hochkonzentrat-Tinktur: 2:1, 1:1 oder 1:2; 2. moderat konzentrierte Tinktur: 1:5; 3. standardisierte Kapseln.

- Hochkonzentrat-Tinktur: 1:1, 30 bis 33 % Alkohol – 2–20 Milliliter pro Tag. In russischen Studien wurden Dosierungen von 2–16 Millilitern, ein- bis dreimal täglich, für 60 Tage, mit anschließender zwei- bis dreiwöchiger Pause, verwendet. Erwünschte Wirkungen sollen innerhalb von Stunden oder Tagen bemerkbar sein. In solch hoher Dosierung wirkt Eleuthero immunstimulierend, nicht tonisierend. Eine kostspielige Therapieoption bei schweren Erschöpfungszuständen!
- Moderat konzentrierte Tinktur: 1:5, 60 % Alkohol – 1/3 Teelöffel, ein- bis dreimal täglich, ein Jahr lang. Eleuthero wirkt in dieser Form langfristig mehr tonisierend und regenerativ als aktiv immunstimulierend. Man kann diese gut verträgliche Kur ohne Pause durchführen. Spätestens nach sechs Monaten sollte man die regenerierende Wirkung spüren. Bei leichten bis mittelschweren chronischen Erschöpfungszuständen eine empfehlenswerte Behandlung!
- Kapseln: Hier werden 1.200 Milligramm täglich empfohlen, in Akutfällen die dreifache Dosis.
- Wurzelpulver: Eleuthero-Pulver hat den Vorteil, dass man es mit anderen Kräuterpulvern (z.B. Süßholz), mit Spirulina oder Chlorella mischen kann – oder man nimmt gelegentlich 1 Esslöffel reines Pulver mit etwas Wasser oder Saft ein.

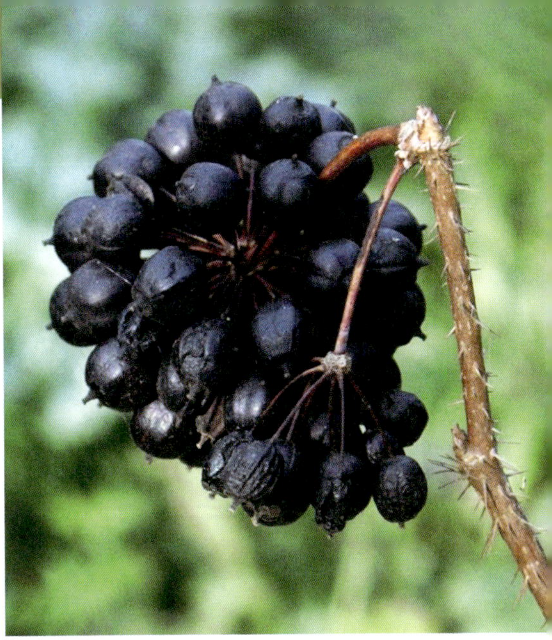

In den USA ist die Borstige Taigawurzel (*Eleutherococcus senticosus*) als „Sibirischer Ginseng" sehr populär.

Verträglichkeit

Die meisten Menschen vertragen Eleuthero ohne irgendwelche Nebenwirkungen. Eleuthero ist absolut ungiftig, auch in extrem hoher Dosierung über Jahrzehnte. In seltenen Fällen treten vorübergehend Durchfall oder Blutdruckerhöhungen auf. Solche Begleiterscheinungen verschwinden rasch. Bei Bluthochdruck (≥ 180/90 mmHg) ist Vorsicht geboten. Bei Hochkonzentrat-Anwendung kann es zu Schlafstörungen, Hyperaktivität und erhöhter Körperspannung kommen – die Einnahme ist nur bis 16 Uhr empfehlenswert. Durch Eleuthero kann die Wirkung von Hexobarbital, Monomycin und Kanamycin verstärkt werden. Menschen mit unreiner blasser Haut, Abgeschlagenheit und Depression profitieren besonders.

Inhaltsstoffe

Als Hauptinhaltsstoffe gelten die Eleutheroside A bis M. Darüber hinaus sind unter anderem Ciwujianoside, Eleutherans, Isofraxidin, Friedelin, Betasitosterol, Daucosterol, Ethylgalactoside, Chlorogensäure, Rosmarinsäure enthalten. Chlorogensäure ist stark antioxidativ und blutzuckersenkend wirksam, zudem antiviral/-bakteriell und pilzhemmend. Rosmarinsäure wirkt gleichfalls antioxidativ, antientzündlich sowie antiviral/-bakteriell.
Die Rinde der holzigen Stämme hat den vierfachen Eleutherosid-B-Gehalt (400 mg/100 g) der Wurzeln, aber nur ein Drittel von deren Eleutherosid-E-Gehalt (30 mg/100 g). Früchte haben denselben Eleutherosid-E-Gehalt wie die Rinde, aber nur ein Zehntel Eleutherosid B. Die Rinde enthält 50 Prozent mehr Chlorogensäure (850 mg/100 g) als die Wurzel, aber nur die Hälfte Rosmarinsäure (11 mg/100 g). Früchte enthalten halb so viel Chlorogensäure, aber achtfach mehr Rosmarinsäure als die Rinde. Sie enthalten auch viel Rutosid (150 mg/100 g) im Vergleich zur Wurzel (66 mg/100 g).

Wirkeigenschaften

Eleuthero gilt als ein Adaptogen – eine Substanz, die die unspezifische Abwehr verbessert. Zudem sind folgende Wirkungen bekannt: Nebennieren-tonisierend, antidepressiv, ermüdungs-, stresshemmend, leistungsverbessernd, immunstärkend/-tonisierend/-unterstützend.

Traditionelle Nutzung

Die Taigawurzel wird seit Jahrtausenden in China verwendet. Im Westen wurde sie durch die intensive russische Forschung in der zweiten Hälfte des 20. Jahrhunderts bekannt und erreichte in den USA, als „Sibirischer Ginseng" tituliert, große Popularität.

- Im Ayurveda ist die Pflanze offenbar unbekannt.
- *Eleutherus senticoccus (ciwujia)* ist in der chinesischen Medizin fest etabliert. Stämme, Früchte, Wurzel und Blätter werden medizinisch genutzt. Die Taigawurzel gilt als tonisierendes Lebenselixier, Milz- und Nierentonikum sowie als Beruhigungsmittel. Primäre Anwendungsgebiete sind Milz- und Nierenschwäche, Beschwerden im unteren Rücken und in den Knien, körperliche Schwächezustände, Schlafstörungen, Albträume und Magersucht.

Wissenschaft

Vier Hauptwirkungen von Eleuthero wurden in Studien untersucht: Einfluss auf das Hormonsystem Hypothalamus-Hypophyse-Nebennieren, auf das Immunsystem, auf Leber und Bauchspeicheldrüse sowie auf Herz und Kreislauf. Insgesamt vermittelt die Taigawurzel einzigartige und günstige adaptogene Wirkungen. Zahlreiche Labor- und klinische Studien, vor allem aus Russland und China, haben die vitalisierenden Eigenschaften von *Eleutherus senticoccus* bestätigt.

Tragant

Mongolischer Tragant (*Astragalus membranaceus* syn. *mongholicus* syn. *propinquus)* gehört zur Familie der Schmetterlingsblütler (*Faboideae)* und ist eines der wichtigsten Heilmittel der Traditionellen Chinesischen Medizin, *huang qi* genannt. Die Pflanzengattung Tragant ist mit bis zu 3.000 Arten über den größten Teil der nördlichen Hemisphäre verbreitet.

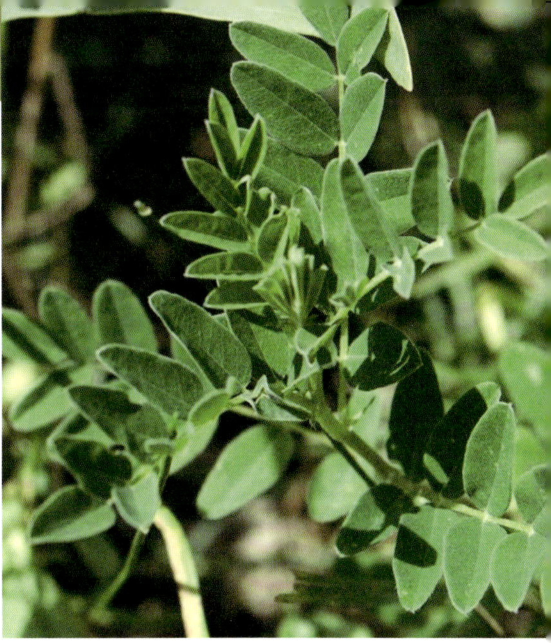

Tragant (*Astragalus membranaceus*) zählt zu den 50 fundamentalen Kräutern der chinesischen Medizin.

Herkunft und Erscheinungsbild

Der medizinische Tragant ist im Nordosten Chinas beheimatet, wurde aber auch an vielen anderen Orten der Welt kultiviert (z.B. in den USA). Die Blattstruktur des wuchernden, kurzlebigen, mehrjährigen Gewächses ähnelt Bohnenpflanzen. Es wächst bis zu 120 Zentimeter hoch und hat einen langen faserigen Wurzelstock. Die Pflanze ist sehr widerstandsfähig gegenüber Insektenschädlingen, Fäulnis, Schimmel und Trockenheit.

Verfügbarkeit

Als Zimmerpflanze wird Astragalus im Frühjahr gesät. Vor der Aussaat sollte man die Samen mit Schleifpapier anrauen. Das keimende Gewächs bevorzugt ein sonniges Plätzchen, gut entwässernde, tiefe, sandige sowie leicht basische Erde ohne Mulch. Die Pflanze wächst in jedem Jahr größer und holziger aus. Die Wurzeln kann man im Frühjahr oder Herbst im dritten Wachstumsjahr ernten. *Astragalus membranaceus* wird auch im Kräuterhandel und via Internet angeboten.

Zubereitung und Anwendung

Man verwendet die Wurzel für medizinische Zwecke. Sie wird meist in dünne Scheibchen geschnitten und getrock-

Tragant – Zubereitungen

- Tee: 8–10 Gramm Kräuterdroge pro Kanne Tee – über den Tag verteilt trinken.
- Tinktur: 1:5, 60 % Alkohol – 30–60 Tropfen, bis zu viermal täglich.
- Pulver: 3 Teelöffel täglich (chronische Leiden), 6 Teelöffel täglich (Akutzustände).

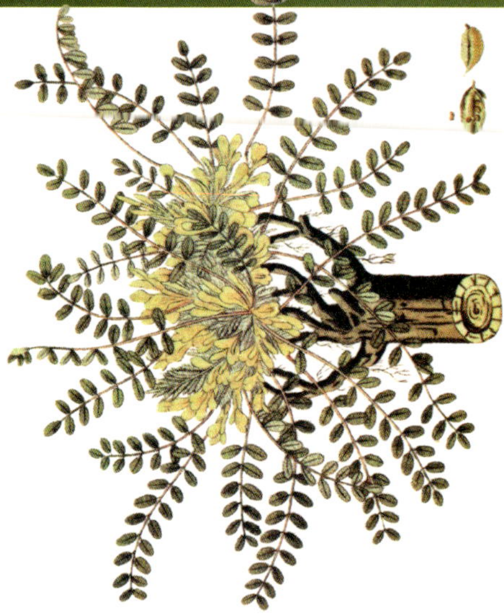

Um 1800 diente die Römerwurzel (*Astragalus exscapus*) als Heilpflanze bei Gelenkbeschwerden.

net. Organische Wurzelstückchen und -pulver sind im Kräuterhandel oder bei Phytotherapeuten erhältlich. Viele Astragalus-Zubereitungen sind standardisiert: entweder auf 0,4 oder 0,5 Prozent 4'-Hydroxy-3'-Methoxyisoflavon 7-sug. Warum nicht auf Astragaloside standardisiert wird, ist unklar. In China benutzt man die Wurzel und die ganze Pflanze. Tragant kann als Tee, Pulver, Kapsel oder Tinktur zubereitet werden. Er ist auch ein Nahrungsmittel: als Suppenzutat/-grundlage und als Infusat zum Reiskochen.

Verträglichkeit

Bislang sind keine relevanten Nebenwirkungen bekannt. Das Heilkraut ist sehr gut verträglich, auch bei regelmäßiger oder hoch dosierter Anwendung. Im Spätstadium einer Lyme-Borreliose ist Tragant kontraindiziert.

Synergistische Wirkungen beobachtete man in klinischen Studien bei Hepatitis-B-Patienten, die mit Interferon und Aciclovir behandelt werden. Tragant verbessert die antivirale Wirksamkeit von Interferon. Synergistische, immunstimulierende Effekte vermittelt Tragant auch in Kombination mit Echinacea und Süßholz. Die Wirksamkeit von Cyclophosphamid kann durch Tragant abgeschwächt werden.

Inhaltsstoffe

Komponenten sind unter anderem Astragaloside 1 bis 7, Astroisoflavan, Astramembranagenin, Astraapterocarpan, Betasitosterol, Betain, GABA, Isoastragaloside 1, 2 und 4, Linolsäure, Linolensäure, Soyasaponin I, Kumatakenin, Cholin, Glucuronsäure, Isoflavone, Calcium, Folsäure, Kupfer, Eisen, Magnesium, Mangan, Kalium, Natrium und Zink.

Wirkeigenschaften

Die in der ganzen Wurzel enthaltenen Stoffe werden als wesentlich zur Behandlung von Herzentzündungen und zur Stärkung der Immunfunktion betrachtet. Methoxyisoflavon verbessert die Muskelkraft und -bildung. Es kann auch vor Infektionen der oberen Atemwege schützen und die Verdauungsfunktion unterstützen. In China behandelt man traditionell Grippe, Erkältungen und Immunschwäche mit Astragalus. Tragant ist vor allem ein spezifisches Immuntonikum.

Tragant gilt als Immunverstärker/-modulator, erhöht die Spiegel von Interferon gamma und Interleukin-2, erhöht die Anzahl von CD4+ und verbessert das Verhältnis CD4:CD8 sowie die Funktion der Milz und der Thymusdrüse.
Folgende Eigenschaften sind bekannt: adaptogen, antibakteriell/-viral, antihepatotoxisch, kardioprotektiv, entwässernd, blutdrucksenkend, tonisierend, immunstärkend/-modulierend/-stimulierend/-regenerierend.

Traditionelle Nutzung

Astragalus wird erstmals in einem 2.000 Jahre alten chinesischen Text erwähnt *(Shen Nong Cao Jing)* und gehört zu den 50 fundamentalen Kräutern der chinesischen Medizin. Das Kraut gilt als hervorragend tonisierendes Mittel.

- Im Ayurveda kennt man fünf Astragalus-Arten, aber nicht *Astragalus membranaceus*. Es handelt sich um unbedeutende Kräuter (Linderungsmittel).
- Seit 4.000 Jahren wird Tragant in China traditionell bei Milzschwäche, Appetitmangel, Müdigkeit und Durchfall eingesetzt. Insbesondere bei Erkrankungen, die mit Schwäche und Schwitzen verbunden sind, bei abzehrenden Krankheiten, Taubheit an Extremitäten und Paralyse soll Tragant die Lebensenergie (Qi) stabilisieren und schützen. Weitere Anwendungen: Tonisierung der Lungen und des Blutes, Kurzatmigkeit, Erkältungsanfälligkeit, Entwässerung, Blutverluste, Diabetes, Eiterausscheidung, chronische Geschwüre, verzögerte Wundheilung.
- In den vergangenen 40 Jahren ist *Astragalus membranaceus* im Westen und weltweit zu einem geschätzten immuntonisierenden Heilkraut geworden.

Wissenschaft

Die Wissenschaftsdatenbank PubMed listet 1.645 Studien, die sich mit *Astragalus membranaceus* beschäftigen (Stand: Januar 2022) – viele chinesische Studien sind hier nicht erfasst. Die meisten klinischen Studien, die die Immunstimulation untersuchten, konzentrieren sich auf Astragalus bei Krebserkrankung/-therapie. Das Heilkraut erwies sich als nützlich zur Prävention oder Regeneration bei jeder Art von Immunsuppression. Klinische Studien mit Herzpatienten zeigten unter anderem: Tragant hemmt Coxsackie-B-Infektionen, verbessert die Linksventrikelfunktion und Herzrhythmusstörungen, ist auch für Patienten mit Herzinfarkt, Herzinsuffizienz und koronarer Herzkrankheit hilfreich. Astragalus ist antientzündlich wirksam (NF-kB-/Leukotrien-Hemmung) und verbessert die Gedächtnisfunktion. Athleten und Herzpatienten profitieren von belebenden Wirkungen. Bei Hepatitis B wirkt Tragant schützend auf die Leber und regenerierend.

Wasserdost

Der Durchwachsene Wasserdost (*Eupatorium perfoliatum*) gehört zur Familie der Korbblütler (*Asteraceae*). Geläufige Namen sind Durchwachsener Wasserhanf, Amerikanischer Wasserdost, Wasserdostenkraut, Knochenheil, Fieberkraut, Wechselfieberkraut, Indianerkraut, *Boneset* (engl.). Es gibt etwa 60 Eupatorium-Arten.

Herkunft und Erscheinungsbild

Der Wasserdost ist eine weitverbreitete Pflanzenart in der östlichen Hälfte der USA und in Kanada, wird aber heute auch in Europa kultiviert. Er bevorzugt Tieflagen, feuchte Böden an Bach- oder Seeufern, Waldlichtungen, Waldwege, Auwälder, Dickichte und Sumpfgebiete.

Es ist eine schwach duftende, mehrjährige krautige Pflanze, die bis zu 150 Zentimeter hoch wächst. Der zottig-behaarte Stängel ist am Grund häufig rot gefärbt und im oberen Teil verzweigt.

Die zugespitzten Laubblätter sind auf der Oberseite rau und auf der Unterseite gefleckt. Die Blätter sind gegenständig angeordnet und 10 bis 15 Zentimeter lang. Man hat den Eindruck, dass der Stängel durch die Blätter hindurchzuwachsen scheint. Im Juli bis September entwickeln sich dichte, doldige Blütenstände. In Blütenkörbchen sind 12 bis 15 weiße Röhrenblüten zusammengefasst.

Verfügbarkeit

Die Pflanze liebt volles oder wechselndes Sonnenlicht und feuchtes Bodenmilieu. Im Osten der USA findet man den Wasserdost häufig in Feuchtgebieten, auf Feldern, in humiden Böden und guter Erde sowie am Rand von Fließgewässern und Seen. *Eupatorium perfoliatum* verbreitet sich durch Samen. Im Kräuterhandel und im Internet werden Eupatorium-Samen angeboten (z.B. www.horizonherbs.com).

Wenn man das Kraut zur Blütezeit sammelt und trocknen lässt, gibt es während des Trocknungsprozesses Samen frei. Für die sofortige Tinkturzubereitung wird Wasserdost in voller Blüte gesammelt (August/September). Will man einen Tee zubereiten, sollte die Pflanze kurz vor der Blüte gesammelt und kopfüber an einem schattigen Ort aufgehängt werden, um an der Luft zu trocknen.

Zubereitung und Anwendung

Für medizinische Zwecke benutzt man die oberirdischen Teile – je nachdem in voller Blüte oder kurz vor der Blüte. Wasserdost wird als Tee oder Tinktur zubereitet.

- Tee: Für kalten Tee gibt man 30 Gramm Kraut in 1 Liter kochendes Wasser, lässt den Tee über Nacht ziehen, seiht ihn ab und trinkt ihn über den Tag verteilt. Kalter Tee ist besonders gut für die Schleimhäute und gilt als Lebertonikum. Heißer Tee wird mit 1 Teelöffel Kraut in

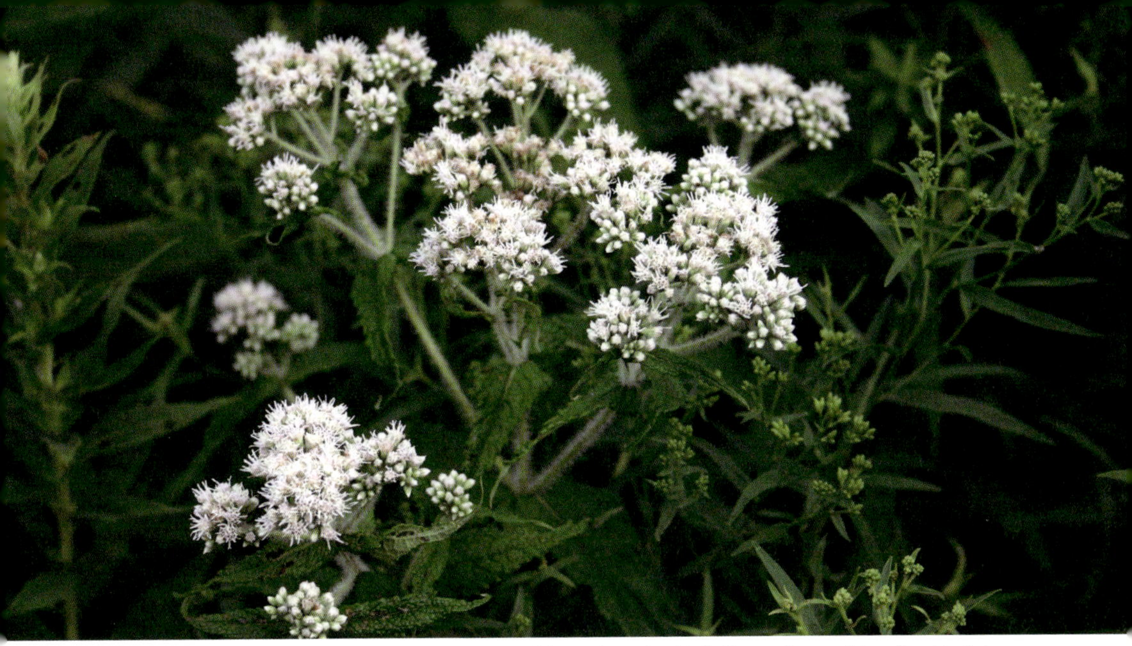

Der Durchwachsene Wasserdost (*Eupatorium perfoliatum*) ist eine Heilpflanze der traditionellen Medizin der indigenen Bevölkerung im Osten der USA. Heute behandelt man damit Fieber und Erkältungen.

1/4 Liter Wasser zubereitet. Man lässt ihn 15 Minuten ziehen und trinkt ihn dann bis zu viermal täglich. Nur heiß genossen wirkt Wasserdost schweißtreibend – empfohlen bei akuten Infektionen oder wiederholtem Fieber und Schüttelfrost.

- Tinktur: frisch erblühtes Kraut, 1:2, 95 % Alkohol – 20–40 Tropfen in heißem Wasser, bis zu dreimal täglich; getrocknetes Kraut, 1:5, 60 % Alkohol – 30–50 Tropfen in heißem Wasser, bis zu dreimal täglich. Bei akuten viralen oder bakteriellen Atemwegsinfektionen werden 10 Tropfen Tinktur in heißem Wasser alle halbe Stunde und bis zu sechsmal täglich empfohlen. Nach dem Akutstadium wirken 10 Tropfen in heißem Wasser bis zu viermal täglich gegen chronische Erschöpfung und schützen vor einem Rückfall.

Verträglichkeit

In großer Menge genossen kann heißer Aufguss Übelkeit und Erbrechen, bei geringerer Dosis gelegentlich leichten Schwindel hervorrufen. Je kühler der Tee, desto weniger Schwindel. Ansonsten sind keine Nebenwirkungen oder Kontraindikationen bekannt. In der Schwangerschaft wird von Wasserdost abgeraten. Interaktionen mit Arzneimitteln wurden bislang nicht beobachtet.

Inhaltsstoffe

Bekannte Inhaltsstoffe sind unter anderem Methylglucuronoxylan, Astragalin, Eufoliatin, Eufoliatorin, Eupatorin (zytotoxisches Flavon), Euperfolin, Euperfolitin, Euperfolid, Eucannabinolid, Eupatoriopicrin, Hyperosid, Rutin, Gerbstoffe, Wachs, Polysaccharide sowie zahlreiche Sesquiterpen-Lactone.

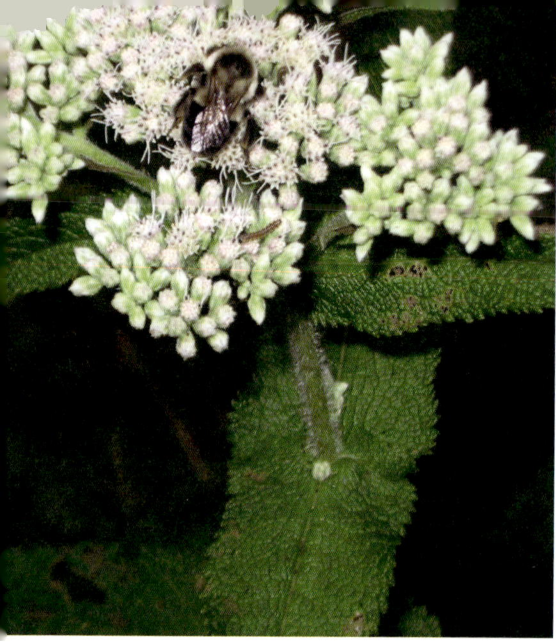

Wasserdost erkennt man leicht an den durchwachsenen Blättern. Der in den USA geläufige Name *Boneset* verweist auf die historische Behandlung von Dengue-Fieber („Knochenbrecher").

Wirkeigenschaften

Durchwachsener Wasserdost vermittelt unter anderem folgende Wirkungen: antibakteriell, antientzündlich, krebshemmend (zytotoxisch), schweißtreibend, Brechreiz erregend, fiebersenkend, Magenbitter, immunstimulierend (Phagozytose verstärkend), Schleimhauttonikum, kreislaufanregend, Entspannung der glatten Muskulatur.

Traditionelle Nutzung

- *Eupatorium perfoliatum* ist weder im Ayurveda noch in der chinesischen Medizin bekannt.
- Die indigene Bevölkerung Nordamerikas benutzte die Pflanze seit Jahrtausenden, vor allem bei Fieber und Schüttelfrost, Knochenschmerzen, Erschöpfung und Schwächezuständen. Amerikanische Heilkundige setzten sie auch bei intermittierendem Fieber (Malaria), bei Typhus, allgemeiner Körperschwäche, Pneumonie, Husten, bei Grippe, Erkältungen und begleitenden Schmerzzuständen ein. *Eupatorium perfoliatum* war eines ihrer wichtigsten Heilmittel.

Wissenschaft

Die Sesquiterpen-Lactone im Wasserdost haben ein breites Wirkspektrum. Sie stimulieren das Immunsystem und sind stark krebshemmend. Wasserdost ist gegen Plasmodien (Malaria) wirksam, insbesondere zusammen mit pflanzlichen Antimalariamitteln, z.B. *Cryptolepis*. Eine homöopathische Zubereitung hemmte die Plasmodien-Replikation um 60 Prozent.
Klinische Studien zeigten, dass Wasserdost stärker als Echinacea die Phagozytose stimuliert. Er ist bei Kopfschmerzen mindestens so wirksam wie Aspirin und hilft bei Grippe- und Erkältungsbeschwerden. Darüber hinaus belegen Tierversuche die krebshemmende Wirkung. Bislang ist die Pflanze wissenschaftlich noch unzureichend untersucht.

Vitamin D

Leben spendendes Sonnenlicht: Vitamin D wird bei UV-B-Bestrahlung in der Haut produziert.

Vitamin D ist zwar auch in Pflanzen und Pilzen enthalten (Vitamin D_2/Ergocalciferol), wird aber für den benötigten Bedarf zu 95 Prozent durch Einwirkung von UV-B-Strahlung aus dem Sonnenlicht in der Haut höherer Tiere gebildet (Vitamin D_3/Cholecalciferol). Aktuellen Erkenntnissen zufolge ist Vitamin D ein hochpotenter Immunverstärker. Ein gesundes und starkes Immunsystem ohne ausreichend Vitamin D im Blut ist nicht denkbar. Vitamin-D-Mangel ist weitverbreitet. Mindestens zwei Drittel der deutschen Bevölkerung sind derzeit mit Vitamin D unterversorgt. Vitamin D ist ein essenzieller Vitalstoff, ein Hormon und ein Nahrungsergänzungsmittel. Es kann auch als Heilmittel benutzt werden. Mehrere Tausend wissenschaftliche Studien haben sich bislang mit Vitamin D beschäftigt.

Vitamin-D-Bildung

Vitamin D gehört zusammen mit den Vitaminen A, E und K zu den fettlöslichen Vitaminen. Als Vitamine gelten lebenswichtige (essenzielle) Substanzen, die mit der Nahrung aufgenommen werden müssen, weil sie der Körper nicht bedarfsdeckend selbst herstellen kann. Der Begriff „Vitamin D" kennzeichnet eine Gruppe verwandter Verbindungen. Sie haben verschiedenen Ursprung und sind im eigentlichen Sinn keine Vitamine, da die Haut bei ultravioletter Bestrahlung Vitamin D_3 aus einem Steroid (7-Dehydrocholesterin) herstellen kann, das aus dem Fettstoff Cholesterin erzeugt wird. Vitamin D erfüllt die Bedingungen, die für ein Hormon gelten: Es wird im Körper gebildet und wirkt als Botenstoff, der in vielen Körpergeweben und Organen Funktionen steuert.

Unter Sonnenlichteinfluss entsteht aus der Vitaminvorstufe Dehydrocholesterol (7-DHC) zeit- und temperaturabhängig Vitamin D_3 (Cholecalciferol). Das ist die „Speicherform" von Vitamin D.

Aus Cholecalciferol wird die Hormonvorstufe (Prähormon) Calcidiol (25(OH) D) in der Leber gebildet. Im Blut zirkulierendes Calcidiol wird anschließend nach Bedarf in den Nieren und zahlreichen Organen/Körpergeweben in das aktive Vitamin-D-Hormon Calcitriol (1,25(OH)D) umgewandelt. Der Vitamin-D-Stoffwechsel ist eine komplizierte Sache. In mehreren Schritten erzeugt die Körperchemie somit aus einem Basisfettstoff (Cholesterin) ein vielfältig wirksames Hormon, das fast von jeder Zelle benötigt wird, um Zellfunktionen an- oder abzuschalten.

Vitamin-D-Wirkungen

In den letzten 20 Jahren wurden bahnbrechende Erkenntnisse über die Bedeutung von Vitamin D für den gesamten menschlichen Organismus gewonnen. Dazu gehört vor allem die Entdeckung, dass nicht nur in den Nieren, sondern in fast allen Körpergeweben Vitamin D produziert werden kann. Darüber hinaus entdeckte man, dass die hormonartige Wirkung von Vitamin D durch Andockstellen auf den Zellen (Vitamin-D-Rezeptoren) vermittelt wird.

- Knochenstoffwechsel: Vitamin D fördert den Knochenaufbau (Mineralisierung) und benutzt dazu im Blut befindliches Calcium.
- Lichtaktivierung: Unter Sonnenlichteinfluss wird ein Fünftel des in der Haut befindlichen 7-DHCs nach einigen Minuten in Vitamin D_3 umgewandelt. 95 Prozent körpereigenes Vitamin D werden durch UV-B-Licht produziert. Eine lichtinduzierte Vitamin-D-Vergiftung ist nicht möglich. Zudem schützt auch die vermehrte Bildung von Melaninpigment in der Haut vor zu viel Sonne – die Haut bräunt sich.
- Genaktivierung: Vitamin-D-Hormon kann durch die Membran einer Zelle eindringen und an einen Rezeptor des Zellkerns andocken. Anschließend kommt es zu weiteren Reaktionen mit Rezeptoren und Eiweißstoffen. Schließlich bindet sich der Gesamtkomplex an Gene im Zellkern und beeinflusst bestimmte Funktionen der Zelle. Die meisten Zellen verfügen über einen Vitamin-D-Rezeptor.
- Immunaktivierung: Lokal von Granulozyten, Makrophagen, Monozyten, dendritischen Zellen, Epithelzellen und Keratinozyten produziertes Vitamin-D-Hormon reguliert über D-Rezeptoren sowohl Funktionen des angeborenen als auch des erworbenen Immunsystems (APC/DC, T-, B-Lymphozyten). In Zellen des angeborenen Immunsystems aktiviert Vitamin D körpereigene Antibiotika. Sie sind zur Abwehr von Bakterien, Viren und Pilzen fähig und haben zudem noch weitere Schutzwirkungen (Zellwachstum, Wundheilung u.a.).

Immunverstärker Vitamin D

Ein starkes Abwehrsystem ist überlebenswichtig. Das Immunsystem schützt vor krank machenden Keimen wie Bakterien und Viren. Es beseitigt und entsorgt körperfremde Stoffe und defekte Zellen, bekämpft Krebszellen

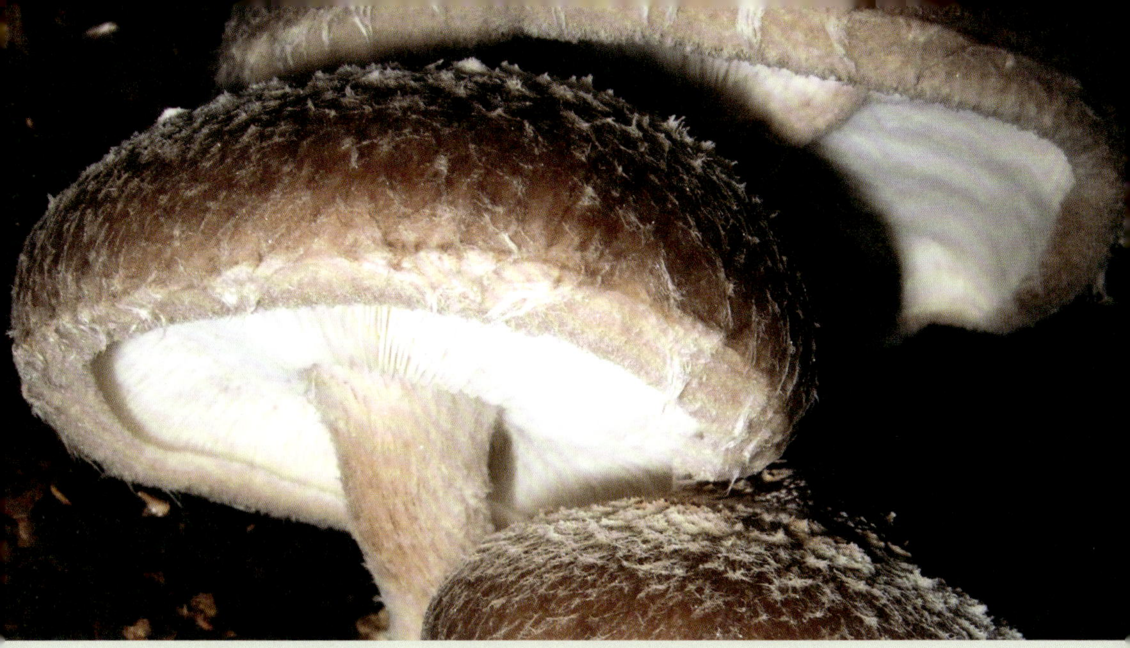

Frische Shiitakepilze liefern 100 IE Vitamin D_2 (Ergocalciferol) pro 100 Gramm. An der Sonne getrocknete Pilze enthalten sogar bis zu 1600 IE Vitamin D_2.

und Parasiten. Auch der Langzeitschutz vor bestimmten infektiösen Erregern ist Sache des Immunsystems (Immunität).

Vor 30 Jahren entdeckte man Vitamin-D-Rezeptoren (VDR) auf zahlreichen Immunzellen: etwa auf B- und T-Lymphozyten, sowie auf Monozyten, Makrophagen und Epithelzellen. Solche Abwehrzellen produzieren bei Kontakt mit Bakterien nicht nur VDR, sondern auch ein Enzym, das vor Ort Vitamin D in aktives D-Hormon 1,25(OH)D umwandelt. Anschließend stellen die Immunzellen körpereigene Antibiotika (Cathelicidin, Defensin) her, die gegen ein breites Spektrum von Bakterien und Viren wirksam sind (z.B. *Mycobacterium tuberculosis*). Zudem aktiviert 1,25(OH)D auch Killer (NK)- und Fresszellen (Makrophagen). Eine wichtige immunologische Eigenschaft von Vitamin D ist die entzündungshemmende Wirkung. Für die Krebsentstehung ist etwa die Unterdrückung des Transkriptionsfaktors NF-kB von Bedeutung. Vitamin D hemmt das Tumorzellwachstum und den Reifeprozess von Tumorzellen, was zur Bildung von Krebszellen beiträgt, die weniger bösartig sind. Stoffwechselprodukte von Vitamin D sorgen dafür, dass es häufiger zum Tumorzelltod (Apoptose) kommt. Dadurch verringert sich die Gefahr von Absiedelungen (Metastasierung), und die Aggressivität des Tumorwachstums wird gebremst. Indirekt stört Vitamin D auch die Nährstoffversorgung des Tumors durch Hemmung der Gefäßneubildung (Antiangiogenese).

Vitamin-D-Mangel

Vitamin-D-Mangel hat viele Ursachen. An erster Stelle steht das Defizit an natürlicher Sonnenstrahlung auf der Haut. Hauptgründe dafür sind der moderne Lebensstil, das Dogma „Sonnenstrahlung ist gefährlich", übertriebener Sonnenschutz, die Hautfarbe und das höhere Lebensalter. Darüber hinaus gibt es noch seltene Zustände und Erkrankungen, die ein Defizit zur Folge haben. Es sind zahlreiche Risikofaktoren für Vitamin-D-Mangel bekannt. Das Problem wird auch dadurch verschärft, dass die „offizielle Medizin" unzureichende Empfehlungen für Vitamin D propagiert, trotz vorliegender Evidenz für höhere Grenzwerte.

Vitamin-D-Status

Zur Bestimmung des Vitamin-D-Status wird die Konzentration von Calcidiol im Blut gemessen. Der Laborwert heißt 25-Hydroxyvitamin D, kurz 25(OH)D.
Sie können Ihren D-Status vom Arzt bestimmen lassen (bis ca. 50 Euro inklusive Beratung) oder einen Selbsttest zu Hause durchführen (ca. 30 Euro, www.cerascreen.de, www.medivere.de). Damit Sie von guter Gesundheit, Krebsschutz, geringer Krankheitsanfälligkeit und von einem starken Immunsystem profitieren, sollte Ihr 25(OH)D-Wert 40–60 ng/ml (150 nmol/l) betragen oder besser noch höher sein. Liegt ein Mangel vor, können Sie Vitamin D_3 einnehmen (Tropfen/Tabletten) und/oder Sonnenbestrahlung nutzen (ohne übertriebenen Sonnenschutz, in Deutschland nur von Juni bis September sinnvoll).

Vitamin-D-Nahrungsmittel

Die meisten Nahrungsmittel enthalten kein oder nur wenig Vitamin D. Das hat damit zu tun, dass der Mensch von Natur aus auf die Eigenproduktion von Vitamin D mithilfe des (immerwährenden) Sonnenlichts und dessen UV-B-Strahlung eingestellt ist. Immerhin werden 95 Prozent der benötigten Menge in der Haut produziert, nur fünf Prozent kommen (wenn überhaupt) aus Lebensmitteln. Tierisches Vitamin D_3 ist vor allem in Wildlachs, Makrele, Thunfisch, Eiern und Milchprodukten

Bewertung des Vitamin-D-Status

25(OH)D-Wert (ng/ml)	25(OH)D-Wert (nmol/l)	Bewertung
< 20 ng/ml	< 50 nmol/l	absoluter Mangel
21–29 ng/ml	52–72 nmol/l	relativer Mangel
30–100 ng/ml	80–250 nmol/l	regelrechte Versorgung
40–60 ng/ml	100–150 nmol/l	optimale Versorgung
100–150 ng/ml	250–325 nmol/l	übermäßige Versorgung

enthalten, pflanzliches Vitamin D_2 in Shiitakepilzen und Avocado.

Supplementierung/Therapie

Vitamin D_3 (Cholecalciferol) benutzt man zur Nahrungsergänzung (zusätzliche Einnahme als Tropfen/Tabletten) oder zur Anreicherung von Nahrungsmitteln, um Vitamin-D-Mangel vorzubeugen oder ihn zu behandeln. Calcidiol (25(OH)D) eignet sich als Medikament zur Behandlung von Knochenerkrankungen (Osteopathie, Osteomalazie). In seltenen Fällen wird auch Calcitriol (1,25(OH)D) als Medikament verordnet. Vitamin-D-Unterversorgung kann bei Gesunden viele unspezifische Beschwerden und Symptome verursachen und wirkt sich auch auf die Befindlichkeit chronisch kranker Menschen ungünstig aus. Vitamin D_3 können Sie zur Vorbeugung und Therapie bei zahlreichen Erkrankungen erfolgreich einsetzen. Ist der Vitamin-D-Status schlecht, ist Folgendes zu tun:

- Zunächst verbessern Sie mit hohen Dosierungen (ca. 10.000 IE oder mehr pro Tag) über 6 bis 8 Wochen Ihren Versorgungsstatus. Der 25(OH)D-Wert im Blut steigt an.
- Anschließend führen Sie eine Daueranwendung mit niedrigeren Dosierungen zur Erhaltung des gesunden D-Status durch. Hier wird ein Tagesbedarf von 800/1.000 bis 3.000 IE D_3 empfohlen. Nehmen Sie Vitamin D täglich ein. Von Depotpräparaten (einmal pro Woche) wird abgeraten. Mit D_3-Tropfen können Sie die Einnahme sehr gut steuern. Je weniger Sonne Sie abbekommen, desto höher ist Ihr Vitamin-D-Bedarf. Überdosierung ist kein Thema.

Verträglichkeit

Die vorliegenden Erkenntnisse über die Anwendungssicherheit von Supplementen zeigen, dass Vitamin D_3 (Cholecalciferol) eine äußerst gut verträgliche Substanz ist, die sich sogar bei extremer Überdosierung kaum nachteilig bemerkbar macht, geschweige denn „toxisch“ ist.

Vitamin-D-Mangel?

- Allergien, Sonnenallergie
- Appetitlosigkeit
- Asthma und Infektanfälligkeit
- Chronische Müdigkeit, Schwächezustand, Erschöpfung, Burn-out
- Darmentzündung und Colitis ulcerosa
- Depression
- Erkältungen, Grippe
- Fibromyalgie
- Konzentrationsstörungen
- Rücken-, Nacken-, Beinschmerzen, Migräne
- Multiple Sklerose
- Schlafstörungen
- Wadenkrämpfe und Muskelzuckungen

Synergiekräuter

Kombiniert man zwei oder mehr Dinge, die sich zum daraus entstehenden gemeinsamen Nutzen gegenseitig fördern, bezeichnet man dies als Synergie/Synergismus. Aristoteles drückte es so aus: „Das Ganze ist mehr als die Summe seiner Teile." In Pflanzen mit Hunderten Inhaltsstoffen ist Synergie quasi schon „eingebaut". Kombiniert man Heilpflanzen, potenziert sich die Komplexität ihrer Inhaltsstoffe und ihre Wirksamkeit. Das heißt, Heilwirkungen werden verstärkt, wenn man zwei oder mehr geeignete Heilpflanzen gleichzeitig anwendet.

Ayurveda, die Traditionelle Chinesische Medizin und indigene Heilsysteme nutzten aus der Erfahrung gewonnene Erkenntnisse über pflanzliche Synergien schon immer. Die Dogmen der Einzelwirkstoffe und der Monotherapie sind Erfindungen der modernen Medizin. Im Fall von Antibiotika führte dies innerhalb weniger Jahrzehnte zur Resistenzentwicklung. Clevere Keime fanden schnell heraus, wie sie sich vor antibiotischen Einzelwirkstoffen nachhaltig schützen können. So leicht geht das bei komplex komponierten Pflanzenwirkstoffen nicht.

Phytotherapeuten wissen, dass Heilpflanzen-Präparate besser verträglich sind als synthetische Arzneimittel, dass sie im Körper komplexere Wirkungen auslösen und dass sie auch die Regeneration des Immunsystems und körpereigene Heilprozesse aktivieren. Mit einem Wort: ein ganzheitlicher Therapieansatz. Hinzu kommt, dass Ganzpflanzen-Präparate oft wirksamer sind als isolierte Wirkstoffe und dass Pflanzenkombinationen oft wirksamer sind als Einzelpflanzenextrakte.

Verschiedene Heilpflanzen können Heilwirkungen gegenseitig verstärken. Folgende Synergiemechanismen sind möglich:

- Verringerung toxischer Nebenwirkungen des primären Inhaltsstoffs.
- Verstärkung der Tiefenwirkung und des Wirkspektrums eines Inhaltsstoffs, beispielsweise in Bezug auf intrazelluläre Transportmechanismen.
- Verstärkung der Aktivität des Inhaltsstoffs, wenn dieser an unterschiedlichen Stellen des Signalwegs eingreift.
- Verringerung der für die Heilung nötigen wirksamen Dosis.
- Veränderung der Wirkaktivität durch den einen und der biochemischen Eigenschaften durch den anderen Inhaltsstoff.
- Verstärkung der Immunantwort durch einen Inhaltsstoff, Schwächung oder Vernichtung des attackierenden Mikroorganismus durch einen anderen.

Pflanzen leiden wie der Mensch unter viralen und bakteriellen Infektionen. Pflanzen haben aber gelernt, selbst

Antibiotika zu produzieren. Sie haben zudem gelernt, die von resistenten Bakterien benutzten Efflux-Pumpen/MDRs (*multidrug resistance pumps*) zu deaktivieren – beispielsweise die Pflanze *Berberis/Mahonia fremontii*, die 5´Methoxyhydnocarpin (5´MHC) zu diesem Zweck einsetzt.
Nachfolgend werden drei bekannte Synergiekräuter vorgestellt: Ingwer, Pfeffer (primäre Komponente: Piperin) und Süßholz.

Gegen resistente Keime und MRSA wirksame Pflanzen

Prunkwinden: *Ipomea murucoides* (*Mexican morning glory*) inaktiviert die NorA-Efflux-Pumpe – 16-fach wirksamer als Antibiotika.
Geranien: *Geranium caespitosum* hemmt MRSA-Efflux-Pumpen, potenziert die antimikrobielle Aktivität von Berberin sowie der Antibiotika Ciprofloxacin und Norfloxacin.
Zitronengräser: *Cymbopogon citratus* wirkt synergistisch gegen MRSA.
Hundsgiftgewächse: *Rauwolfia serpentina* und *vomitoria* wirken gegen Bmr-Efflux-Pumpen bei *Bacillus subtilis*, die NorA- und Tet(K)-Pumpen bei MRSA, die PmrA-Pumpe bei *Streptococcus pneumoniae* und gegen einen Faktor der Ciprofloxacin-Resistenz.
Grüntee: Epicatechin-/Epigallocatechingallate in *Camellia sinensis* sind hochwirksame NorA/Tet(K)-Efflux-Pumpenhemmer bei MRSA und *Staphylococcus epidermidis*.
Lippenblütler: *Rosmarinus officinalis*, *Thymus vulgaris* und *Lycopus europaeus* wirken gegen die TeT(K)-Pumpe bei *E. coli* und die Msr(A)-Pumpe bei MRSA.
Echter Thymian: *Thymus vulgaris* hemmt die MexAB-Opr-Efflux-Pumpe und ihre Genexpression. Dieser Pumpentyp ist ein Resistenzfaktor bei zahlreichen Antibiotika (Betalactame, Fluorchinolone, Makrolide u.a.). Ein bis zwei Tropfen Thymianöl verstärken synergistisch die Wirkung beispielsweise von Cryptolepis gegen gramnegative Bakterien.
Mimosengewächse: *Prosopis juliflora* enthält Piperidin-Alkaloide, die die NorA-Pumpe bei MRSA hemmen können.
Balsambaumgewächse (*Commiphora myrrha*), Araliengewächse (*Centella asiatica*), Süßholz und Bitterorange (*Citrus aurantium*) können die antibakterielle Hemmdosis von Antibiotika um den Faktor 4 bis 32 verringern.
Granatapfel (*Punica granatum*) wirkt synergistisch mit Ampicillin, Chloramphenicol, Gentamicin, Tetracyclin und Oxacillin gegen 30 verschiedene MRSA- und MSSA-Stämme.

Ingwer

Der Ingwer (*Zingiber officinale*) gehört zur Familie der Ingwergewächse (*Zingiberaceae*). Der in der Küche und medizinisch genutzte Ingwerwurzelstock wird pharmakologisch als *Zingiberis rhizoma* bezeichnet. Es gibt etwa 100 *Zingiber*-Arten.

Herkunft und Erscheinungsbild

Die geografische Herkunft der Ingwerpflanze ist unbekannt. Wahrscheinlich stammt sie aus Asien. In China und Indien wird Ingwer seit mehr als 4.000 Jahren kultiviert. Der Name „Zingiber" ist wahrscheinlich aus dem Sanskrit abgeleitet („Hornwurzel"). Ingwer gedeiht in den Tropen und Subtropen und wird in zahlreichen Ländern angebaut (Indien, Indonesien, China, Japan, Nigeria, Australien, Frankreich, Südamerika). Die mehrjährige Pflanze liebt das warme feuchte Klima und wächst auf Meereshöhe bis in Höhenlagen von 1.500 Metern.

Die ausdauernde krautige Pflanze erreicht Wuchshöhen bis 150 Zentimeter und sieht ein wenig wie Schilf aus. Der gelbliche horizontal wachsende Wurzelstock ist das Überdauerungsorgan. Der Blütenstand wird direkt aus dem Rhizom gebildet.

Verfügbarkeit

Man kann Ingwer sehr gut aus Stücken der lebenden Wurzel ziehen (Wurzelstock-Klon). Ingwer liebt den Schatten, Wärme, Feuchtigkeit und gute Erde. Er verträgt keine Kälte und will gehegt und gepflegt werden. Wurzelabschnitte kann man im Spätherbst oder im Frühjahr mit der Knospe nach oben etwa 5 bis 10 Zentimeter tief in die Erde einpflanzen. Ingwer braucht viel Wasser und Mulch. Nach 8 bis 10 Monaten kann man die Wurzel ernten. Wenn Sie Ingwerwurzeln kaufen, bevorzugen Sie Bio-Qualität.

Zubereitung und Anwendung

Man benutzt ausschließlich die Wurzel (Rhizom). Die getrocknete Wurzel wirkt um ein Vielfaches schwächer als die frische. Die wirksamste Zubereitung ist frisch gepresster Wurzelsaft, als heißer Tee eingenommen. Größere Saftmengen kann man mit Alkohol stabilisieren (4:1 = Saft:Alkohol). Diese Zubereitung (auch die Tinktur) eignet sich bestens zum synergistischen Einsatz mit Kräutermischungen, etwa zur Behandlung Antibiotika-resistenter Infektionen. Schon nach 30–60 Minuten erreichen die Ingwerwirkstoffe die höchste Konzentration im Blut. Bei akuten Infektionen trinkt man den frischen Safttee alle 2–3 Stunden.

- Frischer Safttee: Sie entsaften 4 etwa daumengroße oder 1 karottengroßes Ingwerstück. Heben Sie die Reste für den Aufguss auf. Geben Sie 1/4 Tasse Ingwersaft in 350 Milliter heißes, nicht kochendes Wasser, dazu 1 Esslöffel Wildblumenhonig, den Saft von 1 Limettenviertel (den Saft in die

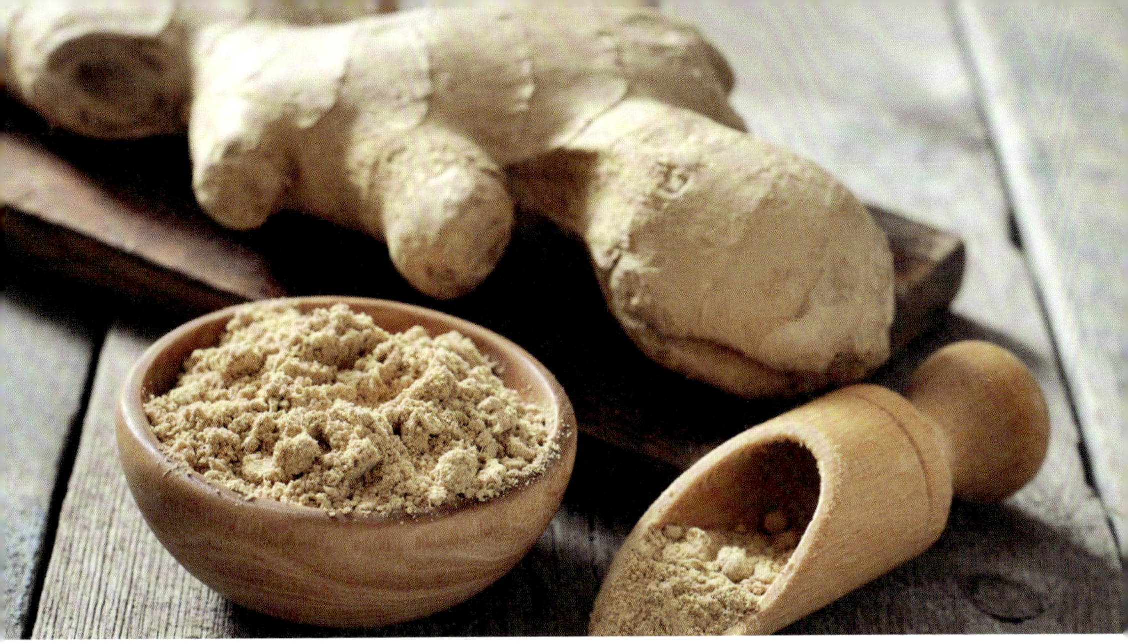

Ingwer (*Zingiber officinale*) ist seit dem 9. Jahrhundert auch im deutschen Sprachgebiet ein geschätztes Naturheilmittel. Hildegard von Bingen empfiehlt Ingwer u.a. bei Verdauungsstörungen und Gicht.

Tasse, die Limettenschale ins Wasser) und ein 1/8 Teelöffel Cayennepfeffer. Trinken Sie 4–6 Tassen über den Tag verteilt, im Akutfall mindestens 6 Tassen.

- Aufguss: Geben Sie die Ingwerreste aus dem Entsafter in 1–2 Tassen mit heißem Wasser und lassen Sie den Aufguss abgedeckt 4–8 Stunden ziehen. Dann seihen Sie ab und benutzen die Flüssigkeit wie beim Safttee beschrieben. Sie können auch eine Ingwerwurzel so gut wie möglich zerkleinern und dann in etwa 1/4 Liter heißem Wasser 2–3 Stunden abgedeckt ziehen lassen. Trinken Sie 4–6 Tassen über den Tag verteilt.
- Äußerliche Anwendung: Ingwersaft wirkt manchmal sehr gut schmerzlindernd bei Brandwunden und beschleunigt die Abheilung. Betupfen Sie die betroffene Region mit einem Watteбällchen, das mit frischem Ingwersaft getränkt ist. Bei Hautinfektionen wirkt die Anwendung auch antibakteriell und pilzhemmend.
- Tinktur: Frische Ingwerwurzel, 1:2, 95 % Alkohol – 10–20 Tropfen, bis zu viermal täglich.
- Nahrungsmittel: Bei fast jedem Gericht und so oft wie möglich.

Verträglichkeit

Ingwer ist in der Regel sehr gut verträglich. In der Schwangerschaft sollten hohe Dosierungen vermieden werden. Getrocknete Ingwerwurzel in mäßiger Dosis kann hier bei Morgenübelkeit helfen. Vorsicht, wenn Sie Gallensteine haben! Nur sehr selten treten Blähungen, Sodbrennen oder Schwindel auf – meist dann, wenn getrockneter und gepulverter Ingwer benutzt werden.

Ingwer verstärkt synergistisch die Wirksamkeit von Antibiotika, insbesondere von Aminoglycosiden und gegen resistente Mikroorganismen.

Inhaltsstoffe

Ingwer enthält Hunderte Komponenten, darunter Gingerol, Zingiberol, Zingiberen, Shogaole, Ingwerdiole und Derivate, Dihydrogingerdione und Labadien. Darüber hinaus finden sich auch Vitalstoffe: Vitamin C, Magnesium, Eisen, Calcium, Kalium, Natrium und Phosphor. Frischer Ingwer enthält 6- bis 15-mal mehr antiviral wirksame, ätherische Öle im Vergleich zum getrockneten Ingwer.

Wirkeigenschaften

Mindestens 18 Wirkeigenschaften sind bekannt: unter anderem antibakteriell/-viral, pilz-/wurmhemmend, antientzündlich, brechreizhemmend, blähungshemmend, blutdrucksenkend, kreislaufanregend, durchblutungsfördernd, schweißtreibend, immunstimulierend und synergistisch.

Ingwer wirkt dadurch synergistisch, dass er die Blutgefäße erweitert und den Kreislauf anregt, wodurch andere Kräuter stärker wirksam sind. Ingwer kann Schmerz (genauso gut wie Ibuprofen), Schwindel, Schüttelfrost, Durchfall und Magenkrämpfe lindern, Fieber senken, die Sekretabhustung bei Bronchitis verbessern (genauso gut wie Codein-Sirup) und Angst lösen.

Traditionelle Nutzung

Überall dort, wo Ingwer wächst, hat man die Wurzel auch medizinisch verwendet. Jeder vernünftige Mensch benutzt Ingwer als Synergist bei Erkältung, Grippe, Schwindel oder Kreislaufstörungen. In Burma kocht man frische Ingwerwurzel (mit Palmmark) und benutzt den Aufguss. Im Kongo wird zerstoßener Ingwer mit Mangobaummark gemischt, um Erkältungen und Grippe zu behandeln. Auf den Philippinen wird frisch geschnittener Ingwer mit Wasser gekocht und nach Zuckerzugabe zur Behandlung

Antibiotische Aktivität – Ingwer

Bakterien *Acinetobacter baumannii, Bacillus subtilis, Campylobacter jejuni, Escherichia coli, Fusarium moniliforme, Haemophilus influenzae, Helicobacter pylori, Klebsiella pneumoniae*, Listerien, Proteus, *Pseudomonas aeruginosa, Salmonella typhimurium*, Shigellen, *Staphylococcus aureus/epidermidis*, Viridans-Streptokokken

Pilze Candida, *Aspergillus niger*

Parasiten *Anisakis simplex, Dirofilaria immitis*

Viren Hepatitis C, HIV-1, Influenza A, Rhinoviren

von Halsentzündungen eingesetzt. In China und Indien gibt es ähnliche Zubereitungen. In warmen Klimazonen kennt man die antibakterielle Wirkung gegen Nahrungskeime (Shigellen, Salmonellen, *E. coli*) und setzt Ingwer deshalb häufig als Nahrungsmittel und Gewürz ein. Empfehlenswert sind in Essig gebeizter Ingwer (traditionelle Sushi-Beigabe in Japan) und kandierte Ingwer-Snacks.

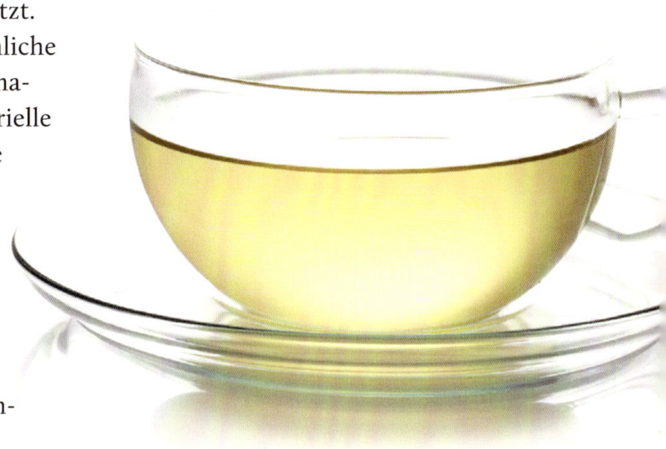

Als wirksamste Zubereitung gilt frisch gepresster Wurzelsaft, der als heißer Tee eingenommen wird.

- Im Ayurveda wird Ingwer *(srangavera)* bei Darminfektionen, Blähungen, Koliken, Erbrechen, Magen-Darm-Krämpfen, Fieber, Erkältung, Husten, Asthma, Verdauungsstörungen, Appetitmangel und Durchfall empfohlen. Die übliche Zubereitung ist frischer Ingwersaft, mit Zucker und Wasser gemischt.
- Die Traditionelle Chinesische Medizin benutzt Ingwer *(jiang)* als schweißtreibendes, brechreizhemmendes, schleimlösendes, antitussives, entgiftendes und entzündungshemmendes Mittel. Ingwer soll die Lungen wärmen sowie bei Kälteempfindlichkeit, Fieber, Kopfschmerzen, verstopfter und triefender Nase, Husten und Erbrechen helfen. Meist wird Ingwer als wässriges Dekokt zubereitet und zusammen mit Ingwersaft und Wasser vermischt sowie als „Leitpflanze“ mit anderen Heilkräutern kombiniert – etwa die Hälfte aller chinesischen Pflanzenrezepte enthalten Ingwer. Man schätzt vor allem die antitoxische Wirkung von Ingwer in Bezug auf andere Arzneistoffe oder Kräuter.
- Im Westen wird Ingwer hauptsächlich bei Magen-Darm-Beschwerden empfohlen. Seit dem 9. Jahrhundert ist Ingwer im deutschen Sprachgebiet bekannt.

Wissenschaft

Die Forschungsergebnisse sind unbefriedigend, da Wirkeigenschaften von getrocknetem und frischem Ingwer (Hauptanwendung!) nicht differenziert werden. Zudem ist oft die Art der Zubereitung unklar. Die Wirkung von Frischzubereitungen wurde nur selten untersucht. Es gibt mehr als 270 klinische Studien und zahlreiche Labor- und Tierstudien.

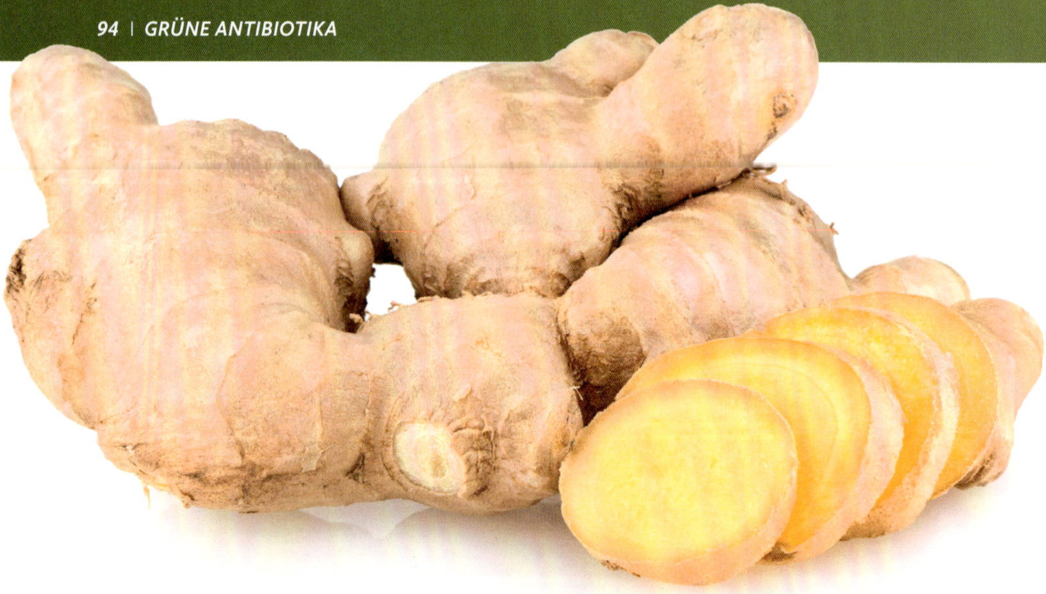

Zubereitungen aus frischer Ingwerwurzel inaktivieren bakterielle Resistenzmechanismen, potenzieren Antibiotikawirkungen und sind effektive „Entgifter".

Gingerol erwies sich als genauso antientzündlich und schmerzlindernd wirksam wie Ibuprofen. Auch Massagen mit Ingweröl können Beschwerden lindern. Übelkeit in der Schwangerschaft wurde bevorzugt mit Zubereitungen von getrocknetem Ingwer erfolgreich behandelt. Ingwer wirkt Elastase-hemmend und ist somit vor allem bei bakteriellen Darminfektionen wirksam. Ingwer beeinflusst auch die Darmflora und lindert dadurch Durchfall, was die Ausscheidung pathogener Keime fördert. Labor- und Tierstudien weisen nach, dass Ingwer neuroprotektiv und immunstimulierend wirkt. Er hat auch entgiftende Eigenschaften (Schwermetalle, Pestizide). Im Tierversuch erwies sich Ingwer als gutes Mittel gegen den roten Magenwurm (*Haemonchus contortus*).

Ingwer erhöht die Wirksamkeit von Arzneimitteln und Heilkräutern, blockiert bakterielle Resistenzmechanismen und verringert die Toxizität von Giften, beispielsweise von Schwermetallen (wie Cadmium) oder Organophosphat-Insektiziden. Er hemmt die Fähigkeit von Bakterien, Antibiotika abzuwehren. Ingwer verbessert die Wirksamkeit von Aminoglycosiden und anderen Antibiotika (Bacitracin, Polymyxin) gegen Vancomycin-resistente Enterokokken.

In Verbindung mit Ingwer wirken auch reduzierte Dosierungen von Tetracyclin gegen Staphylokokken. Ingwer potenziert die Wirkung von Clarithromycin gegen *Helicobacter pylori*. Zahlreiche synergistische Wirkungen von Ingwer mit anderen Heilkräutern wurden in Studien untersucht und nachgewiesen.

Pfeffer/Piperin

Schwarzer Pfeffer (*Piper nigrum*) und langer Pfeffer (*Piper longum*) gehören zur Familie der Pfeffergewächse (*Piperaceae*), engl. *black/long pepper*. Der Hauptwirkstoff beider Pflanzen ist der Scharfstoff bzw. das Alkaloid Piperin. Im schwarzen Pfeffer sind fünf bis neun Prozent, im langen Pfeffer ein bis zwei Prozent Piperin enthalten. Die nachfolgende Kurzmonografie beschäftigt sich weniger mit der Pflanze, sondern hauptsächlich mit Piperin.

Verfügbarkeit

Sowohl Pfefferkörner (rot, grün, weiß, schwarz) für die Küche als auch Piperin (Nahrungsergänzungsmittel) sind fast überall erhältlich (z.B. Bioperine Kapseln). Da Piperin den Stoffwechsel und die Verdauungssäfte anregt, wird es leider mit Attributen wie *herbal high* oder *fat burning* im Kraftsport sowie für Fastenkuren und zur Gewichtsreduktion beworben.

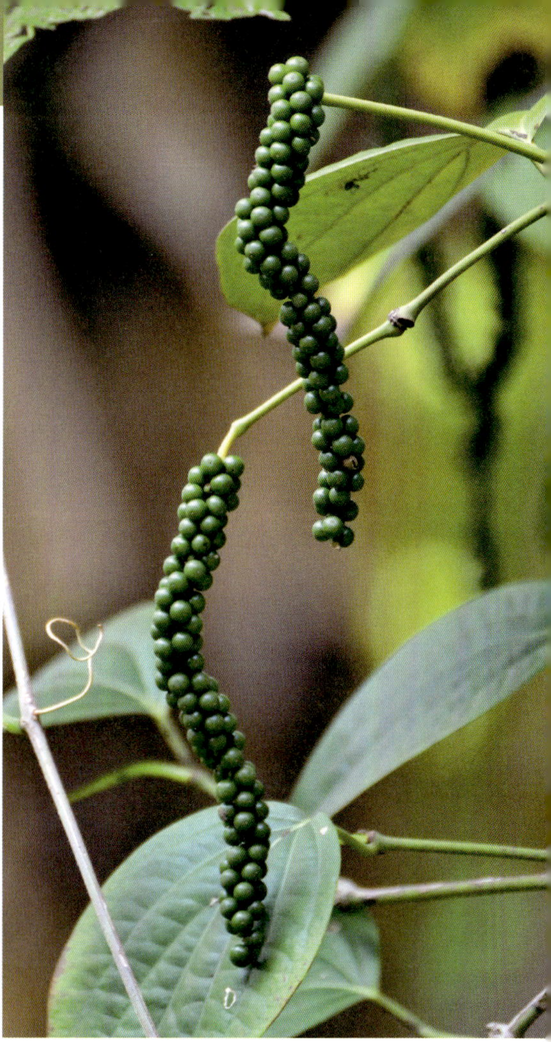

Schwarzer Pfeffer (*Piper nigrum*) entsteht aus den grünen unreifen Beeren des Pfefferstrauchs, wenn sie kurz gekocht und dann getrocknet werden.

Zubereitung und Anwendung

Man kann auch die ganze Pflanze zu medizinischen Zwecken benutzen. Die Piperin-Wirkung ist aber um den Faktor 15 schwächer als der isolierte Wirkstoff.

- Tinktur: frisch gemahlene ganze Pfefferkörner (schwarzer oder langer Pfeffer), 1:5, 65 % Alkohol – 5–15 Tropfen nach Bedarf. Da Piperin schlecht wasserlöslich ist, benutzt man Alkohol als Auszugsmittel.
- Trikatu: Es handelt sich um eine traditionelle Kräuterkombination des Ayurveda, die synergistisch wirksam ist. Man verwendet schwarzen und langen Pfeffer sowie Ingwerwurzel im Verhältnis 1:1:1, das heißt jeweils gleiche Anteile von Kräutern oder Tinkturen. Eine Trikatu-Tinktur lässt sich mit den Einzeltinkturen leicht herstellen. Man empfiehlt

einen Anteil von 25 Prozent Trikatu an pflanzlichen Heilmittel-Zubereitungen, z.B. bei Erkältung.
- Piperin: Im Handel erhältliches reines Piperin ist relativ preiswert. Zur Nahrungsergänzung benutzt man üblicherweise 20 Milligramm pro Tag; die Anwendung als Nahrungsergänzungsmittel wird jedoch nicht empfohlen. Piperin sollte als synergistisches Heilmittel nur medizinisch eingesetzt werden – beispielsweise bei Rezepturen zur Behandlung von Infektionen durch gramnegative Keime.

Piperin sollte vor Anwendung der antibiotischen Kräutermedizin eingenommen werden. Das verbessert die Resorption der Heilkräuter. Nehmen Sie 20 Milligramm Piperin 15–30 Minuten vor der Kräuteranwendung, anschließend noch einmal 4–6 Stunden später, wieder 30 Minuten vor der Kräuteranwendung. Piperin ist etwa sechs Stunden im Körper verfügbar. Somit empfiehlt sich die zweimal tägliche Anwendung von 20 Milligramm Piperin (im Akutfall 40 Milligramm) – maximal sieben Tage lang. Beispielsweise nehmen Sie am Tag viermal Kräutermedizin ein, davon zweimal mit vorheriger Piperin-Gabe.

Verträglichkeit

Schwarzer Pfeffer kann Probleme durch den Rückfluss von Magensäure hervorrufen (Reflux). Er hat in hoher Dosierung auch leichte kontrazeptive Wirkungen bei Frauen im Falle eines Kinderwunsches (Störung der Ei-Einnistung). Bei Männern führt die Daueranwendung von Piperin als Nahrungsergänzung zu einem geringeren Gewicht der Hoden, zur verminderten Spermienproduktion, zur Absenkung des Testosteronspiegels im Blut sowie zu Reifestörungen der Spermien. Solche unerwünschten Effekte für die männliche Reproduktion werden bei Dosierungen von 1 Milligramm pro Kilogramm Körpergewicht (70 bis 80 Milligramm pro Tag) beobachtet. Piperin sollte nur bei akuten Krankheitszuständen eingenommen werden. Frauen mit Kinderwunsch und Männern mit niedrigem Testosteron-Spiegel wird von Piperin abgeraten.
Piperin erhöht die Bioverfügbarkeit von unzähligen Arzneistoffen, bei manchen vermindert es die Wirksamkeit (z.B. Diclofenac). Wenn Sie Arzneimittel einnehmen, sollten Sie prüfen, ob es Arzneimittelinteraktionen mit Piperin gibt – oder auf Piperin verzichten. Im Zweifelsfall wird Piperin die Bioverfügbarkeit Ihres Medikaments erhöhen.

Inhaltsstoffe

Schwarzer Pfeffer enthält mindestens 200 bekannte Komponenten. Der wichtigste Inhaltsstoff ist das Alkaloid Piperin. Sein Anteil im Pfefferkorn beträgt maximal neun Prozent. Piperin macht den Pfeffer scharf.

Wirkeigenschaften

Piperin wirkt unter anderem schmerzlindernd, antibakteriell, blutfettsenkend, durchfallhemmend, antientzündlich, krebshemmend, antioxidativ, leberschützend, immunstimulierend, blutzucker-, lipidsenkend, gefäßerweiternd und synergistisch. Piperin erhöht die Sauerstoffaufnahme durch rote Blutkörperchen, stimuliert Melanozyten, wirkt nervenschützend/-stimulierend, hemmt das Enzym CYP3A4 und Multidrug-Resistance-Protein 1 (PGP), beeinflusst das Gleichgewicht der Schilddrüsenhormone, stimuliert die Ausschüttung von Verdauungssäften und die Hypophysen-Nebennierenfunktion. Piperin ist ein Testosteron-Antagonist.

Traditionelle Nutzung

Schwarzer Pfeffer ist in Südindien ursprünglich beheimatet, wo er in großen Mengen angebaut wird. Pfeffer ist eine blühende Kletterpflanze, die traubenförmige Cluster roter Beeren produziert, in deren Zentrum sich ein großes weißes Samenkorn befindet. Es ist mit einer dünnen Fruchtfleischschicht und einem Häutchen überzogen. Schwarze Pfefferkörner entstehen aus grünen unreifen Beeren, die kurz gekocht werden, was Enzyme freisetzt. Dadurch färben sich die Beeren schwarz. Anschließend werden die Beeren einige Tage in der Sonne getrocknet. Fruchtfleisch und Haut werden faltig. In der Regel verkauft man die getrockneten Pfefferkörner. Später werden sie zu schwarzem Pfeffer vermahlen. Weißer Pfeffer ist nur der Samen, ohne Haut und Fruchtfleisch. In Indien benutzt man schwarzen Pfeffer seit mindestens 4.000 Jahren – als Gewürz und als Medizin.

- Ayurveda: Schwarzer Pfeffer wird mit langem Pfeffer und Ingwer kombiniert zu *Trikatu*. Seit 600 v. Chr. ist diese Kräutermischung ein ayurvedisches Heilmittel. Trikatu dient vor allem der Harmonisierung der drei *Doshas* und wird als eine, die pflanzliche Heilkraft „aktivierende“ Substanz synergistisch mit anderen Kräutern eingesetzt. Mit Pfeffer allein behandelt man Verstopfung, Durchfall, Herzkrankheiten, Hernien, Heiserkeit, Insektenstiche, Schlafstörungen, Gelenkschmerzen, Leber- und Lungenleiden, Mundgeschwüre, Sonnenbrand und Zahnschmerzen. Innerlich wird Pfeffer vor allem bei Krankheiten mit Fieber und/oder Durchfall, Magen-Darm- und Blasen-Problemen, äußerlich bei Rheuma und Neuralgie verordnet.
- In der chinesischen *Materia medica* findet sich schwarzer Pfeffer seit dem Mittelalter. Er gilt als die Mitte wärmend, kältelösend, schleimlösend bei Erkältung und Durchfall. Meist behandelt man Zustände, die mit Erbrechen, Durchfall und Bauchschmerzen verbunden sind.

Er gilt auch als Antiepileptikum. In der chinesischen Medizin ist die Synergiequalität von Pfeffer unbekannt.

- Im Westen florierte bereits in der Antike der Gewürzhandel zwischen Asien und Europa. Man transportierte den haltbaren Pfeffer über Land und Meer nach Europa. Pfeffer war kostbar und wurde zeitweilig mit Gold aufgewogen. Pfeffer hat appetitanregende und verdauungsfördernde Wirkungen, die in Europa nur für Tonika genutzt wurden.

Wissenschaft

Mit schwarzem Pfeffer/Piperin haben sich einige Hundert Studien beschäftigt, die meisten davon mit dem isolierten Wirkstoff Piperin. Man untersuchte sowohl nicht synergistische als auch synergistische Wirkungen von Pfeffer/Piperin.

- Nicht synergistische Wirkungen: Schwarzer Pfeffer selbst wirkt antibakteriell, gegen *Bacillus subtilis*, *Bacillus sphaericus*, *Staphylococcus aureus*, *Klebsiella aerogenes* und *Chromobacterium violaceum*. Das ätherische Öl ist gegen *Bacillus subtilis*, *Pseudomonas aeruginosa*, *Candida albicans*, *Trichoderma* und *Aspergillus niger* wirksam. Piperin allein ist gegen Leishmania und *Trypanosoma cruzi* wirksam. In Tierstudien beobachtete man durchfallhemmende, antientzündliche, krebshemmende und neuroprotektive Effekte. Piperin erwies sich als bemerkenswert wirksam etwa bei epileptischen Kindern (weniger Krämpfe) und bei älteren Menschen mit Schluckbeschwerden (Dysphagie).
- Synergistische Wirkungen von Pfeffer/Piperin beruhen auf drei Wirkmechanismen, 1. der hämatoprotektiven/-regenerierenden Wirkung, 2. Hemmung der PGP-Pumpe (*Multidrug-Resistance-*Protein 1/MDR1) und von CYP3A4 (Cytochrom P450 3A4) sowie 3. dem Einfluss auf bakterielle Efflux-Pumpen. Pfeffer/Piperin macht Blutzellen widerstandsfähiger gegen Parasitenwirkungen. PGP-Hemmung macht Zellen durchlässiger, was die biologische Wirkung von Arzneimitteln/Kräutern potenziert. Arzneistoffe können dann leichter die Barriere der Darmschleimhaut überwinden und in das Blut aufgenommen werden. Das Enzym CYP3A4 ist im Darm und der Leber besonders aktiv. Es macht Fremdsubstanzen (wie Arzneimittel) wasserlöslicher und verringert so deren Wirksamkeit. Die Hemmung von CYP3A4 verstärkt Arzneiwirkungen. Pfeffer/Piperin hemmt die NorA-Efflux-Pumpe von *Staphylococcus aureus* und die Ethidiumbromid-Efflux-Pumpe z.B. von *Mycobacterium tuberculosis*. Piperin hemmt spezifisch die RV1258c-Efflux-Pumpe dieses Bakteriums.

Süßholz

Echtes Süßholz *(Glycyrrhiza glabra)* gehört zur Familie der Hülsenfrüchtler *(Fabaceae)* und wird auch Lakritze genannt (engl. *licorice*). In China benutzt man die vergleichbare Art *Glycyrrhiza uralensis* zu medizinischen Zwecken. Es gibt etwa 30 *Fabacea*-Arten. Süßholz ist stark antiviral sowie moderat antibakteriell und immunstärkend wirksam. Es ist primär ein erstklassiger Synergist in der Kräutertherapie.

Herkunft und Erscheinungsbild

Süßholz gedeiht in Europa, Nordafrika, Asien sowie Nord- und Südamerika. Die mehrjährige, krautige Pflanze erreicht Wuchshöhen von bis zu 100 Zentimetern. Im Spätsommer entwickeln sich bläulich-violette bis gelblichweiße Schmetterlingsblüten in kurzen, aufrechten Ähren. Die Wurzeln sind dick und fleischig, können zehn Zentimeter Durchmesser erreichen und bis in einen Meter Tiefe vordringen. Das Rhizom kann sich auf bis zu acht Meter Länge ausdehnen. Die Wurzeln der Wildformen sind dunkler als bei kultivierten Pflanzen. Angeschnittene Wurzeln sind innen gelblich und schmecken süß.

Verfügbarkeit

Die Pflanze gedeiht gut aus Wurzelablegern. Die Aufzucht aus Samen ist schwieriger. Sie müssen einige Wochen stratifiziert, also mit Kälte vorbehandelt sein. Anschließend werden sie angeritzt, zwei Stunden in warmem Wasser eingeweicht und gesät. Die Pflanze ist robust, und man bekommt sie nicht so leicht wieder los, wenn sie sich eingenistet hat. Sie mag Humus mit einem pH-Wert von 6 bis 7, ist frostempfindlich, hält Trockenheit aus, liebt die Sonne und braucht ab und zu Wasser. In zwei bis drei Jahren ist die Pflanze ausgewachsen und liefert lebenslang die medizinisch nützliche Wurzel, die man im Frühjahr oder Herbst erntet und (klein geschnitten) in der Sonne trocknen lässt. In der freien Natur ist die Pflanze häufig anzutreffen, wenn man nach ihr Ausschau hält. Seit etwa 1.000 Jahren wird Süßholz in Europa als Nutzpflanze kultiviert.
Süßholzwurzel guter Qualität wird in Apotheken angeboten, Samen gibt es im Fachhandel. Achten Sie darauf, dass Sie kein Süßholz aus Osteuropa bekommen, das oft hoch mit Schadstoffen belastet ist. Am besten, Sie greifen zu Bio-Süßholz.

Zubereitung und Anwendung

Für medizinische Zwecke benutzt man fast ausschließlich die Wurzel. Die Blätter haben ähnliche, aber schwächere Wirkungen. Süßholz wird als Tee, Kapsel oder Tinktur zubereitet – und am besten kombiniert eingesetzt.

- Tinktur: getrocknete Wurzel, 1:5, 50 % Alkohol – 30–60 Tropfen, bis zu dreimal täglich.

- Tee: 1/2–1 Teelöffel gepulverte Wurzel in ¼ Liter Wasser 15 Minuten köcheln lassen – bis zu 3 Tassen über den Tag verteilt trinken.
- Kapseln: 2–8 Kapseln pro Tag.

Verträglichkeit

Häufig wird Süßholz übermäßig angewendet, was oft zu Nebenwirkungen führt. Süßholz sollte weder als Monotherapie in hoher Dosis noch langfristig eingenommen werden. Nebenwirkungen sind Ödeme, Gliederschwäche, Benommenheit, Kopfschmerzen, Bluthochdruck und Hypokaliämie, sinkende Renin-/Aldosteron-Spiegel im Blutplasma und abnorme Blutwerte. Durch die östrogenartige Wirkung kann es zum Brustwachstum bei Männern kommen. Nebenwirkungen verschwinden innerhalb von 2 bis 4 Wochen, wenn man das Süßholz absetzt. In der Schwangerschaft wird von der Einnahme abgeraten. Kontraindikationen sind Bluthochdruck, Hypokaliämie, Schwangerschaft, Hypernatriämie und abnorm niedrige Testosteronspiegel. Kombiniert mit anderen Kräutern ist die Kurzzeitanwendung von Süßholz (bis zu 10 Tage) sicher und verträglich. Süßholz ist hochgradig synergistisch und additiv. Es sollte nicht zusammen mit östrogenhaltigen Arzneimitteln, Antihypertensiva, Herzglykosiden, Kortikosteroiden, Hydrocortison und Diuretika angewendet werden.

Inhaltsstoffe

Süßholz enthält Hunderte Komponenten, die teilweise gut untersucht sind. Glycyrrhizin macht 24 Prozent des Wurzelgewichts aus. Darüber hinaus finden sich noch unter anderem Gla-

Antibiotische Aktivität – Süßholz

Bakterien *Arthrinium sacchari, Bacillus subtilis/coagulans/megaterium/stearothermophilus, Clostridium sporogenes, Enterococcus faecalis/faecium, Escherichia coli* (EHEC), *Haemophilus influenzae, Helicobacter pylori, Klebsiella pneumoniae, Mycobacterium tuberculosis, Salmonella paratyphi/typhi/typhimurium, Shigella boydii/dysenteriae, Staphylococcus aureus, Streptococcus lactis/mutans/sobrinus, Vibrio cholerae/mimicus/parahaemolyticus*
Pilze *Candida albicans, Trichophyton mentagrophytes/rubrum*
Parasiten *Plasmodium*
Viren Arboviren, Cytomegalovirus, Enterovirus 1, Epstein-Barr-Virus, Hepatitis B und C, Herpes simplex, HIV-1, Influenza A (H1N1, H2N2, H9N2 u.a.), Japanischer Encephalitis-Virus, Newcastle-Virus, Pseudorabies-Virus, SARS-Coronavirus, Vaccinia-Virus, Varicella-Zoster-Virus

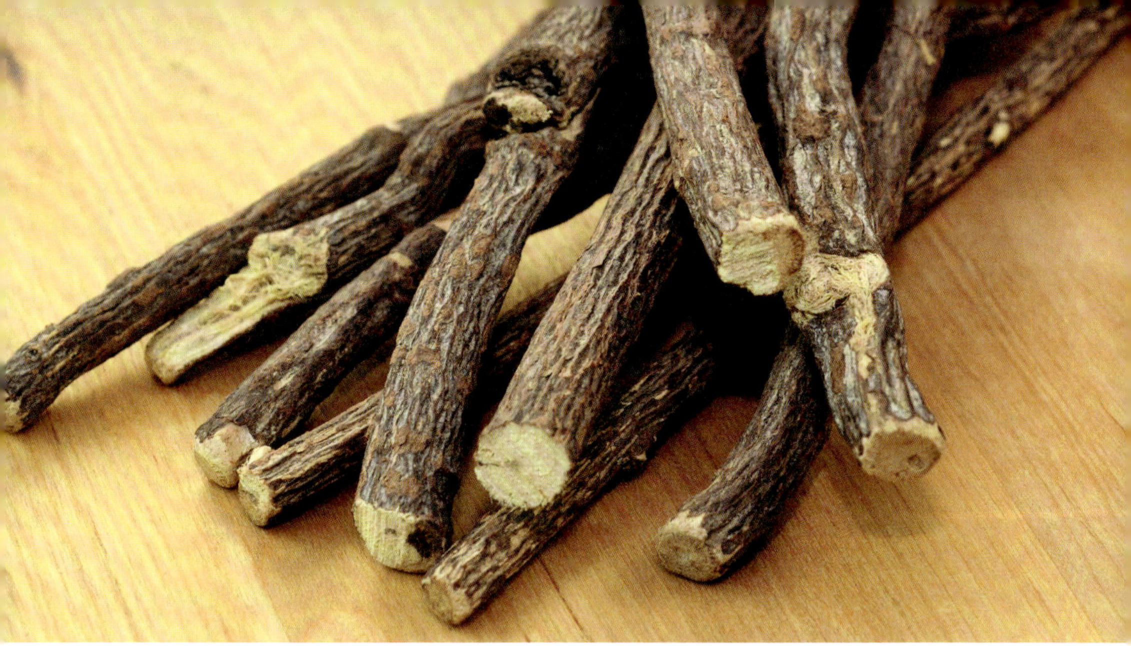

Süßholz *(Glycyrrhiza glabra)* hatten vermutlich schon römische Soldaten als Hustenmittel im Gepäck. Heute schätzt man die Wurzel vor allem als Mittel bei Bronchitis und Erkrankungen der oberen Atemwege.

brin A und B, Glycyrrhetol, Glabrolid, Isoglabrolid, Isoflavone, Cumarine, Triterpene und Saponine. Glycyrrhizin ist auch ein Süßmittel mit der 50-fachen Süßkraft von Rohrzucker.

Wirkeigenschaften

Süßholz vermittelt unter anderem folgende Wirkungen: Nebennierenstimulierend/-tonisierend, schmerzhemmend, antibakteriell/-viral, krebshemmend, antientzündlich, antioxidativ, stressmindernd, hustenlösend, kardioprotektiv, östrogenartig, auswurffördernd, magensäurehemmend, immunstimulierend/-modulierend, leicht abführend, schleimhautschützend, thymusstimulierend, synergistisch. Süßholz ist ein hochwirksamer Synergist. Es ist vor allem zur Behandlung von Infektionen mit resistenten gramnegativen Keimen geeignet (Hemmung des Efflux-Mechanismus). Süßholz hemmt auch die Vermehrung zahlreicher Virusarten. Es wirkt zudem entgiftend, immunstimulierend, unterstützt die Interferon-Produktion, fördert die Antikörperbildung und stimuliert die Phagozytose. Nach der Einnahme dauert es etwa vier Stunden, bis die höchsten Serumkonzentrationen erreicht werden. Süßholz ist erst nach 72 Stunden vollständig ausgeschieden.

Traditionelle Nutzung

Süßholz wird seit mindestens 4.000 Jahren medizinisch eingesetzt. Der Name *Glycyrrhiza* (d. h. „süße Wurzel") stammt aus dem Griechischen.

- Im Ayurveda wird Süßholz unter zahlreichen verschiedenen Namen geführt. Man schätzt die Pflanze wegen der kühlenden, tonisierenden, lindernden, auswurffördernden, entwässernden und leicht abführenden Eigenschaften. Indikationen sind Vergiftung, Geschwüre, Leber-, Blasen- und Lungenleiden. Patienten mit Schleimhaut-, Halsentzündung, Husten, Heiserkeit, Fieber profitieren von Süßholz. Als Tonikum wird Süßholz gegen Erschöpfung bei chronischen Erkrankungen (Atemwege, Darm) eingesetzt. Ayurveda verwendet Süßholz als Synergiekraut.

- Süßholz (*gancao*) ist in der chinesischen Medizin seit 3.000 Jahren bekannt. Man schätzt das Kraut als süß und mild, magenregulierend, Qi-tonisierend, auswurffördernd, hitzeableitend, fiebersenkend, entgiftend, antientzündlich, als milzstärkend und als Synergist in unzähligen Rezepturen.

Das Genussmittel Lakritz wird aus eingedicktem Wurzelextrakt mit Zugaben von Zuckersirup, Mehl und Gelatine hergestellt.

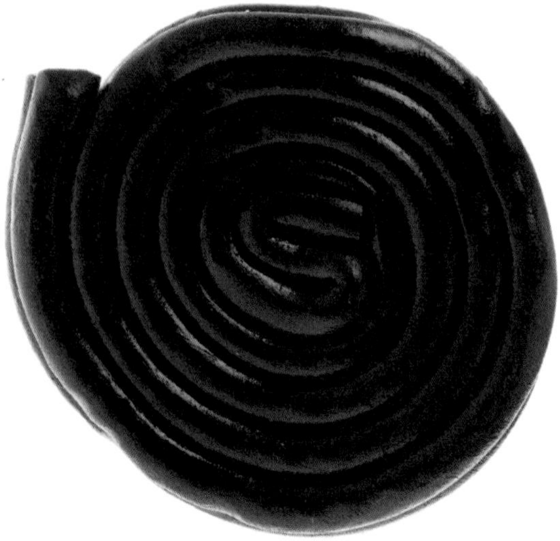

- Süßholzwurzel als Medizin ist im Westen seit der Antike bekannt. Theophrastos von Eresos (350 v. Chr.) empfahl das Heilmittel gegen Husten und als Durstlöscher. Typische europäische Indikationen sind Husten, Bronchitis und Erkrankungen der oberen Atemwege. Die indigenen Stämme und Heilkundigen in Nordamerika benutzten Süßholz für ähnliche Zwecke.

Wissenschaft

Das Stichwort *licorice* liefert in der Wissenschaftsdatenbank PubMed mehr als 5.000 Treffer (Stand: Januar 2022). Als Monosubstanz erwies sich Süßholz in klinischen Studien beispielsweise bei folgenden Erkrankungen als wirksam: postoperative Halsentzündung, Tuberkulose, Hepatitis/Hepatitis A und C, Neurodermitis, Aphthen, Magengeschwür, Knötchenflechte (Lichen planus), Lippenherpes (topische Anwendung, also an der Stelle, an der sich die Wirkung entfalten soll). Es waren klinisch auch signifikante immunstimulierende Effekte nachweisbar. Einige Studien untersuchten Süßholz kombiniert mit anderen Kräutern.

Als Synergist ist Süßholz insbesondere gegen gramnegative Keime (Yersinien, Shigellen, Salmonellen, Klebsiellen, Enterobacter und Escherichia) wirksam. Die Wirkung von Arzneimitteln gegen Tuberkulose, Hydrocortison oder Oseltamivir, wird durch Süßholz potenziert.

Lokal wirksame Antibiotikakräuter

Es gibt Kräuter, die antibakteriell wirksam sind, aber kaum die Schleimhaut-Barriere des Magen-Darm-Takts überwinden können – und sich deshalb auch nicht im Blut konzentrieren. Sie wirken bevorzugt im Darm, auf der Haut und an bestimmten Organen, z.B. Knoblauch in den Lungen und Wacholderbeeren in den Nieren. Auch wenn systemische Wirkungen nicht ausgeschlossen werden, die Stärke solcher Pflanzen (etwa bei Infektionen mit resistenten Mikroorganismen) ist ihre lokale Antibiotikawirkung.

Berberitze und Mahonie (Berberin)

Pflanzen, die das antibiotisch wirksame Alkaloid Berberin enthalten, gibt es weltweit und fast überall. Sie wachsen mitunter invasiv und sind als Kultur- und Wildpflanzen verfügbar. Einige wenige Arten werden als grüne Antibiotika verwendet, darunter die Gewöhnliche Berberitze *(Berberis vulgaris)* und die Gewöhnliche Mahonie *(Mahonia aquifolium)*. Beide gehören zur Familie der Berberitzengewächse

Berberin-haltige Pflanzengattungen

Argemone (Stachelmohn): etwa 30 Arten, z.B. der Mexikanische Stachelmohn (*Argemone mexicana*), in den Subtropen, Süd- und Ostamerika und Süd- und Westeuropa, oberirdische Pflanzenteile enthalten Berberin.

Berberis: etwa 500 Arten, z.B. die Berberitze (*Berberis vulgaris*).

Coptis („Goldfaden“): etwa 15 Arten, z.B. Chinesischer Goldfaden (*Coptis chinensis*), in Nordamerika und Asien beheimatet, nördliche Hemisphäre.

Corydalis (Lerchensporne): etwa 470 Arten, z.B. *Corydalis yanhusuo*, in gemäßigten Breiten der nördlichen Hemisphäre, in China eine Kulturpflanze.

Hydrastis: z.B. die Kanadische Orangenwurzel (*Hydrastis canadensis*), eine Heilpflanze in Nordamerika, im Europäischen Arzneibuch beschrieben.

Mahonia: etwa 70 Arten, z.B. die Gewöhnliche Mahonie (*Mahonia aquifolium*).

Nandina: die einzige Art ist der Himmelsbambus (*Nandina domestica*), ein Berberitzengewächs, in Japan und China, untere Zweige und Wurzeln enthalten reichlich Berberin.

Phellodendron (Korkbäume): etwa 10 Arten, z.B. Amur-Korkbaum (*Phellodendron amurense*), die Borke enthält Berberin.

Tinospora: etwa 40 Arten, z.B. Guduchi (*Tinospora cordifolia*), in tropischen Regionen, die Rinde und Stammholz enthalten Berberin.

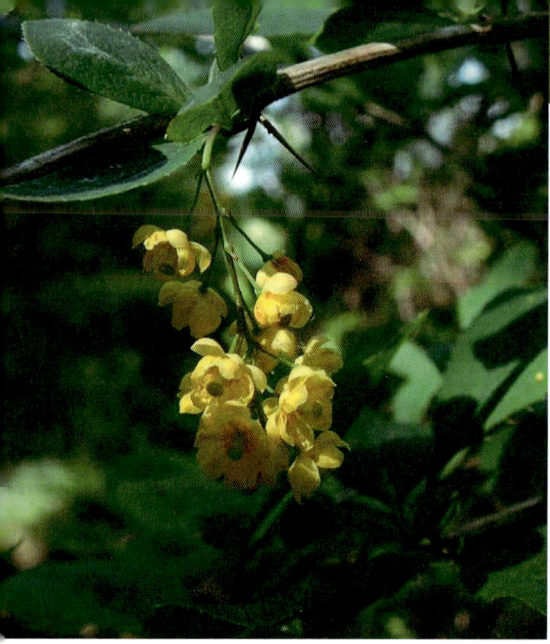

Mit Ausnahme der Beeren enthält die Gewöhnliche Berberitze etwa 1,5 Prozent Berberin.

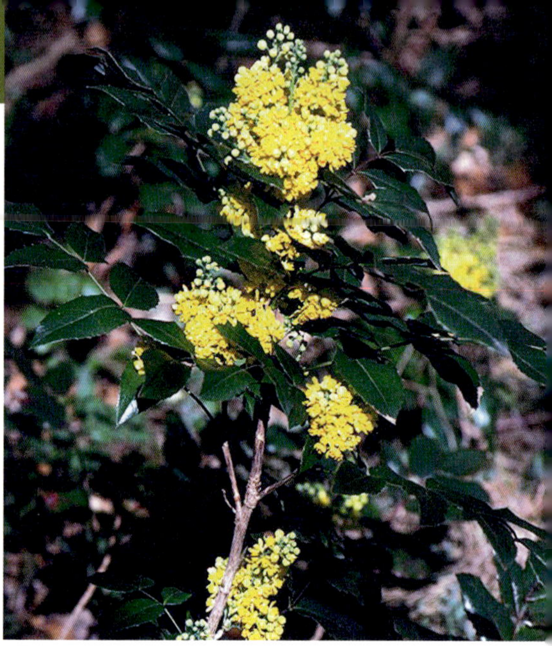

Die Wurzeln der Gewöhnlichen Mahonie enthalten Berberin, die Beeren dienen als Färbemittel.

(*Berberidaceae*). Innerlich angewendet wird Berberin im Darm schlecht resorbiert und sollte demnach möglichst keine systemische Wirkung haben.

Herkunft und Erscheinungsbild

- Gewöhnliche Berberitze: Sie kommt in West-, Mittel- und Südeuropa, auch im Kaukasus, in den Alpen bis auf 2.500 Höhenmetern natürlich vor. Die Pflanze bevorzugt kalkhaltige, trockene bis mäßig feuchte Böden, verträgt Sonnenlicht und Halbschatten. Der sommergrüne, mit Blattdornen ausgestattete Strauch wächst bis zu drei Meter in die Höhe. Die Rinde ist außen bräunlich-gelb bis grau, innen leuchtend gelb. Die Berberitze blüht von Mai bis Juni und bildet gelbe traubige Blütenstände. Die scharlachroten Beerenfrüchte sind genießbar, aber sehr sauer.
- Gewöhnliche Mahonie: Ursprünglich ist die Pflanze im westlichen Nordamerika/Kanada beheimatet. Wild oder kultiviert ist sie heute auch in Mitteleuropa, vor allem in Frankreich heimisch. Man findet die Gewöhnliche Mahonie in sonnigen und halbschattigen Lagen, insbesondere in städtischen Garten- und Parkanlagen. Das immergrüne Strauchgewächs kann bis zu 1,8 Meter hoch wachsen. Die Mahonie hat bis zu 30 Zentimeter lange, gewellte dunkelgrüne Blätter mit randständigen Stacheln. Die Blütezeit ist von März bis Juni. Es bilden sich traubige, gelbe bis rötliche Blütenstände. Ab August entwickeln sich dunkelpurpurne, etwa erbsengroße Beeren, die mehrere Samen enthalten. Die Beeren sind genießbar und schmecken sehr

sauer. Die Wurzeln enthalten bis zu 1,5 Prozent, die Beeren etwa 0,05 Prozent Berberin.

Verfügbarkeit

Berberitzen können fast überall gedeihen und gelten als invasive Spezies sowie als resistent gegen Trockenheit und Kälte. Die Pflanze kann gesät werden. Sie sprießt auch aus Wurzelstücken oder Zweigen aus. Samen haben eine 90-prozentige Keimrate. Wer sie einmal im Garten hat, wird sie nicht so schnell wieder los. Am besten schneidet man frisches Berberitzenholz in kleine Stücke, bevor es aushärtet.

Medizinisch nutzbar ist die Pflanze dann, wenn man mit dem Fingernagel am Stamm kratzt und die gelbe Farbe zum Vorschein kommt. Erntezeit ist im Herbst. Gut geeignet sind die unteren Zweige und die Wurzeln. Man trocknet die Pflanzenteile im Schatten, verstaut sie im Plastiksäckchen und bewahrt sie dunkel und trocken auf.

Medizinisch nutzbare Berberine in *Phellodendron amurense* (Korkbaumrinde), *Coptis chinensis* (Wurzeln des Chinesischen Goldfadens), *Corydalis yanhusuo*-Wurzeln, *Hydrastis canadensis* (Orangenwurzel) sowie Wurzeln/Rinde von Bio-Berberitzen und -Mahonien sollten auch im Kräuterhandel bzw. im Internet verfügbar sein. Phellodendron-Rinde, Coptis- und Corydalis-Wurzeln sind beispielsweise bei www.kraeuterschulte.de im Angebot.

Zubereitung und Anwendung

Man kann die Rinde und die Wurzelrinde, die Stämme, Wurzeln und Blätter verwenden. Die Alkaloide in Berberin-Pflanzen sind schlecht wasserlöslich, weshalb meist 70 Prozent Alkohol und 30 Prozent Wasser für die Tinkturzubereitung nötig sind. Das Wasser sollte zudem sauer sein (pH 1 bis 6) – man gibt 1 Esslöffel Weinessig dazu, wenn die Wasserhärte hoch ist. Weitere Zubereitungen sind Pulver, Dusch- und Spülflüssigkeiten für topische Anwendungen sowie Kapseln.

- Pulver: äußerlich auf Schnittwunden, Hautabschürfungen und infizierte Wunden.
- Tinktur: 1:5, 70 % Alkohol – 20–50 Tropfen, bis zu viermal täglich (unangenehmer Geschmack). Bei akutem Durchfall/Dysenterie 1 Teelöffel bis 1 Esslöffel morgens und abends einnehmen, bis die Symptomatik abklingt. Innerhalb von 8 Stunden, spätestens nach 2 Tagen, sollte eine Besserung bemerkbar sein. Berberin ist gegen enterotoxische *E. coli* zu 100 Prozent, gegen Choleraerreger nur zu 50 Prozent wirksam. Sie können die Wirksamkeit von Piperin beispielsweise kombiniert mit der weißen Substanz von Granatäpfeln verstärken.
- Für eine Spülflüssigkeit mischen Sie 10 Milliliter Tinktur mit 1/2 Liter Wasser und wenden das Ganze ein- bis zweimal täglich an. Für eine Waschflüssigkeit mischen Sie

30 Milliliter Tinktur mit 1 Liter Wasser. Morgens und abends anwenden – empfohlen bei Akne und infizierten Wunden.

- Kapseln: 1–2 Kapseln, bis zu viermal täglich, im Akutfall bis zu 25 Kapseln täglich, maximal 10 Tage.
- Schnupfpulver: jeweils eine dünne „Linie" Pulver bis zu viermal täglich ins rechte und linke Nasenloch einziehen, maximal 7 Tage.

Verträglichkeit

In der Schwangerschaft wird von Berberin abgeraten. Die Inhaltsstoffe von Berberin-Pflanzen werden im Darm schlecht resorbiert – und das ist gut so! Deshalb sollten Sie keinesfalls die Dosis erhöhen, auch wenn Sie denken, die Wirkung sei zu schwach. In hoher Dosis verursacht Berberin Bauchkrämpfe, nervöse Störungen und Austrocknung der Schleimhäute. Berberin ist kein systemisches Antibiotikum, sondern als lokal wirksames pflanzliches Mittel gut verträglich.

Berberin verstärkt synergistisch die Wirkung von Fluconazol, Ampicillin und Oxacillin. Es erhöht die Bioverfügbarkeit von Cyclosporin A signifikant. Umgekehrt erhöht Pfeffer/Piperin die Aufnahme von Berberin über die Darmschleimhaut. Auch bei glutenreicher Ernährung (Getreideprodukte) erhöht sich die Berberin-Aufnahme in das Blut. Dies sollte man vermeiden.

Inhaltsstoffe

Das antibiotisch wirksame Alkaloid ist Berberin. Die chemische Komposition Berberin-haltiger Pflanzen variiert, obwohl alle medizinisch ähnlich verwendet werden. *Berberis vulgaris* hat folgenden Berberin-Gehalt: 1 bis 1,5 Prozent (Wurzeln), 0,1 bis 0,15 Prozent (Stamm), noch weniger in den Blättern. Die *Mahonia aquifolium* hat folgenden Berberin-Gehalt: 1,5 Prozent (Wurzeln), 0,05 Prozent (Beeren). Das Goldfaden-Gewächs *Coptis teeta* enthält mit 9 Prozent am meisten Berberin.

Indikationen – Berberitze und Mahonie (Berberin)

Innerlich: bei jeder Art von Darminfektion/Dysenterie, insbesondere durch resistente Bakterien verursacht; auch bei Cholera (kombiniert mit Granatapfel-Fruchthaut oder Geranienwurzel oder Guave-Blättern/-Wurzel empfohlen), bei Giardiasis und blutigem Stuhl.
Äußerlich: bei infizierten Wunden, durch Bakterien und Pilze verursacht, bei Bindehautentzündung, Augeninfektionen und Trachom.
Mund, Rachen, Vagina: bei Schleimhautinfektionen durch Bakterien und Pilze als Tinktur, Spray oder Spülung/Dusche.

Wirkeigenschaften

Berberin stört die Anheftung von Bakterien (z.B. Streptokokken) an die Darmschleimhaut durch verschiedene Mechanismen (z.B. Komplexbildung von Bakterienoberfläche mit der Wirtszelle). Darüber hinaus hemmt es die Sekretion im Darm bei Cholerainfektion (um 70 Prozent), durch *E. coli* und andere Mikroorganismen. Berberin blockiert die Vermehrung von *E. coli*. Nicht nur Berberin, sondern auch andere Alkaloide sind gegen unterschiedliche Mikroorganismen wirksam. Sie wirken zudem synergistisch. Somit hemmen sie unterschiedliche Resistenzmechanismen von Bakterien. Der Alkoholextrakt der Mahonie (*Mahonia aquifolium*) erwies sich als wirksam gegen jeweils 20 Stämme koagulase-negativer Staphylokokken, Aknebakterien (*Propionbacterium acnes*) und Candida-Pilze. Die Mahonie ist deshalb zur lokalen Behandlung von Haut- und Schleimhautinfektionen sehr gut geeignet.
Weitere Berberin-Eigenschaften: schmerzlindernd, antibakteriell, antiseptisch, antientzündlich, antisekretorisch, durchfall-, amöben-, pilz-, krebshemmend, schweißtreibend, astringierend, fiebersenkend, Schleimhautstimulans/-tonikum/-entzündungshemmer.

Traditionelle Nutzung

Berberin-Pflanzen werden rund um den Globus ähnlich verwendet. Einziger Unterschied ist, dass *Corydalis*- und *Argemone*-Spezies Opiode oder opiodähnliche Stoffe enthalten, somit zur Schmerzlinderung geeignet sind. Im Vordergrund steht die Therapie von resistenten Darminfektionen mit schwerem Durchfall, von resistenten

Antibiotische Aktivität – Berberitze und Mahonie (Berberin)

Bakterien *Bacillus cereus/subtilis, Chlamydien, Corynebacterium diphtheriae, E. coli, Fusobacterium nucleatum, Mycobacterium tuberculosis, Propionbacterium acnes, Pseudomonas aeruginosa*, Salmonellen, Shigellen, *Staphylococcus aureus/epidermidis, Streptococcus mutans/pyogenes/sanguinis, Vibrio cholerae, Xanthomonas citri, Zoogloea ramigra*

Parasiten *Giardia lamblia, Entamoeba histolytica*, Leishmanien, *Trichomonas vaginalis, Trypanosoma cruzi*

Viren Dengue-Virus, Hepatitis-B-Virus, Herpes simplex 1 und 2, humaner Cytomegalie-Virus, West-Nile-Virus, Gelbfieber-Virus

Pilze Aspergillus, Candida, *Epidermophyton floccosum*, Malassezia, Microsporum, Trichophyton, *Cryptococcus neoformans*

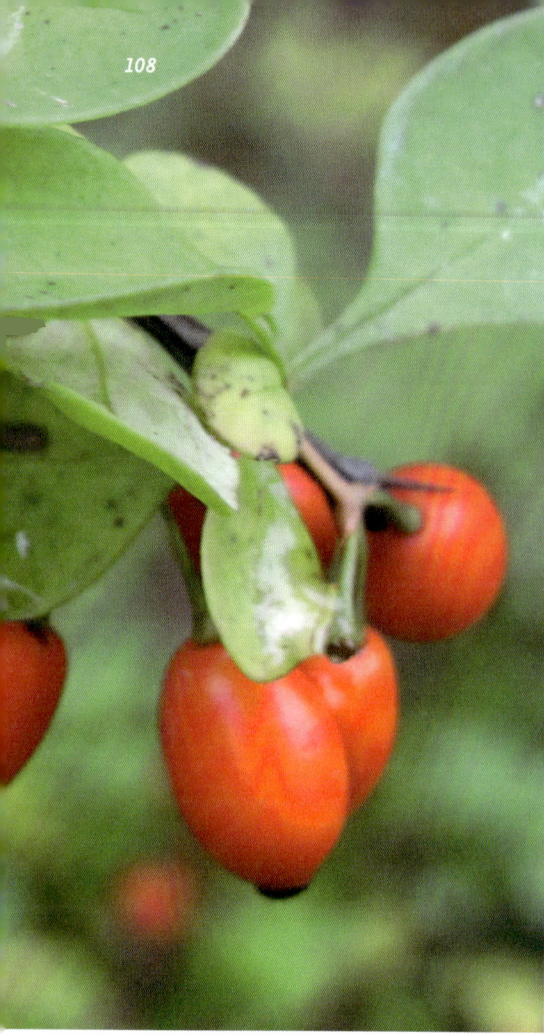

Die Beeren der Berberitze sind essbar, sehr vitaminreich und schmecken säuerlich.

Infektionen von Mund und Rachen sowie Hautinfektionen. Hier wirken alle Berberin-Pflanzen ähnlich gut. Traditionell setzt man die Berberitze und die Mahonie etwa als bitteres und als Schleimhaut-Tonikum, bei Hautentzündung und -infektion, bei Darmproblemen, Cholera, Darminfektion, Durchfall, Fieber, Krebs, „Blutunreinheit", Geschwüren, Fieber und Gicht ein. Im Ayurveda, in der chinesischen Medizin und im Westen sind Berberin-haltige Pflanzen seit Tausenden Jahren bekannt und Bestandteil der Kräutermedizin.

Wissenschaft

Die antimikrobielle Wirksamkeit von Berberin-Pflanzen (Berberin) ist in Hunderten von Laborstudien untersucht worden. Bekanntlich ist Berberin auf der Haut und den Schleimhäuten besonders wirksam, wird aber im Darm schlecht in das Blut aufgenommen. Alle Versuche, Berberin zu einer systemischen Substanz zu machen, sind bislang gescheitert. Dennoch wird Berberin häufig als systemisches Antibiotikum benutzt!

Die Stärke von Berberin ist die antibiotische Wirksamkeit gegen pathogene Keime an der Darmschleimhaut – ohne dass Berberin ins Blut gelangt. Viele Berberin-haltige Pflanzen können Multiresistenzen (MDR) rückgängig machen, hemmen Efflux-Pumpen resistenter Bakterien und wirken synergistisch mit Arzneimitteln.

Klinische Studien zeigten etwa, dass Giardiasis mit Berberitze vergleichbar gut geheilt werden kann wie mit Furazolidon und Metronidazol. Mehrere Studien wiesen nach, dass Berberitze bei Cholera und *E.-coli*-Infektion (ETEC) hochwirksam ist und schweren Durchfall oft innerhalb von 24 Stunden beseitigen kann. Auch bei Augenentzündung durch Chlamydien war Berberitze erfolgreich.

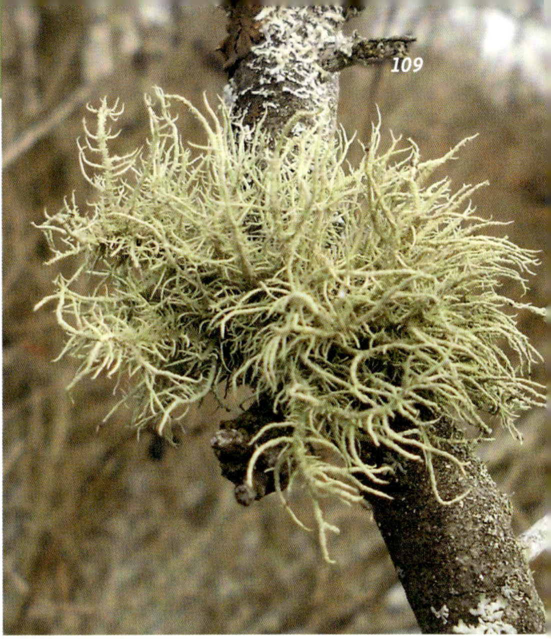

Flechten wie die Grubige Bartflechte *(Usnea hirta)* hängen bartähnlich von Bäumen herab.

Flechten/Usnea

Flechten *(Usnea)* gehören zur Familie der *Parmeliaceae*. Etwa 600 Usnea-Arten sind bekannt. Die geläufigsten sind *Usnea longissima*, die kleinere *Usnea hirta* (Grubige Bartflechte) und *Usnea barbata*. Flechten sind symbiotische Lebensformen zwischen einem Pilz (Mykobiont) und einem photosynthesefähigen Partner (Photobiont). Flechten erfüllen den aristotelischen Grundsatz im biologischen Sinn: Das Ganze ist mehr als die Summe seiner Teile. Aus jeder Flechtenart kann der natürliche antibiotische Wirkstoff Usninsäure gewonnen werden.

Herkunft und Erscheinungsbild

Flechten kommen weltweit vor. Sie wachsen langsam wuchernd auf Bäumen, sind langlebig und grau bis gelblich-grün gefärbt. Die strauchig buschige *Usnea hirta* kommt in Mitteleuropa sehr häufig vor und wächst auf Baumrinden, Nadel- oder Laubbäumen, bevorzugt mit saurer Borke. Sie ist nur an einer Stelle mit der Unterlage verwachsen. Äste werden bis zu 0,6 Millimeter dick.

Verfügbarkeit

Flechten können jederzeit geerntet werden; da sie jedoch leicht Schwermetalle absorbieren, sollten sie mit mindestens 100 Metern Abstand von Straßen, Fabriken oder schadstoffbelasteten Gegenden gesammelt werden.

Zubereitung und Anwendung

Für Arzneizubereitungen verwendet man die ganze Flechte. Polysaccharide in der Innenrinde der Flechte enthalten die immunstärkenden und antibakteriellen/-viralen Wirkstoffe, die durch Hitze gut extrahiert werden. Polysaccharide sind wasserlöslich, andere Stoffe inklusive der Usninsäure nicht. Für die Behandlung von Krankheiten (statt Wunden) wird die Tinktur empfohlen. Dazu muss die Pflanze gut gemahlen und gestößelt werden. Das Ergebnis ist ein grünliches Pulver (Außenhülle, Cortex) und ein Bündel weißer Fäden (Innenrinde, fadenförmiger Pilz).

- Wundpulver: Sie streuen gemahlene Usnea durch ein feines Sieb direkt auf Wunden oder mischen sie mit anderen Kräuterpulvern, um eine stärkere Wirkung zu erzielen.

- Tinktur: 1:5, 1 Teil Kraut und 5 Teile Flüssigkeit. Die Flüssigkeit sollte zu gleichen Teilen aus reinem Kornalkohol und Wasser bestehen. Flechtenpulver in einen Langsamkocher/Schongarer geben, Wasser zugeben, umrühren, die Breimasse bedecken und 48 Stunden langsam erhitzen. Dann so weit abkühlen lassen, dass Sie sich nicht die Finger daran verbrennen. Die Masse in ein hitzebeständiges Glas geben, den Alkohol noch bei Restwärme zugeben, Deckel aufsetzen und schütteln, zwei Wochen mazerieren lassen, dekantieren und Kraut abseihen, in eine Flasche abfüllen und lichtgeschützt lagern. 30–60 Tropfen bis zu viermal, im Akutfall 1 Teelöffel drei- bis sechsmal täglich.
- Als Dusch- oder Waschlösung: 15 Gramm Tinktur auf 0,5 Liter warmes Wasser geben, jeweils morgens und abends anwenden, etwa drei Tage lang.
- Als Waschlösung: Bei bakterieller Hautinfektion (Impetigo) die reine Tinktur oder eine 1:1 mit Wasser vermischte Tinktur direkt auf die Haut geben (Wattebällchen, Tuch), jeweils morgens und abends.
- Als Nasenspray: 10 Tropfen Tinktur in eine Nasensprayflasche mit 30 Millilitern Wasser geben, bei Infektionen der Nase und der Nebenhöhlen verwenden.
- Tee: 1 Teelöffel Kraut auf 200 Milliliter heißes Wasser geben, 20 Minuten ziehen lassen. Zur Vorbeugung oder Immunstimulation bis zu dreimal täglich trinken, im Akutfall bis zu 1 Liter pro Tag.

Verträglichkeit

Usnea wird während der Schwangerschaft nicht empfohlen, kann auch Kontaktallergien auslösen. Usninsäure wird als Mittel zur Gewichtsabnahme beworben. Das ist unsachgemäß. Als Monosubstanz und in hoher Dosis ist

Antibiotische Aktivität – Flechten (Usnea)

Grampositive Bakterien (resistent/nicht resistent) *Bacillus subtilis/megaterium, Bacteroiden, Clostridien, Corynebacterium diphtheriae, Enterococcus faecalis/faecium, Listeria monocytogenes, Micrococcus viridans, Mycobacterium tuberculosis, Staphylococcus aureus/simulans, Streptococcus faecalis/mutans/pyogenes*

Viren Herpes simplex, Polyoma-Virus, Junin-Virus, Epstein-Barr-Virus, Tacaribe-Virus

Parasiten *Trypanosoma cruzi, Echinococcus granulosus, Toxoplasma gondii*

Pilze Candida, Malassezia, *Microsporum gypseum, Trichophyton mentagrophytes/rubrum*

Usninsäure lebertoxisch. Als Kräutermedizin sind Flechten sehr sicher anzuwenden und gut verträglich. Usnea erhöht synergistisch die Wirksamkeit von Clarithromycin.

Inhaltsstoffe

Hauptwirkstoff von Flechten ist Usninsäure, mit Anteilen von 0,22 bis 6,49 Prozent. Mehr als 30 weiter bekannte Wirkstoffe sind enthalten, darunter stark antibakteriell wirksames Hirtusneanosid und Vulpinsäure. 50 Prozent der Pflanze bestehen aus wasserlöslichen Polysacchariden. Zudem können Flechten auch bioaktive Pilze als Mitbewohner haben.

Wirkeigenschaften

Usnea wirkt unter anderem schmerzlindernd, antibakteriell/-viral, pilzhemmend, antientzündlich, antiseptisch, antioxidativ, krebs- und parasitenhemmend, immunstimulierend und synergistisch, auch gegen bakteriellen Biofilm. Die Flechte ist stark wirksam gegen resistente und nicht resistente grampositive Bakterien, bei Vaginalinfektionen (als Spülung), Tuberkulose, Darm- und Halsentzündung, Pilzinfektionen der Haut, resistenten Bronchial- und Lungeninfektionen sowie bei Bindehautentzündung (als Augentropfen). Auch bei manchen gramnegativen Keimen wirkt Usnea antibiotisch: *Helicobacter pylori*, *E. coli*, *Yersinia enterocolitica* – Darminfektionen; *Proteus mirabilis* – Harnwegsinfekte.

Traditionelle Nutzung

Flechten werden weltweit traditionell zur Behandlung von Hautinfektionen, Abszessen (auch in der Tiermedizin), Infektionen der oberen Atemwege und Lungen, Vaginal- und Pilzinfektionen benutzt. Manchmal tränkt man die Flechte mit Knoblauchsaft, um die antibakterielle Wirkung zu verstärken. In der kräutermedizinischen Praxis liegt die Stärke von Usnea in der lokalen Wirksamkeit bei Infektionen mit resistenten Bakterien (als Dusch-/Spüllösung bei Harnwegsinfektionen).

- In Indien gedeihen etwa 30 Usnea-Arten, die auch im Ayurveda Verwendung finden.
- Die chinesische Medizin setzt Flechten ein, um Hitze im Körper und speziell aus der Leber abzuleiten. Indikationen sind Husten, Bindehautentzündung, Kopfschmerz, Karbunkel, Lymphknotentuberkulose. Die Pflanze gilt als fiebersenkend, schleimlösend, entgiftend, antientzündlich und schmerzlindernd.

Wissenschaft

Das ganze Kraut wurde bislang fast nur im Labor untersucht. Klinische Studien fehlen. Die meisten Studien haben sich mit dem isolierten Wirkstoff Usninsäure beschäftigt – um Arzneimittel zu entwickeln! Usnea/Usninsäure erwies sich als starkes Antioxidans, als topisch wirksam gegen Trichomonaden (Vaginitis) und bei Verbrennungen sowie als krebshemmend.

Honig

Zur Behandlung von antibiotikaresistenten Haut- und Wundinfektionen kann jede Art von biologischem Wildblumen-Honig verwendet werden. Als besonders gut antibakteriell wirksam gilt Manuka-Honig aus Neuseeland – Manuka ist eine Teebaumart. Die Anerkennung der Wirksamkeit von Honig bei resistenten bakteriellen Infektionen war überfällig und führte im vergangenen Jahrzehnt zu zahlreichen klinischen Studien, die die Anwendung in der Praxis prüften.

Tatsächlich wurde auch medizinischer Honig entwickelt, in der EU *(Medihoney)* oder in den Niederlanden *(Revamil)*. Medihoney wird aus dem Blütennektar von Myrtengewächsarten *(Leptospermum)* gewonnen und auch in deutschen Kliniken zur Wundversorgung eingesetzt. Dennoch – jeder biologische Wildblumenhonig ist genauso wirksam! Etwas Gelée royale verstärkt die Wirkung.

Verfügbarkeit

Achten Sie beim Einkauf darauf, dass der Bio-Wildhonig möglichst von einem Honigproduzenten aus Ihrer Region stammt. Bioläden, Reformhäuser und Feinkostgeschäfte sollten solche Produkte im Angebot haben. Forscher fanden heraus, dass jeder Honig von Bauernmärkten oder aus Bioläden empfehlenswert ist. Guter Honig enthält meist ein wenig Pollen, was ihn leicht trüb aussehen lässt.

Zubereitung und Anwendung

Honig kann direkt auf Wunden aufgebracht oder innerlich zur Immunstimulation, zur Stärkung der Gesundheit sowie zur Behandlung von Erkältungen, Grippe und Atemwegsinfektionen benutzt werden.

- Äußerliche Anwendung: Bei Verbrennungen (1., 2., 3. Grades), Hautgeschwüren und Wundliegen (Dekubitus), Hautwunden und seborrhoischem Ekzem dick auftragen und mit einem sterilen Verband

Antibiotische Aktivität – Honig

Bakterien (resistent/nicht resistent) Acinetobacter, *Bacillus subtilis/stearothermophilus*, *Burkholderia cepacia*, *E. coli* (O157:H7), Enterokokken (Vancomycin-resistent), ESBL-Bakterien, *Haemophilus influenzae*, *Helicobacter pylori*, Klebsiellen, *Listeria monocytogenes*, *Micrococcus luteus*, *Morganella morganii*, Mykobakterien, Proteus, *Pseudomonas aeruginosa*, Salmonellen, Shigellen, Staphylokokken (MRSA, koagulasenegativ), Streptokokken

Viren Herpes-simplex-Virus, Röteln-Virus

Pilze Aspergillus, Candida, Malassezia, Trichosporon

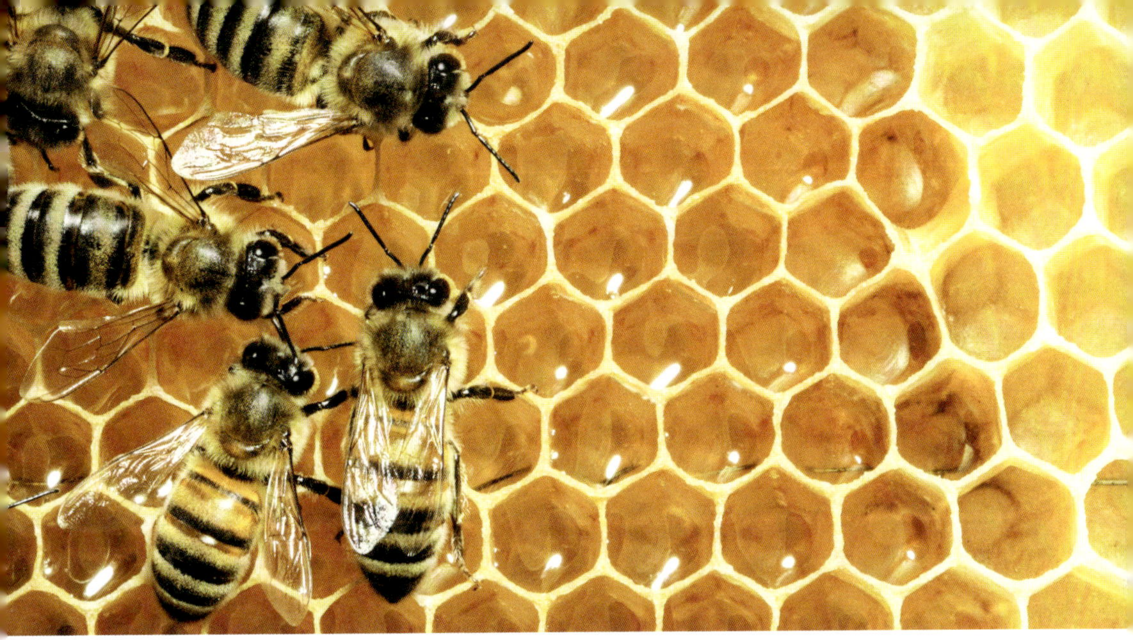

Honig ist die Nummer eins der lokal wirksamen grünen Antibiotika. Jeder Wildblumenhonig, bevorzugt in Bio-Qualität und aus regionaler Produktion, ist empfehlenswert und eignet sich zur Wundbehandlung.

bedecken. Verband ein- bis zweimal täglich wechseln. Grind/Eiterflechte (Impetigo) mit verdünntem Honig zweimal täglich waschen.

- Innerliche Anwendung: Zur Vorbeugung 1 Esslöffel Honig unverdünnt oder im Tee dreimal täglich einnehmen. Im Akutfall 1 Esslöffel Honig stündlich oder 1 Esslöffel Honig im Tee sechs- bis zehnmal täglich einnehmen. Erkältungs-Grippe-Tee: 2 Esslöffel Ingwersaft, Saft von 1 Limettenviertel, 1 Prise Cayennepfeffer, 1 Esslöffel Honig und heißes Wasser.

Verträglichkeit

Bei äußerlicher Anwendung gibt es keine Nebenwirkungen. Bei Bienengift-Allergie kann es zu leichten bis schweren allergischen Reaktionen kommen.

Inhaltsstoffe

Die Konsistenz von Honig ist dickflüssig bis fest, zum Teil auch kristallisiert. Hauptinhaltsstoffe sind Wasser (15–20 Prozent) und Zucker, davon Fruchtzucker (Fructose: 27–44 Prozent) und Traubenzucker (Glucose: 22–40 Prozent). In geringer Menge kommen Saccharose, Maltose, Melezitose, weitere Di- und Oligosaccharide, Pollen, Mineralstoffe, Proteine, Enzyme, Aminosäuren, Vitamine, Farb- und Aromastoffe vor.

Antientzündliche Wirkungen von Honig werden von Polyphenolen/Flavonen (Chrysin, Quercetin, Myricetin, Kaempferol, Ellag-, Gallus-, Kaffeesäure) vermittelt. Inhibine gelten als Wirkfaktor bei resistenten Keimen. Honig enthält mehr als 75 Komponenten. Viele davon sind bislang noch nicht identifiziert worden.

Wirkeigenschaften

Honig wirkt stark antibiotisch gegen alle bekannten Formen resistenter Bakterien bei Haut- und Wundinfektionen – insbesondere ist er hocheffizient gegen bakterielle Biofilme. Zudem hat Honig antiallergische, krebs- und pilzhemmende, antientzündliche, antivirale, immunstimulierende und kräftigende Eigenschaften. Honig fördert die Abheilung von Wunden, Magengeschwüren und hilft bei bakterieller Gastritis und Zahnfleischentzündung, schützt vor Zahnbelag, erleichtert die Wundtoilette, weicht entzündetes Gewebe auf und wirkt als Wundschutz, stimuliert die Haut- und Muskelregeneration.

Traditionelle Nutzung

Honig war, ist und bleibt die Nummer eins, wenn es um Wundheilung geht. Alle antiken Hochkulturen der Welt kannten die Heilkraft von Honig, vor allem die äußerliche Anwendung bei Wundinfektionen. Die Inschrift einer sumerischen Tontafel vor 4.000 Jahren erwähnt Honig. Die altägyptische/-römische, ayurvedische und chinesische Medizin kannten das Heilmittel Honig, ebenso die Klostermedizin des Mittelalters.

Wissenschaft

Mehr als 30 klinische Studien haben sich bislang mit der Anwendung von Honig bei Infektionen durch Antibiotika-resistente Keime beschäftigt. Honig erwies sich meist als genauso wirksam wie medizinische Wundgels – Honig schnitt vielfach besser ab, was die Abheilungsdauer betraf. Bei Mund- und Genitalherpes war Honig der Anwendung von Aciclovir überlegen. Als Nahrungsmittel stärkt Honig das Immunsystem bei Kindern, die Gesundheit und Vitalität. Im Labor erwies sich eine Lösung, die nur vier Prozent Honig enthielt, bereits als antibakteriell wirksam. Die Datenbank PubMed listet mehr als 2.700 Studien, die sich mit Honig beschäftigen (Stand: Januar 2022).

Indikationen – Honig

Infizierte Hautwunden: Schnitt, Abschürfung, Bein-/Hautgeschwüre, diabetischer Fuß, Gangrän, Weichteilgeschwüre, postchirurgische Wundinfektion, Wundliegen (Dekubitus), Verbrennungen (Grad 1 bis 3), Furunkulose, Abszesse, Bindehautentzündung, Strahlenschäden, Zahnfleischentzündung, Gastritis/Duodenitis (*Heliobacter-pylori*-Infektion)

Infektionsprophylaxe: äußerlich an Sonden-/Katheter-Austrittsstellen mit Honig bestreichen, Anwendung bei allen medizinischen Instrumenten, die in den Körper eingeführt werden

Wacholder

Der Gemeine Wacholder (*Juniperus communis*) gehört zur Familie der Zypressengewächse (*Cupressaceae*) und ist eine in Mitteleuropa (etwa in der Lüneburger Heide) frei vorkommende Art (weltweit ca. 70 Arten). Geläufige Namen sind auch Machandelbaum, Reckholder oder Feuerbaum. Wacholder gedeiht als Strauch- und Baumgewächs.

Herkunft und Erscheinungsbild

Der Gemeine Wacholder bevorzugt die nördliche Hemisphäre, und er ist das am weitesten verbreitete Nadelgehölz. Bestimmte Arten sind bis in Höhenlagen von 4.000 Metern anzutreffen. Er wächst auf trockenen, sandigen oder steinigen Standorten und Moorflächen, in lichten Wäldern und auf Magerwiesen. Wacholder liebt das Licht. Alle Wacholder-Spezies können medizinisch genutzt werden. Wacholder ist auch eine geschätzte immergrüne Zierpflanze in Gärten.

Er wächst als aufrechter Strauch oder kann als Baum eine Höhe von bis zu 18 Metern erreichen, mit einem Stammdurchmesser von fast einem Meter.

Die Borke ist grau bis rotbraun gefärbt. Nadelförmige Blätter befinden sich an Zweigen mit Gelenk. Die Nadeln sind scharf zugespitzt, was dem Fraßschutz dient und Regenwasser kondensiert.

Von April bis Juni ist Blütezeit. Männlicher Wacholder hat gelbliche Blüten. Nach der Bestäubung dauert es drei Jahre, bis sich reife beerenförmige Zapfen gebildet haben, die Samen enthalten (4 bis 5 Millimeter groß, mit knochenharter Schale). Wacholder bildet tiefe Wurzeln mit Wurzelpilz. Ein Baum kann bis zu 600 Jahre alt werden.

Verfügbarkeit

Obwohl die Beeren Samen enthalten, benutzt man in der Regel Setzlinge, die einen gut gewässerten Boden schätzen. Nadelblätter, Borke, Wurzeln und Stammholz können zu jeder Zeit geerntet werden. Im ersten Jahr sind die Beeren grün und sollten nach dem ersten Frost gesammelt werden. Im zweiten Jahr sind die Beeren bläulich-purpurfarben. Medizinisch nutzbare Beeren sind in jedem Fall purpurfarben. Wenn sich Wacholderbäume in Ihrer Nähe finden, können Sie die Beeren selbst ernten. Andernfalls sind Wacholderbeeren auch im Kräuterhandel verfügbar.

Zubereitung und Anwendung

Meist verwendet man die Beeren und Nadelblätter. Aber auch Borke, Stamm- und Wurzelholz enthalten bioaktive Stoffe. Die Inhaltsstoffe von Wacholder sind gut alkohollöslich. Von Beeren macht man eine Tinktur oder isst sie. Von Nadelblättern kann man einen wässrigen Auszug machen, Alkohol ist allerdings wirksamer.

Beeren werden bei Harnwegsinfekten, Beeren und Nadeln bei Atemwegs- oder Darminfektionen empfohlen. Stammholz, Wurzeln, Borke, Beeren oder Nadeln benutzt man bei Hautinfektionen und infektionsbedingten Verdauungsstörungen. Das ätherische Öl ist zur Behandlung von Infektionen der oberen Atemwege geeignet.

- Tinktur: 1:5, 75 % Alkohol – 5–20 Tropfen, bis zu dreimal täglich.
- Aufguss: 100–150 Gramm zerkleinerte oder gepulverte Nadeln als Standard-Teezubereitung. Drei- bis sechsmal täglich.
- Dekokt: 30 Gramm Kräuterdroge pro 1 Liter Wasser. 30 Minuten kochen, anschließend abkühlen und über Nacht bedeckt ziehen lassen. Das Dekokt eignet sich zur Waschung von Wunden sowie zur Vorbeugung und Behandlung von infizierten Wunden.
- Beeren: Bei Magenproblem wird empfohlen, täglich 1–5 Beeren zu essen, etwa zwei Wochen lang.
- Pulver: Jeder Teil der Pflanze kann allein oder als Additivum zu Wundpulvern zur Heilung oder Vorbeugung von Wundinfektionen eingesetzt werden.
- Dampfinhalation: Sie benutzen Nadeln und Beeren. Wacholdernadeln können Sie direkt auf den heißen Stein in der Sauna legen oder als Wacholdertee aufgießen. Bei Atemwegsinfektionen eignet sich Wacholdertee auch zur Dampfinhalation.
- Ätherisches Öl (*Aetheroleum Juniperi*): Es wird durch Wasserdampfdestillation aus reifen, getrockneten Wacholderbeeren gewonnen. 8–10 Tropfen Wacholderöl auf 30 Milliliter Wasser in eine Nasensprayflasche geben, vier- bis sechsmal täglich anwenden (vor Gebrauch gut schütteln) oder einige Tropfen auf heißes Wasser zur Dampfinhalation bei Erkältung geben.

Verträglichkeit

In fast jedem Kräuterbuch wird vor toxischen Wirkungen von Wacholder auf die Nieren gewarnt und eine Nierenerkrankung als Kontraindikation angegeben. Offenbar entstand diese Ansicht in der zweiten Hälfte des 19. Jahrhunderts, wo man große Dosen des ätherischen Öls Tieren verabreicht hatte. Entgegen der gängigen Meinung beobachtete man in Tierstudien sogar

Antibiotische Aktivität – Wacholder

Bakterien Alkoholextrakte von Wacholder sind gegen 57 Stämme von 24 Bakterienarten folgender Gattungen wirksam: Acinetobacter, Bacillus, Brevundimonas, Brucella, Enterobacter, Micrococcus, Pseudomonas, Staphylococcus (inklusive resistente Stämme), Xanthomonas

Viren Herpes-simplex-1-Virus, SARS-Coronavirus

Pilze 11 Candida-Spezies

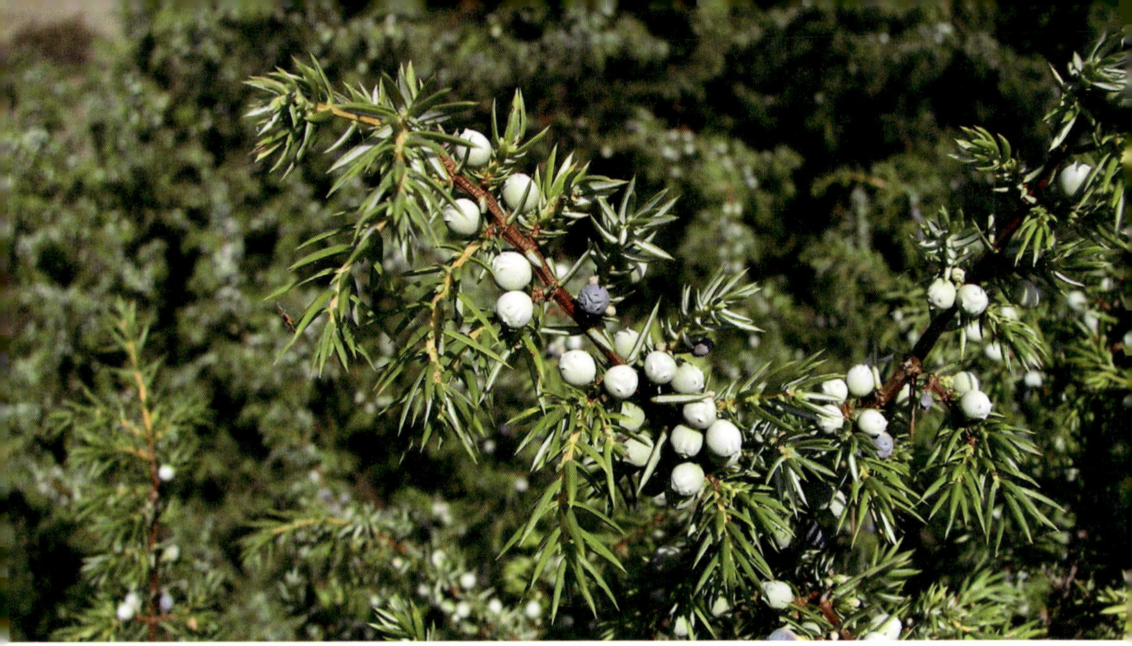

Bereits Hildegard von Bingen (12. Jh.) empfahl Wacholder: „Nimm ... seine grünen Zweiglein und koche sie in Wasser ... und bade darin oft, und es mindert die verschiedenen und üblen Fieber in dir."

nierenschützende Wirkungen von Wacholder. Zudem setzten Naturheiler Wacholder traditionell auch bei entzündlichen Nierenerkrankungen ein. Aufgrund von Erfahrungen in der Anwendung sowie wissenschaftlicher Erkenntnisse gibt es derzeit keinen Grund mehr dafür, Nierenerkrankungen nicht mit Wacholder zu behandeln. Auch nierenreizende Wirkungen sind nicht hinreichend belegt.

Gelegentlich kann es dosisabhängig bei Anwendung von ätherischem Öl zu leichtem Durchfall kommen, der nach Absetzen des Öls verschwindet. Das Öl sollte möglichst nicht innerlich, sondern nur zur Dampfinhalation oder Aromatherapie verwendet werden.

Die Anwendung von Pflanzenteilen und Beeren hat keine Nebenwirkungen. Darüber hinaus ist eine sinnvolle Behandlung mit Wacholder in der Regel nur kurzfristig, etwa bei Harnwegsinfekten. Interaktionen mit Arzneimitteln sind nicht bekannt. In der Schwangerschaft wird von Wacholder abgeraten.

Inhaltsstoffe

Im Wacholder wurden bis zu 100 verschiedene Substanzen identifiziert. Hauptbestandteile aller Wacholderarten sind Monoterpen-Kohlenwasserstoffe, die hochgradig bioaktiv und stark antimikrobiell wirksam sind.

Wirkeigenschaften

Wacholder gilt als antibakteriell (Biofilmbildung), antiviral, antimikrobiell, pilzhemmend, antientzündlich, krebs- und schmerzhemmend, antiseptisch, antirheumatisch, blähungshemmend, entwässernd, blutzucker-/blutfettsenkend und antioxidativ wirksam.

Traditionelle Nutzung

Wacholder und Immergrüngewächse sind in allen Kulturen weltweit traditionell zum Zweck der physischen, emotionalen und spirituellen Reinigung benutzt worden – etwa für Schwitzbäder oder in der Sauna, zur Unterstützung von Heilprozessen. Zudem nutzte man den hohen Vitamin-C-Gehalt frischer Triebe, um Skorbut (Vitamin-C-Mangelerkrankung) zu heilen.

- Ayurveda: In Indien finden fünf Wacholder-Spezies Verwendung, am häufigsten der Gemeine Wacholder (Sanskrit: *hapusha*). In der Regel werden die Beeren medizinisch verwendet, gelegentlich auch Holz und Blätter. Wacholder gilt als aromatisch, blähungshemmend, stimulierend, emmenagog, verdauungsfördernd, stark antibakteriell und entwässernd. Indikationen sind Harnabflussstörungen, Nierenentzündung, Bauchwassersucht, Husten und Lungenkrankheiten, Fieber, Gonorrhoe, Arthritis, Tuberkulose, Diabetes, Verdauungs- und Appetitstörungen.
- Chinesische Medizin: In China gibt es 23 Wacholder-Arten (gekennzeichnet mit der Endsilbe *bai*). Traditionelle Indikationen sind Erkältung, Blutung und chronisch obstruktive Lungenerkrankungen. Man benutzt Wacholder auch als Tonikum bei Krämpfen, zur Entgiftung des Blutes, bei Leberentzündung, Schleimüberproduktion und Kongestion.
- Westliche Medizin: Die indigenen amerikanischen und die asiatischen Kulturen benutzten Wacholder bei ähnlichen Indikationen: Durchfall, Erkältung, Grippe, Geschwüre, Vaginalinfektionen, Menstruationsstörungen oder Wurmbefall. Wacholder war primäre Tuberkulose-Medizin und wurde zur Desinfektion von Räumen nach der Genesung von Patienten benutzt. Außerdem wurde er bei entzündlichen Nierenerkrankungen und Hautinfektionen verwendet.

Wissenschaft

Es gibt nur wenige Studien über Wacholder, dafür umso mehr über einzelne Komponenten und ihre antimikrobielle Aktivität. Laborstudien ergaben, dass Stammholz genauso antibiotisch wirksam ist wie Streptomycin, Blätterextrakt genauso wirksam wie Amphotericin B sowie gegen resistente Staphylokokken (Hemmung der NorA-Efflux-Pumpe) arbeitet und gegen Bacillus-Bakterien genauso wirksam ist wie Ampicillin und Erythromycin. Im Tierversuch schützte Wacholderöl vor Nierenschäden durch Tacrolimus, wirkte auch leberschützend. Wacholderextrakt erwies sich als gutes Wurmmittel. Immergrünpflanzen enthalten Totarol, das stark antibiotisch auf zahlreiche Mikroorganismen wirkt, darunter auf gramnegative Bakterien und Parasiten. Bei resistenter Harnwegsinfektion ist Wacholder das Mittel der Wahl.

Systemisch wirksame Kräuter

In Zeiten epidemisch drohender oder bereits etablierter Antibiotikaresistenz kann die Bedeutung systemisch (also über die Blutbahn) wirksamer, pflanzlicher Antibiotika kaum überschätzt werden. Bei Infektionen durch multiresistente Keime könnten solche grünen Antibiotika für Betroffene sogar die letzte Hoffnung auf Heilung sein. Oder wie soll man damit umgehen, wenn Ärzte erklären: „Bei Ihnen sind wir mit unserem Latein am Ende – wir haben kein Antibiotikum mehr, das bei dieser multiresistenten Infektion wirkt!"

Resistente Keime wie MRSA können sich über die Blutbahn im ganzen Körper ausbreiten. Sie können Organe befallen und von innen therapieresistente Haut-Weichteil-Geschwüre verursachen – immer häufiger müssen deshalb Gliedmaßen amputiert werden. Systemisch wirksame pflanzliche Antibiotika gehören zu den wenigen Optionen bei antibiotikaresistenten Infektionen.

Nach derzeitigem Wissen und Erfahrungen in der Praxis eignen sich die fünf hier vorgestellten Heilpflanzen besonders gut zur systemischen Behandlung von Infektionen durch resistente Mikroorganismen: *Alchornea* (Wolfsmilchgewächse), Beifuß *(Artemisia)*, *Cryptolepis* (Hundsgiftgewächse), *Sida* (Malvengewächse) und Zweizahn *(Bidens)*.

Alchornea

Alchornea cordifolia gehört zur Familie der Wolfsmilchgewächse *(Euphorbiaceae)*. Es soll etwa 60 Arten geben, sechs davon ausschließlich in Afrika.

Herkunft und Erscheinungsbild

Alchornea cordifolia ist überwiegend im tropischen Zentralafrika (Senegal, Kenya, Tansania, Südafrika, Angola) heimisch.

Die Pflanze wächst als weitläufiger Strauch oder kleiner Baum bis zu sieben Meter hoch. Sie bevorzugt Sekundärwald, Flussufer und Marschlandschaften, kommt aber auch auf trockenen Böden bis in Höhenlagen von 1.500 Metern vor. Sie liebt saure Böden und wirkt regenerierend auf ausgelaugte Erde.

Verfügbarkeit

Zweigschnitt wurzelt zuverlässig innerhalb von einigen Monaten. Die Aufzucht mit Samen ist schwieriger. Sie keimen nur mit Vorbehandlung innerhalb von bis zu drei Monaten. *Alchornea cordifolia* kann jederzeit geerntet werden. Bevorzugen Sie gesunde Blätter. Normalerweise erntet man Wildpflanzen, da sie weitverbreitet und sehr hartnäckig sind. Einmal angewachsen, wird man sie kaum mehr los. Alchornea wird bislang noch nicht kultiviert.

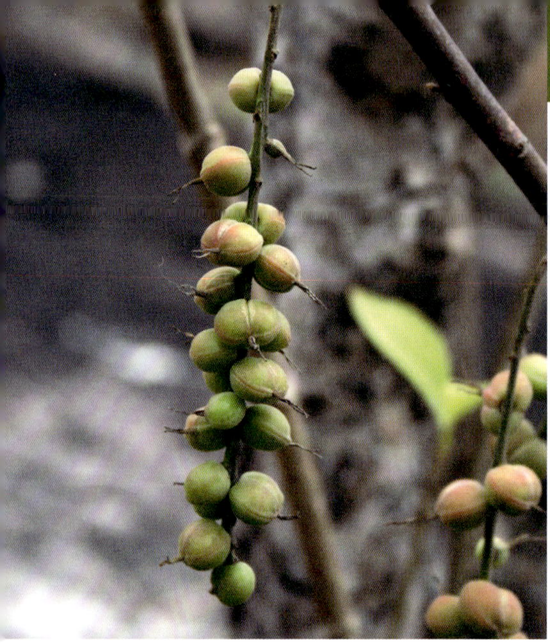

Alchornea cordifolia ist in Afrika heimisch und wird dort traditionell intensiv medizinisch genutzt.

Die Pflanze ist im Westen nicht leicht zu bekommen (als Tinktur z. B. bei www.kraeuterschulte.de). Man könnte sie aber leicht selbst ziehen. Samen sind beim „Nationalen Waldsamen-Zentrum Burkina Faso" verfügbar (www.cnsf.gov.bf). Keinesfalls sollten Sie die im Internet als gleichwertig beworbene *Alchornea castaneifolia* verwenden: Es ist wenig bekannt über diese Art – und die Wirksamkeit bei resistenten bakteriellen Infektionen ist unzuverlässig.

Zubereitung und Anwendung

Meist benutzt man die Blätter. Aber auch die Baumrinde, das Mark, die Wurzelrinde, Wurzeln und Früchte können verwendet werden. Tee, Tinktur und Pulver sind übliche Zubereitungen.

- Tee: 200 Gramm Kräuterdroge in 1 Liter Wasser 20 Minuten kochen, abseihen, alle 4 Stunden 2–3 Tassen Tee trinken. Nach etwa 3 Stunden werden die Wirkstoffe resorbiert, mit Spitzenwerten im Blut 1 bis 2 Stunden später. Etwa 4 Stunden sind die Wirkstoffe im Blut nachweisbar. Bei Augeninfektionen 1–3 Tropfen kalten Tee alle 3–4 Stunden ins Auge geben.
- Tinktur: 1:5, 50 % Alkohol – 1/4 Teelöffel Tinktur alle 4 Stunden.
- Pulver: bei Wunden und infizierter Haut nach Bedarf auf betroffene Stellen streuen.

Verträglichkeit

Nebenwirkungen und toxische Effekte sind nicht bekannt. Hohe Dosierungen können zentralnervös sedativ oder depressiv wirken. Interaktionen mit Arzneimitteln sind nicht bekannt. Bei

Antibiotische Aktivität – Alchornea

Bakterien *Bacillus subtilis, Escherichia coli (EHEC), Helicobacter pylori, Klebsiella pneumoniae, Proteus mirabilis/vulgaris, Salmonella typhi/enteritidis, Shigella flexneri, Staphylococcus aureus, Streptococcus pyogenes*

Parasiten *Babesia, Entamoeba histolytica*, Plasmodium, *Trypanosoma brucei*

Pilze *Aspergillus niger, Candida albicans*

Anwendung von Antidepressiva oder Beruhigungsmitteln wird von Alchornea abgeraten.

Inhaltsstoffe

Alchornea cordifolia enthält Terpene, Sterole, Flavonoide, Tannine, Kohlenhydrate, Glycoside, Saponine und Alkaloide, darüber hinaus Alchorneine, Alchornine und Alchornidine, Guanidin-Alkaloide, Gentisinsäure, Ellagsäure, Hyperoside, Quercitrin, Daucosterol, Betasitosterol, Fettsäuren und zahllose weitere Komponenten.

Wirkeigenschaften

Man kennt folgende Wirkeigenschaften: blutbildend, antibakteriell/-viral, antientzündlich, antimikrobiell, antioxidativ, antiseptisch, bronchospasmolytisch, Wurm-, Malaria-, Amöben-, Parasitenmittel sowie pilz-/krebshemmend.

Indikationen – Alchornea

- Sichelzellanämie, Fieber
- Schlafkrankheit
- Durchfall, Darminfektion
- Augeninfektionen (Konjunktivitis)
- Harnwegsinfektionen
- Infizierte Wunden
- Malaria
- Systemische Staphylokokken-Infektion (auch MRSA)
- Infektionen durch resistente grampositive und gramnegative Erreger (systemisch, Darm)

Traditionelle Nutzung

Dort, wo die Pflanze in Afrika vorkommt, wird sie intensiv genutzt. Man verwendet Alchornea als Augenbad bei Infektionen, als Wurmmittel und bei Hautkrankheiten. Alchornea gilt als antientzündlich, blähungshemmend, entwässernd, emmenagog wirksam. Zudem ist sie ein Blutreiniger, ein Tonikum und hat krebshemmende Eigenschaften. Im Ayurveda ist die Pflanze unbekannt, ebenso in der chinesischen Medizin und im Westen.

Wissenschaft

Laborstudien zeigten, dass Alchornea bei 15 MRSA-Isolaten wirksam und auch gegen *Pseudomonas aeruginosa* stark aktiv ist. Vergleichstests ergaben, dass gering konzentrierte Alchornea vergleichbar oder besser wirkt als Gentamicin und Ampillicin, gegen *E. coli*, *Pseudomonas aeruginosa* und *Staphylococcus aureus*. Tierversuche bestätigten die Anti-MRSA-Effizienz von Alchornea. Die Tinktur war niedrig dosiert gegen alle getesteten Fadenpilze und gegen 71 von 74 Mikrobenstämmen bioaktiv. Bei infektiösen Darmerkrankungen kommt der hohe Wirkungsgrad durch einen Dreifachsynergismus von Alchornea-Inhaltsstoffen zustande. Zudem war Alchornea hochwirksam gegen Blutparasiten. In Ghana wird Alchornea als Antiasthmatikum verwendet. Eine Tierstudie ergab, dass die Pflanze genauso wirksam als Bronchodilatator ist wie inhalatives Isoprenalin.

Beifuß

Der Einjährige Beifuß (*Artemisia annua*) gehört zur Familie der Korbblütler (*Asteraceae*). Man kennt etwa 400 *Artemisia*-Arten. Von allen Arten enthält *Artemisia annua* am meisten Artemisinin, das ein starker systemischer Wirkstoff gegen Blutparasiten ist (insbesondere Malaria-Plasmodien). Beifuß ist die Nummer eins der systemisch wirksamen pflanzlichen Antibiotika gegen Parasiten im Blut.

Herkunft und Erscheinungsbild

Die einjährige krautige Pflanze ist in sommerwarmen Regengebieten Eurasiens einheimisch, von China über Nordindien bis nach Südosteuropa. Selten findet man den Einjährigen Beifuß auch in Österreich (Niederösterreich, Wien, Salzburg) und in Südtirol. In Deutschland hat man Populationen entlang der Elbe beobachtet. Die Pflanze bevorzugt nährstoffarme trockene Böden und Straßenränder oder verwilderte Gärten als Standorte. Ihr Artemisinin-Gehalt ist um 20 Prozent höher, wenn sie auf kaliumarmem Boden wächst.

Das Gewächs entwickelt sich ausladend buschig mit sellerieartigen Blättern. Der Stängel ist meist kahl. Es kann bis zu zwei Meter in die Höhe wachsen und duftet aromatisch. Im Spätsommer blüht Beifuß mit gelbgrünen, körbchenförmig angeordneten Blütenständen.

Verfügbarkeit

Einjährigen Beifuß kann man als Zimmerpflanze leicht mit Samen ziehen. Sie werden im Herbst im Freien oder innen vor dem letzten Frost gesät. Beifuß liebt gut belüftete Erde und Licht. Einmal gezogen, sorgt die Pflanze selbst für Nachwuchs. Die Ernte von Blüten und Blättern ist kurz nach der Blüte. Im Herbst ist der Artemisinin-Gehalt besonders hoch. Je länger man wartet, desto mehr Artemisinin erhält man. Man lässt die Pflanzenteile eine Woche in der Sonne, anschließend an einem dunklen Ort trocknen. Hybrid-Züchtungen mit höherem Artemisinin-Gehalt, die sich aber schlecht fortpflanzen, sind im Fachhandel verfügbar (z.B. www.anamed.org). Dazu gibt es auch Informationen insbesondere zur Anwendung bei Malaria. Samen werden im Online-Handel angeboten (z.B. www.horizonherbs.org). Die Kräuterdroge und Supplement-Präparate sind im Fachhandel erhältlich.

Arzneidroge/Zubereitung/Anwendung

Die oberirdischen Pflanzenteile inklusive Blüten haben den höchsten Artemisinin-Gehalt. Die ganze Pflanze ist medizinisch stärker wirksam als der isolierte Wirkstoff Artemisinin. Hauptanwendungsgebiet von Artemisia ist Malaria. Die empfohlene Wirkdosis von Artemisinin bei Malaria ist 500–1.000 Milligramm am ersten Tag, anschließend zwei bis vier oder mehr Tage 500 Milligramm täglich. Dann sollte der Parasit aus dem Blut verschwunden sein. Bei 400 Milligramm pro Tag (fünf Tage) beträgt die Rückfallquote knapp 40 Prozent, bei 800 Milligramm nur drei Prozent.

Möglicherweise ist folgende Strategie am effektivsten: 800 bis 1.200 Milligramm täglich für fünf bis sieben Tage – Wiederholung derselben Therapie nach zwei Wochen. Je länger Artemisinin eingenommen wird, desto mehr nimmt die Bioverfügbarkeit im Blut ab – am siebten Tag nur noch 24 Prozent des anfänglichen Wirkspiegels.

Die Frischpflanze ist am stärksten wirksam. Pflanzenteile sollten niemals gekocht werden. Als Auszugsmittel ist Fett hilfreich. Getrocknet bleibt die Pflanze antiparasitär wirksam, verliert aber ihre antioxidative Potenz. Dosierung und Dauer der Anwendung sind zu beachten. Die Traditionelle Chinesische Medizin benutzt einen Niedrigtemperaturaufguss und Frischpflanzensaft – mit gutem Erfolg.

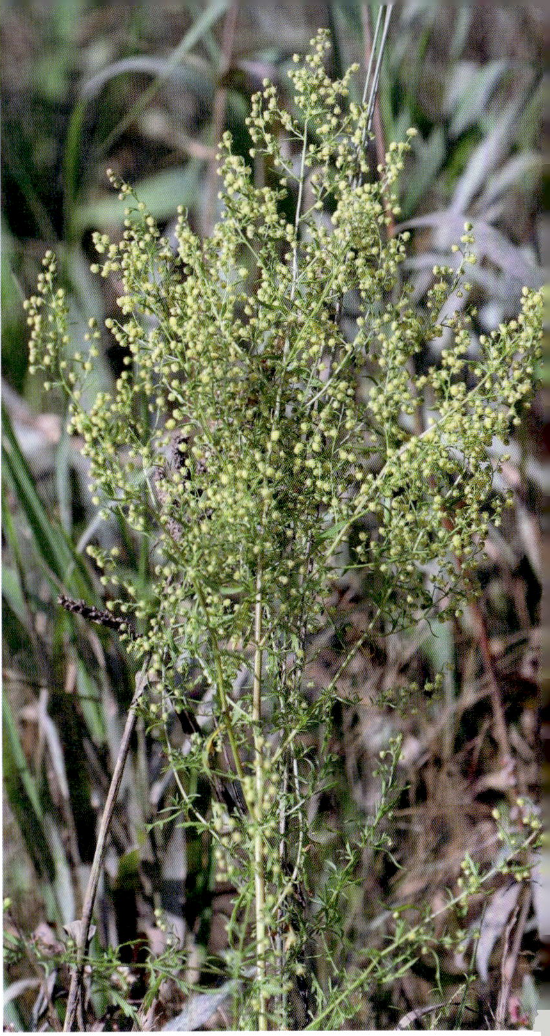

Beifuß (*Artemisia annua*) ist gegen Malaria genauso wirksam wie moderne Medikamente.

- Frischpflanzenaufguss bei Malaria: 100 Gramm frische Blüten und Blätter klein schneiden und mit 2 Tassen heißem Wasser übergießen, bedeckt 12 Stunden ziehen lassen, abseihen und auswringen, täglich für etwa sieben Tage trinken. Die Anwendung wird nach zwei Wochen wiederholt, um verbliebene Malariaerreger aus dem Blut zu entfernen.
- Frischpflanzensaft bei Malaria: Frische Pflanzenteile entsaften, für etwa sieben Tage 1 Esslöffel Frischpflanzensaft täglich einnehmen. Die Anwendung nach zwei Wochen wiederholen. Der Saft wird durch Zugabe von 20 Prozent Alkohol stabilisiert. Frischpflanzensaft ist 6- bis 17-mal wirksamer als reines Artesimisinin. Saft und Tinktur sind die wirksamsten Zubereitungen.

- Trockenkrautaufguss bei Malaria: 1 Liter heißes Wasser über 100 Gramm getrocknetes Kraut (Blätter und Blüten) gießen, bedeckt 12 Stunden ziehen lassen, abseihen und etwa eine Woche lang täglich trinken. Anwendung nach zwei Wochen wiederholen. Durch Wasser werden etwa 25 Prozent des enthaltenen Artemisinins extrahiert.
- Milchaufguss bei Malaria: 1 Liter heiße Vollmilch über 100 Gramm frisches oder getrocknetes Beifußkraut gießen, bedeckt 4 Stunden ziehen lassen. Milchfett ermöglicht die Extraktion von 80 Prozent des enthaltenen Artemisinins.
- Tinktur bei Malaria: Frisches Kraut klein schneiden und abwiegen, die zweifache Menge reinen Kornalkohol (z.B. 30 Gramm Kraut plus 60 Milliliter Alkohol) zugeben und zwei Wochen stehen lassen. Anschließend die Flüssigkeit auspressen – 1 Esslöffel sieben Tage lang zweimal täglich anwenden. Die Anwendung nach zwei Wochen wiederholen, um verbliebene Malariaerreger aus dem Blut zu entfernen.

Verträglichkeit

Etwa jeder vierte Anwender von Artemisia berichtet über leichten Schwindel, ohne Erbrechen. Benommenheit, Tinnitus, Juckreiz und leichte Bauchschmerzen kommen gelegentlich vor. Artemisinin selbst verursacht bei etwa vier Prozent der Anwender Magen-Darm-Probleme, Appetitstörungen, Schwindel, Krämpfe, Durchfall und Erbrechen.

Bei Pflanzenaufgüssen sind die Nebenwirkungen geringer ausgeprägt. Sehr hohe Dosierungen (5.000 Milligramm pro Tag für drei Tage) können Leberentzündung verursachen. In der Schwangerschaft wird von Artemisia/ Artemisinin abgeraten, vor allem im ersten Drittel.

Einjähriger Beifuß enthält wie viele Heilpflanzen synergistische Stoffe, die die antimikrobielle Wirksamkeit potenzieren, beispielsweise von Berberin und Norfloxacin. Artemisinin verursacht keine Aktivierung von Leberenzymen. Arzneimittelinteraktionen von Artemisia mit Omeprazol (Magensäurehemmer) kommen gelegentlich vor.

Antibiotische Aktivität – Beifuß

Parasiten Babesia, *Clonorchis sinensis*, *Eimeria acervulina/tenella*, *Fasciola hepatica*, Leishmania, *Neospora caninum*, *Opisthorchis viverrini*, Plasmodium, Schistosoma, *Toxoplasma gondii*, Trypanosoma
Viren Boviner Durchfall-Virus, Epstein-Barr-Virus, Hepatitis-B- und -C-Virus
Pilze Dermatophyten

Inhaltsstoffe

Bislang wurden mehr als 150 Komponenten identifiziert. Mindestens 28 Monoterpene, 30 Sesquiterpene, 12 Terpenoide und Steroide, 36 Flavonoide, 7 Cumarine, 4 Aromaten und 9 Aliphatsäuren. Artemisinin ist der Hauptwirkstoff gegen Malariaerreger. Dessen Wirkung wird zusätzlich durch weitere Beifuß-Inhaltsstoffe synergistisch potenziert. Blumen und Blätter von *Artemisia annua* enthalten 0,75 bis 1,4 Prozent Artemisinin. Bei einigen anderen Artemisia-Arten hat man zudem den starken Antimalaria-Wirkstoff Tehranolid gefunden.

Wirkeigenschaften

Bislang sind folgende Eigenschaften bekannt: antibakteriell/-viral, antientzündlich, antiparasitär, pilz-, krebshemmend, kalziumantagonistisch, immunmodulierend sowie gegen Plasmodien und Schizonten wirksam. Die große Stärke von Artemisia ist die Wirksamkeit gegen Parasiten im Blut. Antibakterielle und pilzhemmende Wirkungen, vor allem bei Darminfektionen, sind möglich, aber widersprüchlich belegt. Artemisia-Arten werden auch zum Pflanzenschutz gegen Schädlinge und gegen Pilzbefall eingesetzt.

Die Hauptindikation für die systemische Therapie mit Beifuß ist eine Parasiteninfektion im Blut. Darüber hinaus kann man auch von einer guten krebshemmenden Wirkung ausgehen.

Traditionelle Nutzung

Einjähriger Beifuß (*Artemisia annua*) ist die wirksamste Artemisia-Spezies und hat zwei wesentliche Wirkeigenschaften: Er ist systemisch hochpotent gegen Blut- und Leberparasiten wirksam und er hat tumorhemmende Eigenschaften. Zudem wirkt er schweißtreibend (fiebersenkend) und emmenagog (Stimulation der Menstruation) – deshalb wird Beifuß im ersten Trimester der Schwangerschaft nicht empfohlen.

- In Indien ist Einjähriger Beifuß unbekannt. Im Ayurveda benutzt man *Artemisia absinthium* bei Wechselfieber, Magenproblemen, als Wurmmittel und bei nervösen Störungen. *Artemisia maritima* gilt als explizites Wurmmittel.
- Die Traditionelle Chinesische Medizin verwendet Beifuß (*qing-hao*) seit mehr als 2.000 Jahren zu medizinischen Zwecken. Als Malariamittel wurde es während des Vietnamkriegs in Nordvietnam populär – unterstützt vom maoistischen China. 1972 isolierten chinesische Forscher Artemisinin. Beifuß wird gegen „Blutfieber", bei Kopfschmerz, Benommenheit, subfebrilen Zuständen, Brustenge sowie fieberhaften Erkrankungen, Malaria, Krätze, Juckreiz und bösartigen Tumoren eingesetzt.
- In der Pflanzentaxonomie taucht Einjähriger Beifuß erstmals 1753 auf. Andere Artemisia-Arten wur-

den schon länger zu Heilzwecken benutzt: bei Malaria, Wurmbefall, Darminfektionen, Durchfall, Leberbeschwerden, Gelbsucht und nervösen Störungen. Auch die indigene Bevölkerung Nordamerikas verwendete Artemisia medizinisch.

Wissenschaft

Es gibt Hunderte Labor-, Tier- und klinische Studien über die antiparasitäre Wirkung von Artemisia/Artemisinin, meist bei Malaria und Bilharziose (Schistosomiasis). Dabei zeigte sich bei Tausenden Teilnehmern, dass der Malariaparasit innerhalb von fünf bis sieben Tagen aus dem Blut eliminiert wird. Bei angemessener Kurzzeitanwendung war die Therapie gut verträglich.
Bei Leukämiezellen, Brust- und Darmkrebs zeigte Artemisinin in Labor- und Tierstudien eine gute Antitumoraktivität. In klinischen Studien mit Artemisinin/Artesunat profitierten bis zu 60 Prozent der Krebspatienten von einer Heilung: Lymphom, Lungen-, Brust-, Hautkrebs. Hier wirken sich wahrscheinlich immunstimulierende Eigenschaften von Artemisinin positiv aus.
Die Anwendung von Artemisinin als Monosubstanz erhöht das Risiko, dass Mikroorganismen Resistenzen entwickeln. Dies hat man bereits in Kambodscha und anderswo beobachtet. Deshalb empfiehlt unter anderem die WHO, Artemisinin kombiniert mit weiteren Arzneimitteln (Artemether, Lumefantrin) bei Malaria einzusetzen, genannt ACT-Präparat.
Artemisinin/ACT ist für die Bevölkerung beispielsweise in Afrika zu teuer – hinzu kommt der Handel mit unwirksamen Artemisinin-Fälschungen. Die Nicht-Regierungs-Organisation „ANAMED“ bekämpft dieses Problem dadurch, dass Artemisia-Samen an Interessierte abgegeben und Informationen über die Kultivierung und Malariatherapie zur Verfügung gestellt werden. Dies gefährdete den Profit der westlichen Medizin, die argumentierte, die Pflanze sei gegen Malaria unwirksam. Eine globale Initiative von Forschern aus 30 Ländern wies aber zweifelsfrei nach, dass die getrockneten und zerkleinerten Blätter der Pflanze wesentlich stärker gegen Malaria wirken als ein Artemisininpräparat.
Die beschriebenen Zubereitungen von Beifuß (Tinktur, Aufguss, Dekokt) erwiesen sich alle als hochwirksam gegen Malaria. Wird das Heilkraut sachgerecht zubereitet und benutzt, ist die antiparasitäre Wirkung vergleichbar gut wie mit Artemisinin. Hinzu kommen synergistische Heilwirkungen der Pflanze.
Zahlreiche klinische Studien haben sich mit der Anwendung von Tee zur Behandlung von Malaria beschäftigt. Die Ergebnisse zeigten, dass die Pharmakokinetik des Kräuter-Artemisinin im Tee und der isolierten Artemisinin-Komponente identisch sind.

Cryptolepis

Cryptolepis sanguinolenta gehört wahrscheinlich zur Familie der Hundsgiftgewächse (*Apocynaceae*). Man kennt 20 bis 30 Arten, die hauptsächlich in Westafrika vorkommen. Trivialnamen sind „Ghana-Chinin" und „Gelbfärber-Wurzel". Kräuterexperten sind davon überzeugt, dass Cryptolepis die Nummer eins der systemisch wirksamen Antibiotikakräuter ist, inbesondere bei Infektionen mit resistenten Keimen.

Herkunft und Erscheinungsbild

Cryptolepis-Arten sind überwiegend in Westafrika (Ghana, Kongo, Nigeria, Senegal, Uganda, Zaire) einheimisch. Es ist ein schlankes, dünnstämmiges Klettergewächs. Schneidet man den Stamm an, tritt ein orange-roter Saft aus (daher der Name *sanguinolenta*: blutend). Die tropische Pflanze liebt die Hitze und ein wenig Feuchtigkeit. Sie wächst bis in Höhenlagen von 800 Metern in Savannen, trockenen Wäldern und Galeriewäldern entlang von Flussufern.

Verfügbarkeit

Normalerweise erntet man Wildpflanzen. Kultivierung mit Samen oder Wurzelschnitt ist mit Spalier möglich. Aufgrund des internationalen Interesses an der Pflanze wird Cryptolepis in Afrika vermehrt angebaut. Die rot-schwarzen Samen werden in halb reifem Zustand zur Aussaat in kleine Erdhügel verwendet (um die Ernte der Wurzeln zu erleichtern). Die Keimrate der Samen ist vier Wochen lang hoch, nimmt dann aber rasch ab. Wenn die Pflanze ein Jahr alt ist, kann man bis zu ein Drittel des Wurzelwerks für den Anbau verwenden. Cryptolepis-Wurzel und Cryptolepis-Wurzelextrakt ist bei www.kraeuterschulte.de erhältlich. Machen Sie Ihren Arzt oder Heilpraktiker auf Cryptolepis aufmerksam, oder lesen Sie *Pflanzliche Antibiotika* (S. H. Buhner).

Zubereitung und Anwendung

Man benutzt meist die Wurzeln (selten die Blätter) für medizinische Zwecke (auch als Färbemittel). Die Wurzeln sind etwa bleistiftdick und von annähernd konsistentem Durchmesser. Sie sind außen bräunlich und innen leuchtend gelb; ihr Geschmack ist außerordentlich bitter. Cryptolepis wird als Pulver, Kapsel, Tee oder Tinktur zubereitet.

- Pulver: Bei bakteriellen Hautinfektionen und infizierten Wunden nach Bedarf Cryptolepis-Pulver darüberstreuen.
- Tinktur: 1:5, 60 % Alkohol – 20–40 Tropfen, bis zu viermal täglich. Bei schwerer systemischer Staphylokokken-Infektion 1/2 bis 1 Teelöffel dreimal täglich, in sehr schweren Fällen 1 Esslöffel dreimal täglich, für maximal 60 Tage. Malaria-Infektionen werden über einen Zeitraum

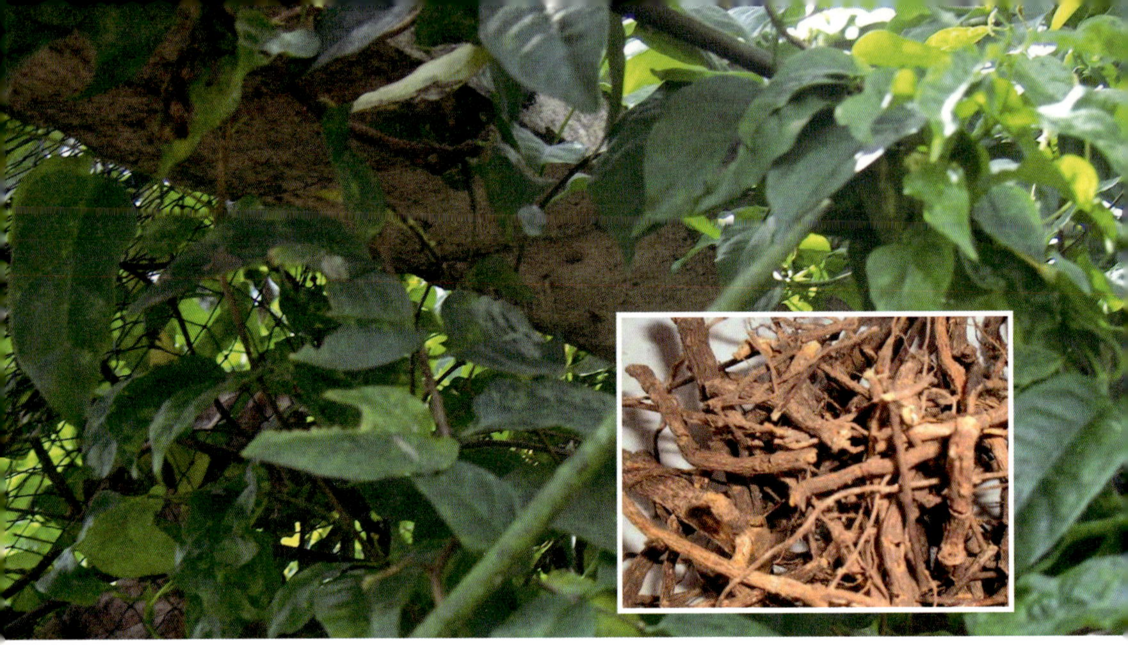

Der lateinische Name des Klettergewächses *Cryptolepis sanguinolenta* kommt von dem orange-roten Saft, der beim Anschneiden des Stammes austritt (*sanguinolenta* = blutend).

von fünf Tagen mit 1 Teelöffel bis 1 Esslöffel dreimal täglich behandelt. Die Anwendung wird nach 14 Tagen wiederholt.

- Tee: 1 Teelöffel Cryptolepis auf etwa 200 Milliliter heißes Wasser. Zur Vorbeugung werden 1–2 Tassen, im Akutfall bis zu 6 Tassen täglich empfohlen. Der Heißwasserauszug ist wirksamer als ein Kaltwasseraufguss. Cryptolepis-Alkaloide lösen sich schlecht in hartem (basischem) Wasser. Der pH-Wert sollte mindestens 6 oder weniger betragen. Ist das Wasser hart, gibt man 1 Teelöffel Weinessig oder Zitronensaft in das kochende Teewasser. Der Tee ist fast so wirksam wie die Alkohol-Tinktur.
- Kapseln: zur Vorbeugung 3 Kapseln täglich, im Akutfall bis zu 20 Kapseln täglich.

Verträglichkeit

Bislang sind keine Nebenwirkungen bekannt. 1–2 Tassen Tee oder 60–90 Tropfen Tinktur können problemlos längere Zeit eingenommen werden. Derzeit spricht auch nichts gegen die Anwendung von Cryptolepis in der Schwangerschaft. Im Gegensatz zur ganzen Pflanze fand man beim isolierten Wirkstoff Cryptolepin zytotoxische Wirkungen, das heißt, die Substanz tötet Krebszellen ab. Der Stoff stört die DNA-Replikation durch Hemmung der Topoisomerase II. Dann kommt es nicht zur Zellteilung, weil das Ab- und Aufwickeln der DNA-Helix (nach der Replikation) verhindert werden. Interaktionen mit Arzneimitteln sind nicht beschrieben. Allerdings wird bei Einnahme von Psychopharmaka (Sedativa, Antidepressiva) zur Vorsicht geraten.

Inhaltsstoffe

Es gibt noch viel Unsicherheit in Bezug auf verschiedene Cryptolepis-Arten und die Komposition ihrer Inhaltsstoffe. Als primäre Komponenten gelten Cryptolepin, Neocryptolepin (und Derivate), Hydroxycryptolepin, Cryptolepinhydrochlorid, Isocryptolepin, Chindolin, Cryptoheptin, Biscryptolepin, Cryptochindolin, Cryptospiroleptin und Cryptomisrin. Darüber hinaus entdeckte man zahlreiche Alkaloide, Polyuronoide und reduzierende Zucker, aber keine Phenole. Cryptolepin gilt als stärkster Inhaltsstoff. Wässrige und alkoholische Auszüge der Blätter sind gegen Malaria hochwirksam, auch gegen multiresistente Erreger. In Cryptolepis-Blättern wurden zwei neue Alkaloide gefunden: Cryptolepinsäure und Methylcryptolepinoat.

Wirkeigenschaften

Studien zeigten, dass Cryptolepis stärker wirksam ist als das Antibiotikum Chloramphenicol. Die Bioaktivität ist gegen ein breites Spektrum grampositiver Bakterien stärker und gegen gramnegative Keime geringer ausgeprägt. Wahrscheinlich wirkt Cryptolepis auch gegen *Pseudomonas aeruginosa* und besitzt pilzhemmende Eigenschaften. Folgende Wirkungen werden angegeben: antibakteriell, schwach antiviral, antientzündlich, antimuskarinisch, antiparasitär, fiebersenkend, antithrombotisch, hypoglykämisch, hypothermisch, noradrenerg, gefäßerweiternd und bei Malaria wirksam.

Traditionelle Nutzung

Traditionelle Heiler in Westafrika setzen Cryptolepis seit Jahrhunderten zur Behandlung von Malaria, Fieberzuständen und bei Durchfallerkrankungen ein. Indikationen sind etwa Amöbenruhr, Magenprobleme, Koliken, Hepatitis, Gelbsucht, Harnwegs- und Atemwegsinfektionen, Geschlechtskrankheiten, Rheuma, Wunden, Schlangenbiss und Darmerkrankungen.

- Ayurveda benutzt seit Jahrtausenden die Art *Cryptolepis buchanani* für medizinische Zwecke. Die Heilpflanze *(Maranta)* ist in Pakistan,

Antibiotische Aktivität – Cryptolepis

Bakterien *Bacillus subtilis*, Campylobacter, *Enterobacter cloacae*, *Escherichia coli*, Klebsiella, Mycobacterium, *Neisseria gonorrhoeae*, *Proteus mirabilis/vulgaris*, Salmonella, *Shigella dysenteriae*, *Staphylococcus aureus/pyogenes*
Viren Herpes simplex
Parasiten Babesia, *Entamoeba histolytica*, Plasmodium
Pilze Aspergillus, Candida

Indien, Nepal, Bhutan, Myanmar, China, Thailand und Sri Lanka sehr populär und wird bevorzugt gegen Durchfall, bei bakteriellen Infektionen, zur „Blutreinigung", als schweißtreibendes und entwässerndes Mittel verabreicht. In Thailand verwendet man einen Alkoholextrakt bei Gelenkerkrankungen.

- Wahrscheinlich benutzt auch die chinesische Medizin Cryptolepis. Im Westen war die Heilpflanze lang unbekannt.

Wissenschaft

Auf der Suche nach Antimalariamitteln angesichts der zunehmenden Resistenz der Erreger stießen Forscher aus dem Westen auf die traditionellen Antibiotikakräuter *Cryptolepis sanguinolenta* und *Artemisia annua* (Beifuß). Die Wissenschaftsdatenbank PubMed listet 99 Treffer zu Cryptolepis. Eine der ersten Arbeiten stammt aus dem Jahr 1986, weitere erschienen seit 2005 (Stand: Januar 2022).

Cryptolepis ist vor allem wirksam gegen Malaria, aber auch gegen andere Parasiten – und zwar unabhängig davon, wie resistent die Erreger gegen Antibiotika sind. Das zeigten zahlreiche klinische Studien: Im Vergleich zu Chloroquin besserte sich die Symptomatik unter Cryptolepis schneller (zwei statt drei Tage) und die Erreger verschwanden nach 3,3 Tagen (Cryptolepis) bzw. 2,3 Tagen (Chloroquin) aus dem Blut. In Ghana stellt man einen Fertigtee zur Malariatherapie her. Arzneimittelhersteller reagierten mit isoliertem Cryptolepin (patentierte Analoga), dessen Anwendungssicherheit und Wirksamkeit unklar ist. Es ist nicht zu empfehlen.

Cryptolepis vermittelt eine breite antibakterielle Aktivität. Die Tinktur erwies sich wirksamer als Cotrimoxazol, Sulfamethoxazol und vergleichbar wirksam wie Ampicillin. Cryptolepis wirkt etwas schwächer bei Cholera als Tetracyclin. Das pflanzliche Antibiotikum eignet sich besonders gut zur Behandlung von Darmerkrankungen durch infektiöse Mikroorganismen. Es ist hochpotent gegen resistente Staphylokokken, gegen *Streptococcus pyogenes* und zahllose Stämme von Tuberkuloseerregern. Zudem wirkt Cryptolepis gut fieber- (hypothermisch) und blutzuckersenkend.

Indikationen – Cryptolepis

- Systemische Infektionen: Malaria, MRSA, Streptokokken, Babesiose, Campylobakterien
- Harnwegsinfektionen
- Tuberkulose
- Septische/infizierte Wunden
- Infektionen durch gramnegative Keime: Darm-/Harnwegs-/Atemwegserkrankungen (Klebsiellen, Salmonellen, Shigellen, *E. coli*, Enterobacter), Gonorrhoe (Tripper), Pseudomonas

Sida

Sida acuta gehört zur Familie der Malvengewächse (*Malvaceae*). Wahrscheinlich gibt es weltweit bis zu 200 Sida-Arten (engl. *fanpetals*). *Sida acuta* ist die am besten untersuchte und medizinisch am meisten genutzte Art. Ähnlich medizinisch wirksame Arten sind auch *Sida rhombifolia*, *cordifolia* oder *spinosa*.

Herkunft und Erscheinungsbild

Die ursprüngliche Heimat von *Sida acuta* ist Mexiko und Zentralamerika. Mittlerweile hat sich das invasive Gewächs auch in Südamerika und Australien ausgebreitet, wo man mit wechselndem Erfolg versucht, die Verbreitung der Pflanze einzudämmen. Sida-Arten bevölkern heute vor allem die Tropen und Subtropen, gedeihen mitunter auch in gemäßigten Breiten – etwa in den USA. Zwei Drittel aller Arten leben in Amerika und in pazifischen Regionen.

Sida-Arten sind einjährige, zweijährige oder ausdauernde krautige Pflanzen, die als Halbsträucher oder Sträucher eine Wuchshöhe von bis zu zwei Metern erreichen – entsprechend den klimatischen Vorbedingungen. *Sida acuta* wächst einjährig oder ausdauernd und wird vielerorts als „Unkraut" betrachtet, das schwer zu kontrollieren ist, wenn es sich einmal niedergelassen hat. Die Blüten sind typisch malvenartig mit fünf gelben bis orangenen Blütenblättern. Die Pflanze bildet eine sehr tief reichende und starke Pfahlwurzel, was ihr Überleben bei Trockenheit und dem Einsatz von Rasenmähern oder jeder Art von Bodenbearbeitung sichert. Sie wächst auf Ödland, Weiden, kultivierten Äckern und am Straßenrand, bis in Höhenlagen von 1.500 Metern – auf Lehm-, Wüsten- und Humusböden. Ihre Samen (jede Pflanze produziert einige Hundert) besitzen kleine Stacheln, die sich überall anheften. Man wird sie nicht so schnell los, die „spitzige" Malve.

Verfügbarkeit

Sida acuta lässt sich gut aus Samen ziehen. Um zu keimen, benötigt der Samen abwechselnd Perioden von hohen und niedrigen Temperaturen. Man sät im Herbst und gießt gelegentlich.

Im Pflanzenhandel via Internet sind Samen von *Sida acuta* (z.B. www.especies-seeds.com) und *Sida cordifolia* (z.B. www.horizonherbs.com) erhältlich. Es gibt Hersteller, die *Sida cordifolia* in Kapselform anbieten (z.B. zur Gewichtsreduktion). Manche Arten wie *Sida rhombifolia* enthalten Ephedrin und stehen auf Verbotslisten.

Zubereitung und Anwendung

Medizinisch verwendet man die ganze Pflanze: Wurzeln, Blätter, Stämme und Samen. Weil man die Wurzel schwer aus dem Boden bekommt, werden

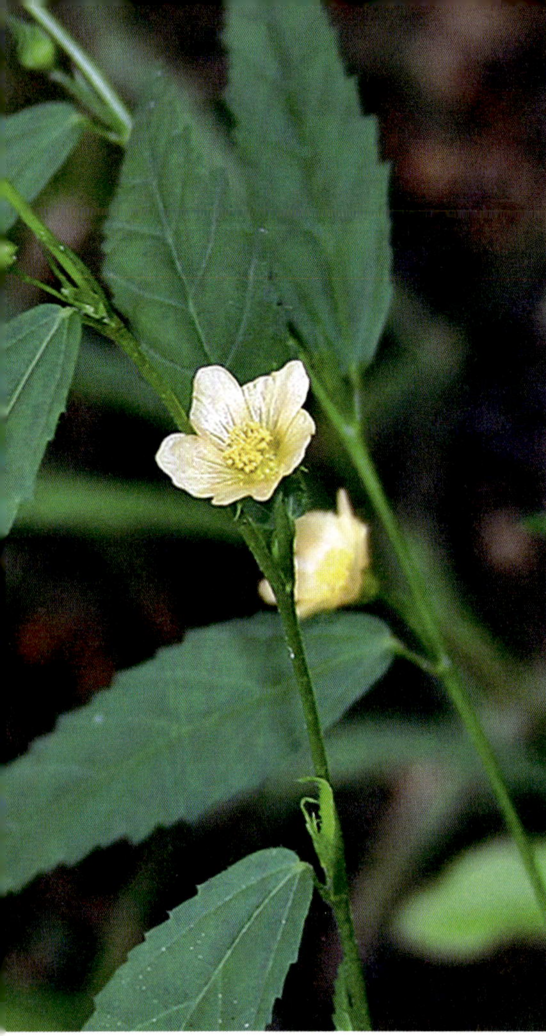

Die „spitzige Malve“ (*Sida acuta*) ist ursprünglich in Mexiko und Zentralamerika beheimatet, hat sich mittlerweile aber auch in tropischen, subtropischen und gemäßigten Breiten niedergelassen.

oberirdische Teile bevorzugt, meist die Blätter. Die wirksamsten Zubereitungen sind der Heißwasserauszug und die Tinktur.

- Pulver: Bei bakteriellen Infektionen nach Bedarf auf die Haut, infizierte Wunden und Ekzeme streuen.
- Kapseln: zur Vorbeugung 3 Kapseln, dreimal täglich, im Akutfall bis zu 30 Kapseln täglich, alternativ 1–3 Esslöffel Pulver in Wasser oder Saft einrühren und trinken.
- Tinktur: 1:5, 60 % Alkohol – 20–40 Tropfen, bis zu viermal täglich. Bei MRSA-Infektion 1/2 Teelöffel bis 1 Esslöffel, drei- bis sechsmal täglich, maximal 60 Tage.
- Tee: 1–2 Teelöffel gepulverte Blätter auf 120 Milliliter heißes Wasser, 15 Minuten ziehen lassen – zur Vorbeugung 1–2 Tassen täglich trinken, im Akutfall bis zu 10 Tassen täglich; bei Augeninfektionen 1–3 Tropfen kalten Tee, nach Bedarf, drei- bis sechsmal täglich einträufeln. Der Heißwasserauszug ist fast so stark wirksam wie die Tinktur. Das Teewasser sollte einen pH-Wert von 6 oder weniger haben.

Verträglichkeit

Bislang wurden keine Nebenwirkungen beobachtet. Von der Anwendung in der Schwangerschaft wird abgeraten. Das Kraut stört die Zellteilung (DNA-Replikation) und wirkt deshalb auch krebshemmend. Sida-Arten enthalten geringe Mengen kreislaufwirksamer Alkaloide (Ephedrin, Norephedrin u.a.: ein willkommener Grund für Verbote!), können deshalb Befindlichkeiten mit leichter Unruhe oder Einschlafstörungen auslösen. Interaktionen mit Arzneimitteln sind nicht bekannt. Das Kraut wirkt auch blutzuckersenkend. Wer ephedrinhaltige Medizin benutzt, sollte auf Sida verzichten.

Inhaltsstoffe

Sida acuta enthält wie *Cryptolepis sanguinolenta* den Wirkstoff Cryptolepin sowie Derivate (Chindolin, Chindolinon, Cryptolepinon u.a.). Darüber hinaus finden sich noch Stoffe wie Ecdysteron, Betasitosterol, Stigmasterol, Ampesterol, Evofolin A/B, Scopoletin, Loliolid, Ferula-, Vanillinsäure und unzählige weitere Komponenten. Zudem sind Alkaloide (z.B. Ephedrin), Flavonoide, Steroide, Tannine, Cardenolide, Polyphenole, Terpenoide und Herzglykoside enthalten sowie 16 bis 25 Prozent Eiweiß. Es wird auch als Küchenkraut verwendet.

Wirkeigenschaften

Folgende Wirkeigenschaften sind bekannt: adaptogen, schmerzlindernd, antiparasitär, antibakteriell, antientzündlich, antioxidativ, fiebersenkend, krebshemmend, blut-, leberschützend, blutzuckersenkend, Verhütungsmittel, Wurmmittel, Insektizid. Sida ist schwach wirksam gegen Herpesviren und wird als Tonikum bei chronischen Krankheiten wie Malaria, Lyme-Borreliose und Darminfektionen empfohlen.

Traditionelle Nutzung

Sida-Arten werden rund um die Welt in der traditionellen medizinischen Praxis verwendet: bei Malaria, Fieber, Kopfschmerz, Hautkrankheiten, infizierten Wunden, Durchfall, Darminfektionen, Schlangenbiss, Asthma, Darmproblemen und systemischen Infektionen.

- Der Ayurveda kennt Sida seit 5.000 Jahren als Heilkraut. *Sida acuta* und *cordifolia* (Sanskrit: *Bala*) sind

Antibiotische Aktivität – Sida

Sida acuta

Bakterien Bacillus, *Escherichia coli, Listeria innocua, Mycobacterium phlei, Pasteurella multicocida, Salmonella typhimurium, Shigella boydii/dysenteriae/flexneri, Staphylococcus aureus, Streptococcus pyogenes*
Viren Herpes-simplex-Virus
Parasiten Babesia, Plasmodium

Sida rhombifolia

Bakterien Bacillus, *Escherichia coli, Klebsiella pneumoniae, Listeria innocua, Micrococcus lutei, Proteus vulgaris, Pseudomonas aeruginosa*, Salmonella, *Shigella boydii/dysenteriae/flexneri, Staphylococcus aureus*, Vibrio
Parasiten *Entamoeba histolytica*
Pilze *Aspergillus niger, Candida albicans*

die Hauptkräuter für medizinische Zwecke. Beispielsweise wird *Sida acuta* als schweißtreibendes und fiebersenkendes Mittel verordnet sowie bei Verdauungsstörungen, und als Tonikum zur Genesung. Wurzelsaft gilt als Wurmmittel, ein Wurzelaufguss als Fiebermittel und Wurzelpulverpaste als Mittel bei Verbrennungen und Abszessen. In manchen Gegenden ist Sida auch eine Nahrungspflanze.

- *Sida acuta (huang hu aren)* und andere Arten werden auch in der Traditionellen Chinesischen Medizin benutzt. Man verordnet häufig ein Dekokt mit einer Dosis von 30 Gramm. Das Kraut gilt als hitzeableitend, antibiotisch, antientzündlich, schmerzhemmend, entwässernd und als Tonikum. Hauptindikationen sind Depression, Erkältung und Harnwegsinfektionen.
- Im 19. Jahrhundert gelangte *Sida rhombifolia* in die USA, weniger als Medizin-, mehr als Nutzpflanze für Faserstoff.

Wissenschaft

Etwa 90 Studien haben sich bislang mit den drei relevanten Arten von Sida beschäftigt (Stand: Januar 2022). Überwiegend untersuchte man die chemischen Eigenschaften der Pflanzen im Labor. Zahlreiche Studien weisen aber Schwächen auf, z.B. die Verwendung starker Alkoholauszüge (90 %) – Cryptolepine sind nur wasserlöslich! Zudem wurde oft der nötige leicht saure pH-Wert des Wassers für den Auszug nicht beachtet. Dennoch erwies sich *Sida acuta* in allen Studien als bioaktiv gegen Malaria-Parasiten, Tuberkulose und Staphylokokken – bei resistenten und nicht resistenten Mikroorganismen. Tatsächlich zeigten sogar reine Alkaloidauszüge antibiotische Potenz.

Indikationen – Sida

- Anämie, Leukämie (Blutkrebs)
- Durchfall, Darminfektion
- Augeninfektionen
- Fieber
- Infizierte Wunden
- Malaria
- Tuberkulose
- Ekzeme
- Systemische Staphylokokken-Infektion (auch MRSA)

Zweizahn

Der Behaarte Zweizahn (*Bidens pilosa*, Synonym: *Bidens leucantha*) gehört zur Familie der Korbblütler (*Asteraceae*). Es soll bis zu 250 Bidens-Arten weltweit geben. Antibiotisch ist die Pflanze nicht so breit wirksam wie Sida oder Cryptolepis – aber sie ist leicht verfügbar, einfach anzuwenden und hilft bei zahlreichen Infektionen mit resistenten Erregern zuverlässig.

Herkunft und Erscheinungsbild

Ursprüngliche Heimat des Zweizahns ist Südamerika. Die Pflanze ist ausgesprochen invasiv und mittlerweile weltweit verbreitet. Spanische Konquistadoren halfen bei der Kolonisierung des Zweizahns mit. Man findet ihn heute auch in den USA und Kanada, in der Karibik, in Mittelamerika, Europa (Mittelmeerraum), Russland, China, Afrika, Südindien, Japan, in der Pazifikregion und in Australien. Der Zweizahn toleriert unterschiedliche Bodenverhältnisse (sandig, lehmig, ausgelaugt, trocken) und wächst bis in Höhenlagen von 3.600 Metern. Die Pflanze bevorzugt trockene Böden und Sonnenlicht, übersteht lange Trockenzeiten und frostige Temperaturen bis –15°C. Standorte sind feuchte Wegränder, Brachland und Gräben. Der Zweizahn „überfällt" auch gerne kultiviertes Ackerland. Er hat kaum natürliche Feinde, die ihm gewachsen sind.

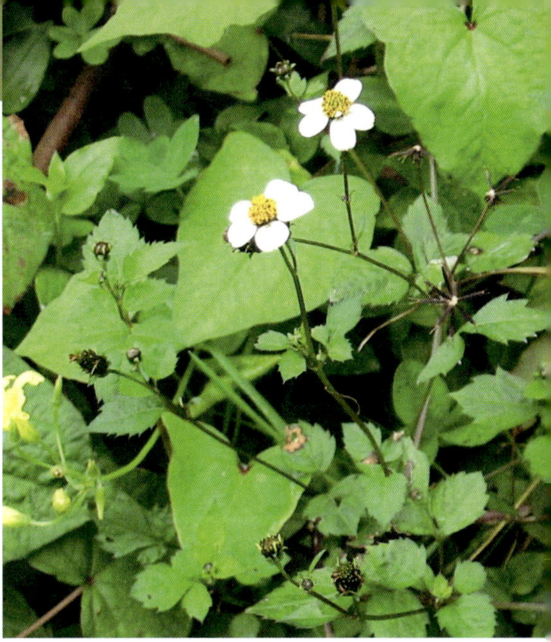

Im Ayurveda wird *Bidens pilosa* ebenso eingesetzt wie in der Traditionellen Chinesischen Medizin.

Der Behaarte Zweizahn ist eine einjährige krautige Pflanze mit einer Wuchshöhe von bis zu 80 Zentimetern. Der Stängel ist aufrecht und behaart. Die Pflanze entwickelt von April bis September weiße Blüten mit fünf Blütenblättern, die innen orange gefärbt sind. Die Samen sind nadelförmig, dünn und schwarz mit verlängerter scharfer, „zweizähniger" Spitze. Sie nutzen jede Gelegenheit, um sich weiter zu verbreiten. 1.000 Samen wiegen ein Gramm!

Verfügbarkeit

Bidens wächst im Frühling am besten bei Temperaturen von 25 bis 30 °C (Toleranz: 15–45 °C). Die Pflanze kann leicht aus Samen (drei Jahre keimfähig) kultiviert werden. Sie wächst sehr schnell und produziert nach sechs Wochen Blüten. Mindestens 3.000

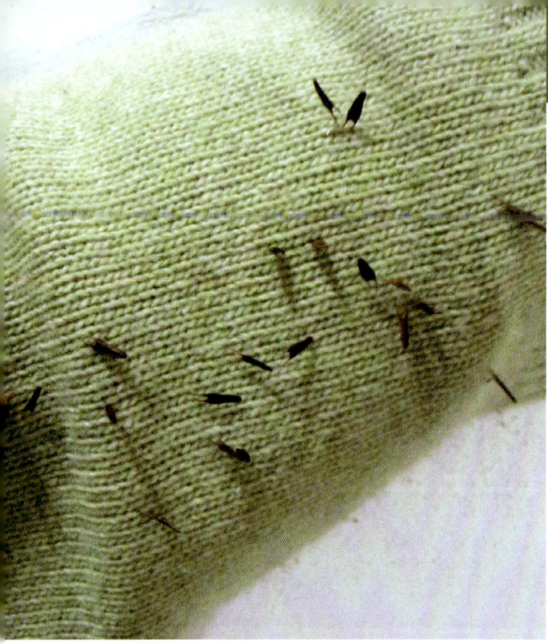

So reist der clevere Zweizahn durch die Welt: Er krallt sich an Textilien fest.

Samen pro Pflanze reifen heran. Die Samen keimen am besten in einer Tiefe von vier Zentimetern, werden in die zuvor gewässerte Erde in Reihen eingepflanzt. Vier bis sechs Wochen später kann man ernten: Für Nahrungsmittel erfolgt die Ernte etwas früher, wer bittere und astringierende Eigenschaften benötigt, etwas später. Für medizinische Zwecke entfernt man die Blüten, um das Blattwachstum anzuregen. Blätter können das ganze Jahr über geerntet werden – je nach Klima und bei Zuschnitt bis zu sechsmal.

Wer Bidens trocknen muss, sollte dies in der Sonne tun. Man braucht viele Blätter, die rasch oxidieren und leider wenig Pulver ergeben. Gut getrocknetes Bidens-Pulver wird im Plastiksäckchen aufbewahrt. Die Haltbarkeit beträgt höchstens zwei Jahre.

Kraut, Pulver und Tinktur gibt es bei www.kraeuterschulte.de. Vielleicht finden Sie auch jemanden, der Ihnen Samen schickt – gut, wenn Ihr Nachbar davon nichts mitbekommt. Bidens hat zu Unrecht einen schlechten Ruf als invasives Gewächs.

Zubereitung und Anwendung

In der Regel verwendet man die oberirdischen Pflanzenteile. Die Blätter, gefolgt von den Wurzeln, gelten als medizinisch wirksam. Der Frischpflanzensaft ist die am häufigsten benutzte Zubereitung. Er zeigt den stärksten antibiotischen Effekt. Getrockneter Zweizahn entfaltet nur die Hälfte bis ein Drittel der antibiotischen Aktivität von Frischpflanzen. Die meisten Inhaltsstoffe sind besonders gut in Alkohol löslich – je frischer die Pflanzenteile desto besser. Wasserzubereitungen (Tee, Mazeration) sind schwach wirksam. Hitze zerstört die antibiotischen Wirkstoffe rasch. Man kann aber von anderen Wirkungen noch profitieren (antientzündlich, -allergisch, immunstimulierend u.a.). Zusammen mit dem Synergisten Piperin lässt sich die antibiotische Potenz von Bidens erhöhen.Der frische Saft und die Tinktur sind die am stärksten wirksamen Bidens-Zubereitungen.

- Tinktur: Frischpflanze: 1:2, 95 % Alkohol – 40–90 Tropfen in Wasser, bis zu viermal täglich; getrocknete Pflanze: 1:5, 50 % Alkohol – dreifache Dosierung; im Akutfall 1/4 bis

1 Teelöffel Tinktur auf 1 Esslöffel Wasser – bis zu sechsmal täglich und bis zu 28 Tage, je nach Schweregrad der Infektion. Die Tinktur kann auch in infizierte Wunden geträufelt werden.

- Wasserauszug: möglich, aber nicht empfohlen. Tee: 1 Teelöffel Kraut auf 250 Milliliter heißes Wasser, 15 Minuten ziehen lassen, 2–4 Tassen täglich trinken. Dekokt: 30 Gramm Kraut auf 1 Liter kochendes Wasser, 20 Minuten ziehen lassen, abseihen, abkühlen lassen und auf entzündete Haut tupfen (für die äußere Anwendung); 60–120 Gramm Kraut auf 1 Liter Wasser, 20 Minuten stehen lassen, abseihen, 2–4 Tassen täglich trinken; Kaltauszug: 60–120 Gramm Kraut auf 1 Liter Wasser, über Nacht stehen lassen, 2–4 Tassen täglich trinken.
- Frischpflanzensaft: Blätter entsaften (Pflanzenfasern aus dem Entsafter entfernen), geeignet zur äußerlichen (infizierte Wunden, Augeninfektionen) und innerlichen (systemische Infektionen) Behandlung. Zugabe von 20 Prozent Alkohol stabilisiert den Saft, Dosierung wie bei der Tinktur.

Verträglichkeit

Nebenwirkungen und Interaktionen mit Arzneimitteln sind nicht bekannt. Die Nutzung von *Bidens pilosa* als Nahrungsmittel wird nicht empfohlen, da die Mikrohärchen der Pflanze Silikate enthalten, die beim Verzehr großer Mengen das Krebsrisiko für die Speiseröhre erhöhen. Zweizahn wirkt entgiftend auf belastete Böden (Schwermetalle). Man sollte auf den Standort achten, und Diabetiker sollten ihren Blutzuckerspiegel im Auge behalten.

Inhaltsstoffe

Bislang wurden etwa 100 verschiedene Komponenten identifiziert. Es finden sich Flavonoide, Propanoide, Lipide, Cumarinsäuren, Benzenoide, Stigmasterolsteroide, Quercetine, Daucosterol u.a. Als hochaktive Komponente gelten Polyacetylene (antibiotische Breitspektrum-Aktivität) und Flavonoide.

Antibiotische Aktivität – Bidens

Bakterien *Bacillus cereus/subtilis, Enterococcus faecalis, Escherichia coli, Klebsiella pneumoniae, Mycobacterium tuberculosis, Neisseria gonorrhoeae*, Salmonella, *Shigella flexneri, Staphylococcus aureus/epidermidis*

Viren humaner Cytomegalie-Virus, Herpes-simplex-1- und -2-Virus

Parasiten Babesia, *Entamoeba histolytica, Leishmania amazonensis*, Plasmodium

Pilze *Candida albicans*

Wirkeigenschaften

Folgende Wirkeigenschaften sind bekannt: antibakteriell, antidiabetisch, antientzündlich, antiseptisch, blähungshemmend, astringierend, entwässernd, hypoglykämisch, blutdrucksenkend, immunmodulierend, leber-, nervenschützend, antioxidativ, Malariamittel, Bluttonikum, Schleimhautschutz, Prostaglandin-Synthesehemmung.
Was die Wirksamkeit betrifft, hängt viel davon ab, wann die Pflanze geerntet wurde, wo sie gewachsen ist, ob sie domestiziert oder wild wuchs und wie sie zubereitet wird (Frischpflanzensaft/-tinktur empfohlen).

Traditionelle Nutzung

Wo immer die Pflanze wächst, wird sie auch medizinisch eingesetzt – bei Magengeschwüren, Kopfschmerz, Augen- und Ohrinfektionen, Durchfall, Nierenproblemen, Malaria, Gelbsucht, Verbrennungen, Erkältung, Rheuma, Diabetes, infizierten Wunden, als Betäubungsmittel, als Gegengift bei Schlangenbiss und zur Geburtsvorbereitung.

- Der Behaarte Zweizahn wächst in Südindien (dort als *ottracedi* bekannt) und wird im Ayurveda bei Wunden, Erkältung, Grippe, chronischer Hepatitis und Harnwegsinfekten verordnet.
- In der Traditionellen Chinesischen Medizin wird Bidens unter anderem *xian feng cao* oder *gui zhen cao* genannt. Das Kraut gilt als hitzeableitend und entgiftend. Man verwendet Dosierungen bis 120 Gramm Kraut etwa bei akutem Blinddarm (Appendizitis). Es wird bei mehr als 40 Diagnosen verordnet.
- In den USA ist der Nutzen von Bidens erst seit den 1990er-Jahren erkannt und gewürdigt worden. Die antibiotische Potenz des Krauts und die Heilwirkungen bei strukturellen Schleimhautschäden werden nach wie vor unterschätzt.

Indikationen – Bidens

- Systemische Infektionen, die die Schleimhaut betreffen: chronischer Durchfall, Darm-, Harnwegs-, Atemwegsinfektion, Vaginitis
- Malaria, Babesiasis, Leishmaniasis
- Systemische Staphylokokken-Infektion (auch MRSA)
- Resistente Mikroorganismen

Wissenschaft

Die Wissensdatenbank PubMed listet mehr als 641 Einträge von Studien, die sich mit *Bidens pilosa* beschäftigen (Stand: Januar 2022). Wie gewöhnlich gibt es auch bei Bidens widersprüchliche wissenschaftliche Erkenntnisse. In Laborstudien zeigte sich, dass einige der isolierten Polyacetylene wirksamer waren als Ampicillin, Tetracyclin, Norfloxacin und Amphotericin B,

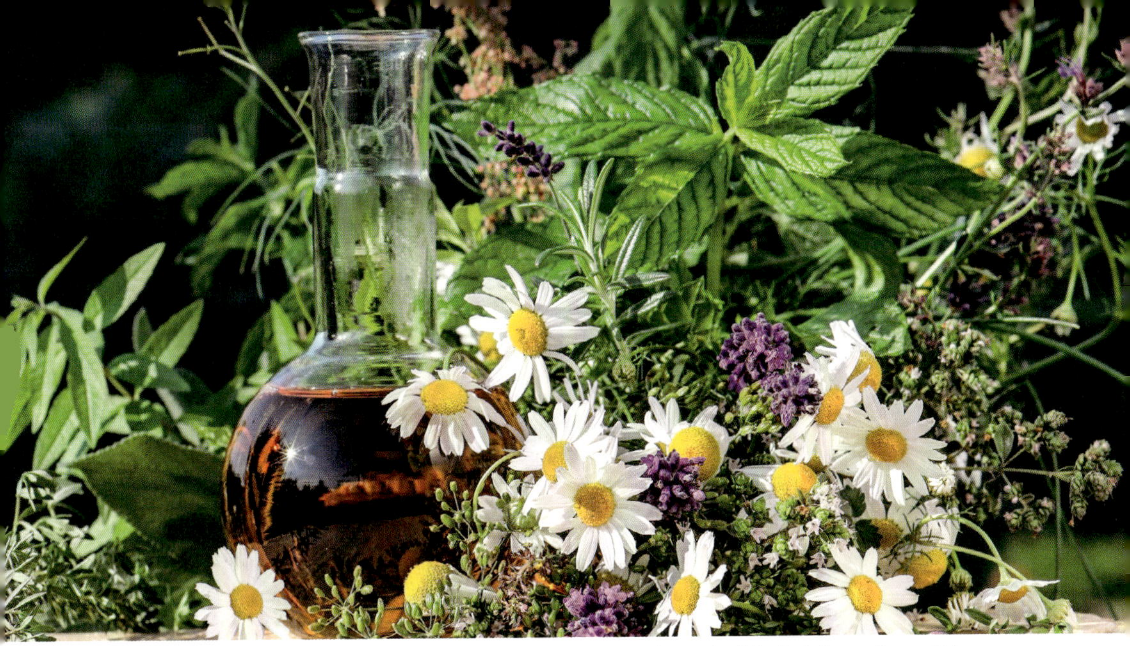

Die Pflanzenapotheke enthält ein umfangreiches Sortiment weiterer Antibiotikakräuter. Dazu zählen u.a. Granatapfel, Kamille, Teebaum, Salbei, Red Root und Weihrauch.

Metronidazol (Amöben) sowie annähernd so wirksam wie das Malariamittel Chloroquin. Man fand heraus, dass Wildpflanzen stärker wirken als domestizierte Pflanzen und dass der Alkoholauszug hochpotent ist.

Außerdem schützt Bidens wirksam vor Nervengiften. Weitere Befunde zeigten leberschützende, gefäßerweiternde, antidiabetische, immunmodulatorische und schleimhautschützende Wirkungen.

Weitere Antibiotikakräuter

Aloe *Aloe vera*; gallertartiges Blattmark; bevorzugt äußerlich (Gel, Pulver, Frischpflanzensaft); bei Hämorrhoiden, Analfissuren, Hautwunden, Sonnenbrand, Herpes, Akne.

Arnika *Arnica montana*; Blüten; bevorzugt äußerlich (Salbe, Gel, Creme); innerlich nur als Homöopathikum; bei Verletzungen/Wunden, Verstauchung/Prellung/Zerrung, Gelenkentzündung, Insektenstichen.

Birke *Betula pendula*; Blätter; bevorzugt innerlich (Tee, Tinktur, Pflanzensaft, Fertigpräparat); Harnwegsinfektionen, rheumatische Beschwerden.

Brombeere *Rubus fruticosus*; Blätter, Beeren; bevorzugt innerlich (Tee), auch als Spüllösung; bei Durchfall, Hämorrhoiden, Rheuma, Hals-/Mundschleimhautentzündungen.

Efeu *Hedera helix*; Blätter; bevorzugt innerlich (Fertigpräparat), Atemwegsinfektionen, Keuchhusten.

Eibisch *Altheae officinalis*; Wurzel, Blätter, Blüten; innerlich (Tee), auch als Spüllösung; Magen-Darm-Infektionen, Harnwegsbeschwerden, infizierte Wunden, Abszess, Verbrennung, Mund-Rachen-Schleimhautentzündung.

Eiche *Quercus robur*; Rinde; innerlich (Tee) und äußerlich (Sud); Magen-Darm-Infektionen, Hautinfektionen, Ekzem.

Gewürznelke *Syzygium aromaticum*; geschlossene Blüten; bevorzugt äußerlich (Teespülung, Tinktur, Öl verdünnt); Mund-/Rachen-Schleimhautentzündungen, Zahnschmerzen.

Goldrute *Solidago virgaurea*; oberirdische Teile; bevorzugt innerlich (Tee, Tinktur, Fertigpräparat); Harnwegsinfektionen, Nierenerkrankungen.

Granatapfel *Punica granatum*; Wurzel, Rinde, Schale, Fruchthaut, Beeren; bevorzugt innerlich (Saft, Fruchthaut, Tee), auch äußerlich (Rinde); bei Darmparasiten (Wurmerkrankung), Darminfektion, Durchfall, Hämorrhoiden, vorbeugend gegen Prostatakrebs und Arthritis.

Kamille *Matricaria chamomilla/recutita*; Blüten/(Kraut); innerlich und äußerlich (Tee, Tinktur, Frischpflanzensaft, Fertigpräparate); Magen-Darm-Infektionen, Atemwegsinfektionen, Hautinfektionen/-wunden, Zahnfleischentzündungen, Hämorrhoiden, Genitalentzündungen bei Frauen.

Knoblauch *Allium sativum*; Zwiebel, innerlich und äußerlich (Tinktur, Pulver, frische Zehen, frischer Saft, Fertigpräparate); Atemwegsinfektionen, Keuchhusten, Darminfektionen, Vaginalinfektionen, Scheidenpilz, Immunstimulation.

Lomatium dissectum Wurzel; bevorzugt innerlich (Tinktur); bei Darminfektion (Rotavirus), Durchfall, Tuberkulose.

Meerrettich *Armoracia rusticana*; Wurzel; bevorzugt innerlich (Tee, Pflanzensaft, Fertigpräparate); Harnwegs-, Atemwegsinfektionen, Leber-/Gallenblasenerkrankungen.

Papaya *Carica papaya*; Blätter/Samen/Milchsaft (unreife Früchte); bevorzugt innerlich (frische Frucht, Kapseln, Pulver); Darminfektionen, Darmparasiten, Reisedurchfall, Entgiftung.

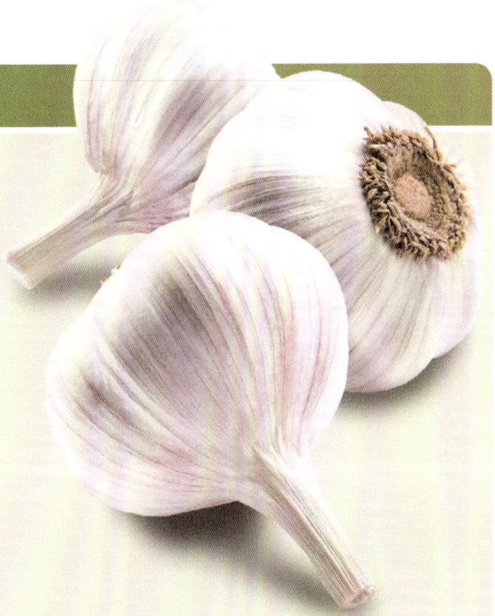

Als Hausmittel benutzt man Knoblauch in unterschiedlicher Zubereitung bei Erkältungen, Atemwegs- und Harnwegsinfektionen.

Red Root *Ceanothus fendleri* (auch *C. velutinus/cuneatus/integerrimus/greggii/americanus*); Wurzel; bevorzugt innerlich (Tee, Tinktur, Dekokt, Kapsel), auch äußerlich (Mundspüllösung); Immunstimulans und -tonikum.

Ringelblume *Calendula officinalis*; Blüten; bevorzugt innerlich, auch äußerlich (Tee, Tinktur, Salbe, Creme, Gel, Fertigpräparate); infizierte Wunden, Haut-/Schleimhautinfektionen, Verbrennungen, Ekzem, Abszess, Akne, Herpes, Darminfektion, Dekubitus (Wundliegen), Insektenstich.

Salbei *Salvia officinalis*; Blätter; innerlich und äußerlich (Tee, Tinktur, Pflanzensaft, Fertigpräparate); Mund-Rachen-Zahnfleisch-Infektionen/-Entzündungen, Herpes, Darminfektionen/Durchfall.

Teebaum *Maleuca alternifolia*; Zweigspitzen/Blätter; bevorzugt äußerlich (ätherisches Öl); Hautpilz, Akne, Herpes, Ekzem, Schuppenflechte, Soor, Furunkel, Abszess, infizierte Wunden.

Thymian *Thymus vulgaris*; Blätter/Blüten; innerlich und äußerlich (Tee, Tinktur, frischer Pflanzensaft, Salbe, Fertigpräparate); Atemwegsinfektionen, Grippe, Mund-Rachen-Schleimhautentzündungen, Erkältung.

Waid *Isatis tinctoria*; Wurzel; bevorzugt innerlich (Tee); bei Hals-Rachen-Infektion, Fieber, Mumps, Augen-/Ohrenentzündung, Herpes, Abszess, Furunkel.

Weihrauch *Boswellia serrata*; Baumharz; bevorzugt innerlich (Fertigpräparate); Magen-Darm-Infektionen, rheumatische Gelenkerkrankung (Polyarthritis; standardisierte Trockenextrakte dreimal täglich in einer Dosierung von bis zu 400 mg). Weihrauch soll auch bei Asthma bronchiale günstig wirken.

Zwiebel *Allium cepa*; Zwiebel/grüne Blattansätze; innerlich und äußerlich (frische Zwiebel, Pflanzensaft, Fertigpräparate); Atemwegsinfektionen, Ohrinfektionen, Verbrennungen, Insektenstich.

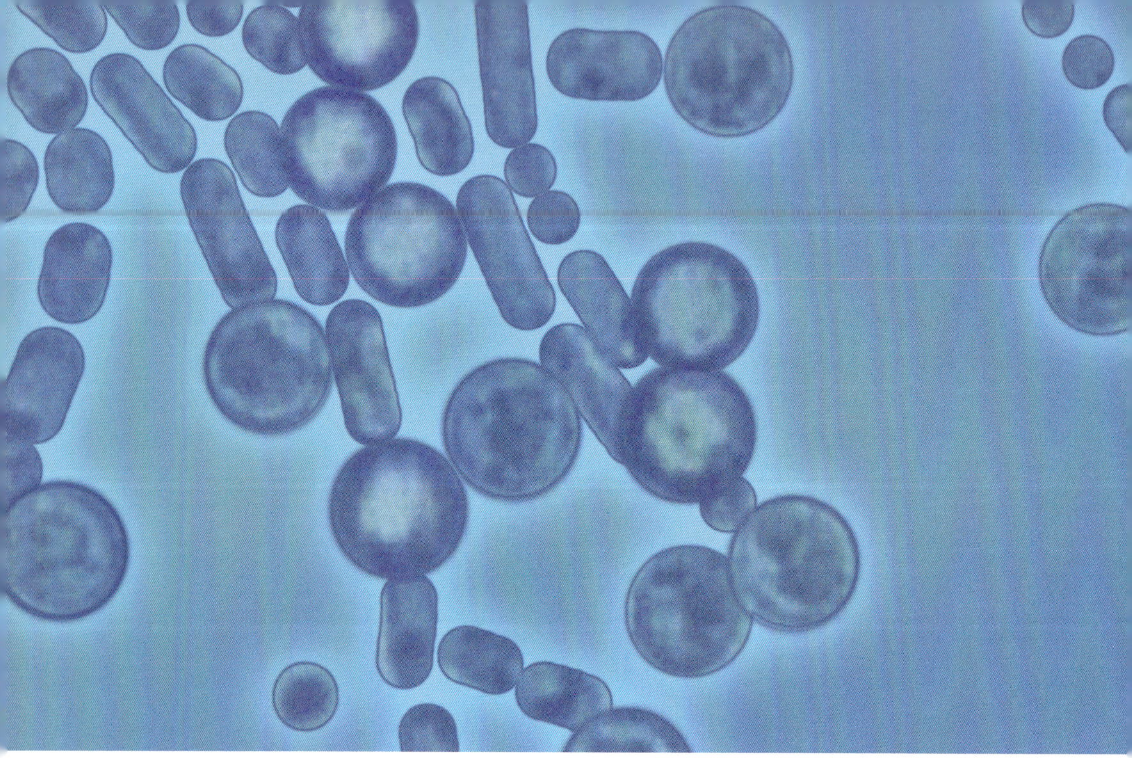

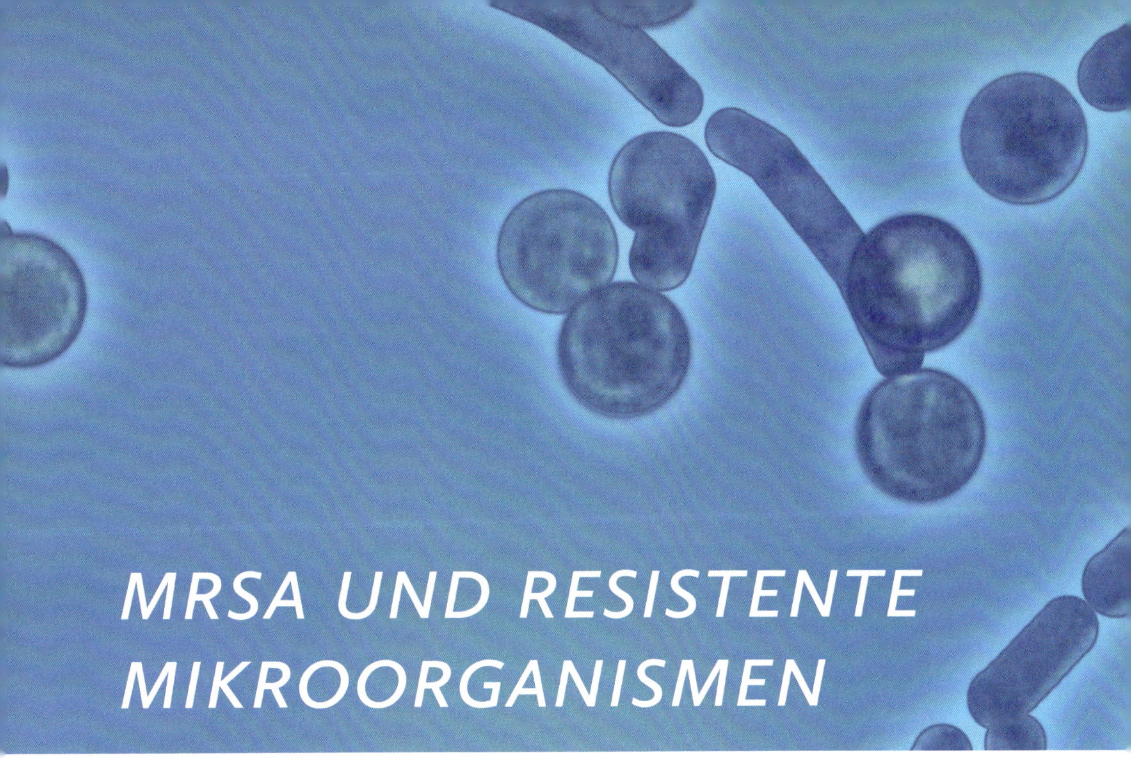

MRSA UND RESISTENTE MIKROORGANISMEN

Antibiotikaresistenz innerhalb und außerhalb von Kliniken bleibt eine Herausforderung für die Medizin. Man muss damit rechnen, dass sich dieses Problem in absehbarer Zukunft weiter verschärft. Wenn die Schulmedizin bei Infektionen durch resistente Keime nicht mehr weiter weiß, kann man durchaus darauf hoffen, mit pflanzlichen Alternativen Erkrankungen in den Griff zu bekommen.
Die meisten resistenten Mikroorganismen sind entweder grampositive oder gramnegative Bakterien. Hierzu gehören vor allem der Methicillin-resistente *Staphylococcus aureus* (MRSA) oder etwa *Clostridium difficile*.
Zunehmende Resistenzprobleme gibt es auch beim Malariaparasiten *Plasmodium falciparum* sowie bei dem Schimmelpilz *Aspergillus fumigatus/flavus/terres* und dem Hefepilz *Candida albicans*. Die Behandlung mit pflanzlichen Antibiotika erfordert kontinuierliche und ununterbrochene Anwendung, bis das Therapieergebnis absehbar ist.
Im Prinzip orientiert sich die Behandlung an drei Prinzipien:

1. Beachtung von Bakteriengiften (Endotoxine) – hier helfen Kräuter mit antioxidativen Wirkeigenschaften.
2. Einsatz von Synergisten – sie ermöglichen eine verstärkte Wirksamkeit antibiotischer Kräuter.
3. Erhöhung der Abwehrkraft (Immunstärkung) – letztendlich muss der Körper eigene Kräfte mobilisieren und lernen, krank machende Keime effizient zu bekämpfen.

Die nachfolgenden Angaben sind nur als Anregung zu verstehen, nicht als

strikte Anwendungsvorgabe. Kräutertherapie ist eine kreative Kunst. Sie verlangt Intuition und Geduld. Sie ist ein ständiger Lernprozess und eine Erfahrungsheilkunde. Die hier vorgestellten Rezeptvorschläge sind als Leitlinie und zur Orientierung gedacht. Ihre Umsetzung ist individuell variabel.
Die gleichzeitige Anwendung von Zubereitungen, die unterschiedlichen Zwecken dienen, wird empfohlen.

Grampositive Bakterien

Grampositive Bakterien mit Resistenzproblem sind *Clostridium difficile*, *Enterococcus faecalis/faecium*, *Mycobacterium tuberculosis*, *Staphylococcus aureus* und *Streptococcus pyogenes/pneumonia*.

Clostridium difficile

Es gibt etwa 100 verschiedene Arten, vier davon verursachen Krankheiten beim Menschen. *C. botulinum* verursacht Wundinfektionen, *C. tetani* Wundstarrkrampf (Tetanus), *C. perfringens* unter anderem Nahrungsmittelvergiftung. Resistenzprobleme gibt es mit *C. difficile*, die nach langer Antibiotika-Therapie vorkommen. Der Keim verursacht gelegentlich lebensbedrohliche Durchfälle und Darmentzündungen.

Antibakteriell Cryptolepis- oder Berberin-Tinktur, 1 Teelöffel bis 1 Esslöffel, drei- bis sechsmal täglich, je nach Schwere der Erkrankung.
Immunstärkend Echinacea-, Ingwer- und Süßholz-Tinktur (1:1:1), 1 Teelöffel, sechsmal täglich.
Darmberuhigend Brombeer- und Eibischwurzel (1:1), Heißwasserauszug, bis zu 6 Tassen täglich.

Enterococcus faecalis/faecium

Diese Mikroorganismen sind oft erstaunlich antibiotikaresistent, insbesondere in Krankenhäusern. Betalactam-Antibiotika (Penicilline, Cephalosporine), Aminoglycoside und zunehmend auch Vancomycin sind oft nur schwach wirksam gegen *Enterococcus*-Stämme. Die Keime verursachen Harnwegsinfektionen, Bakteriämie (Keime im Blut), Herz- und Darmentzündung (Divertikulitis) sowie Meningitis. Wenn es sich um eine Vancomycin-resistente Infektion handelt, wird die zusätzliche Anwendung von Ingwersaft empfohlen.

Antibakteriell Sida-, Alchornea- oder Cryptolepis-Tinktur, 1 Teelöffel bis 1 Esslöffel, drei- bis sechsmal täglich, je nach Schwere der Erkrankung.
Immunstärkend Süßholz-, Tragant-

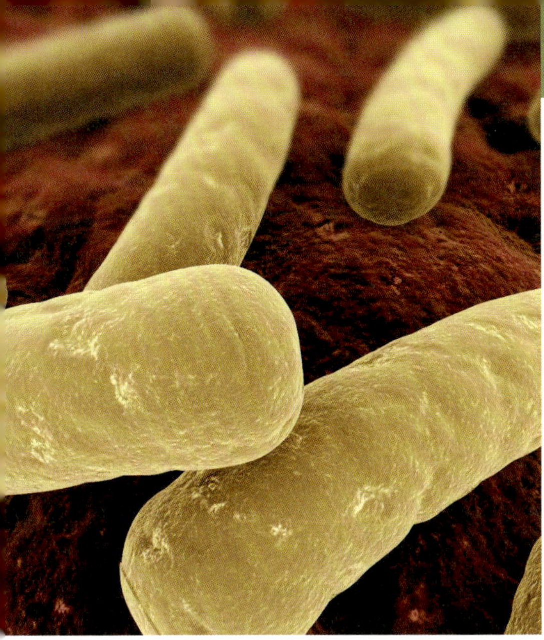

Clostridium difficile kann schwere Durchfälle und Darmentzündungen auslösen.

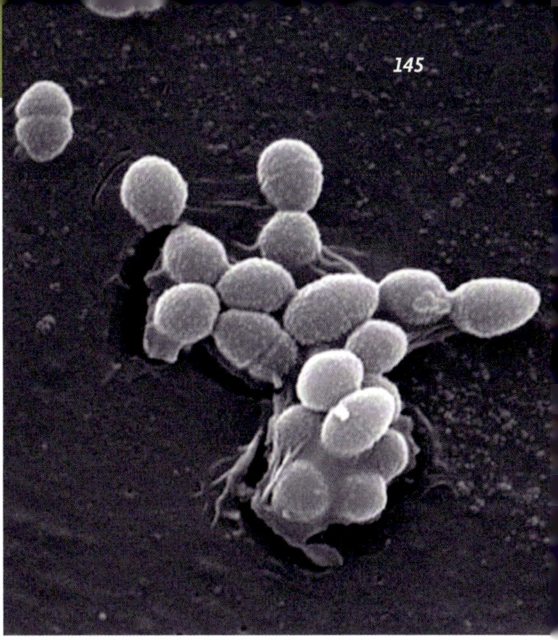

Enterococcus faecalis/faecium kann u. a. Herz- und Darmentzündung sowie Meningitis verursachen.

und Rhodiola-Tinktur (1:1:1), 1 Teelöffel, dreimal täglich.
Zusätzlich bei **Harnwegsinfektion** Wacholderbeeren- und Bidens-Tinktur (1:2) mit ein wenig Wasser, 30 Tropfen, drei- bis sechsmal täglich, je nach Schwere der Erkrankung.
Bei **Bakteriämie** Echinacea-angustifolia-Tinktur, 1/2 Teelöffel bis 1 Esslöffel mit ein wenig Wasser mischen, alle halbe bis ganze Stunde.

Mycobacterium tuberculosis

Der Tuberkulose-Erreger entwickelt seit Jahrzehnten Resistenzen, was die Therapie zunehmend erschwert. 8 von 130 *Mycobacterium*-Spezies können Tuberkulose verursachen. Diese Bakterien haben im Unterschied zu anderen gramnegativen Keimen keine Doppelmembran, sondern eine dicke „wächserne" Zellhülle. *M. leprae* verursacht Lepra und *M. avium* eine Lungenentzündung bei AIDS-Patienten. Bei mehrfachresistenten Keimen, *multidrug-resistant TB* (MDR-TB), sind die wichtigsten Tbc-Antibiotika Isoniazid und Rifampicin unwirksam. Etwa 500.000 Menschen sind davon jährlich betroffen. Extensiv-resistente Keime, *extensively drug-resistant TB* (XDR-TB), sind gegen fast alle Tbc-Antibiotika resistent – das betrifft knapp 50.000 Menschen pro Jahr. Und die Erkrankungen verlaufen überwiegend tödlich.

Antibakteriell Cryptolepis- und Sida-Tinktur (1:1), 1 Teelöffel bis 1 Esslöffel, drei- bis sechsmal täglich, je nach Schwere der Erkrankung. Synergist: 20 Milligramm Piperin, zweimal

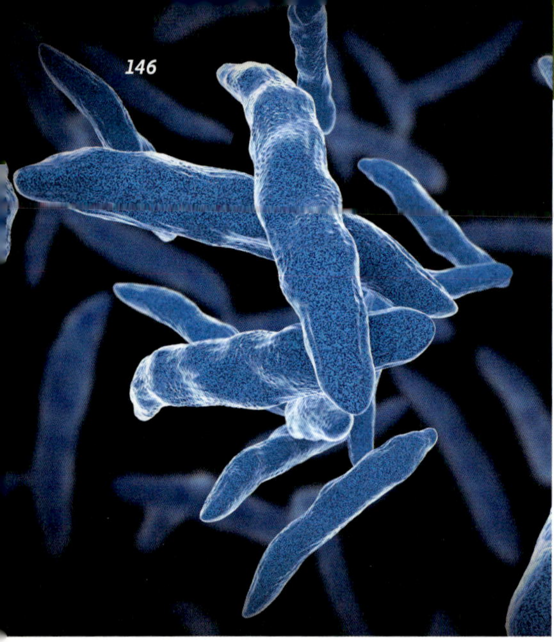

Mycobacterium tuberculosis entwickelt zunehmend Resistenzen gegen wichtige Tbc-Antibiotika.

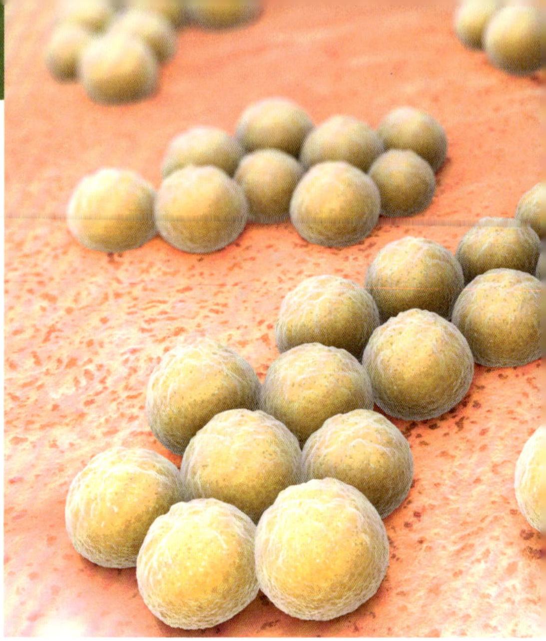

Der MRSA-Keim *Staphylococcous aureus* verbreitet sich durch Fleischprodukte aus Massentierhaltung.

täglich – erste Dosis 30 Minuten vor Einnahme von Cryptolepis/Sida, zweite Dosis um 16 Uhr.

Immunstärkend Lomatium-, Süßholz- und Rhodiola-Tinktur (1:1:1), 1 Teelöffel, dreimal täglich.

Staphylococcus aureus

Der Methicillin-resistente Keim *Staphylococcous aureus* bzw. die Lesart *multidrug-resistant* (MRSA) stellt heute ein bedrohliches Gesundheitsproblem von epidemischem Ausmaß dar. MRSA betrifft sowohl Patienten in Krankenhäusern als auch die allgemeine Bevölkerung. MRSA kursiert überall und kommt vermehrt aus der Fleischproduktion der modernen Massentierhaltung.

MRSA-Infektionen zeigen sich zunächst als kleine rote Knötchen oder Beulen, manchmal auch begleitet von Fieber und Hautausschlag. Die Beulen vergrößern sich, sind schmerzhaft und entwickeln sich zu eitergefüllten Geschwüren. Versagt die Antibiotika-Therapie, muss unter Umständen eine betroffene Gliedmaße amputiert werden. Ohne konsequente hygienische MRSA-Kontrolle können in Kliniken offene Wunden, Katheter oder die Lungen der Patienten kontaminiert werden. Lebensbedrohliche Komplikationen an Organen (Herzklappen), Knochen, Gelenken und im Blut (Bakteriämie, Sepsis) mit Schock-Syndrom und Weichteilnekrosen sind zu befürchten.

Antibakteriell Cryptolepis-Tinktur, 1 Teelöffel bis 1 Esslöffel, drei- bis sechsmal täglich, je nach Schwere der Erkrankung.

Immunstärkend Ingwer-Reishi-Süßholz-Tinktur (2:2:1), 1 Teelöffel, dreimal täglich.
Zusätzlich bei **MRSA-Harnwegsinfektion** Wacholderbeeren- und Bidens-Tinktur (1:2) mit ein wenig Wasser, 30 Tropfen, drei- bis sechsmal täglich.

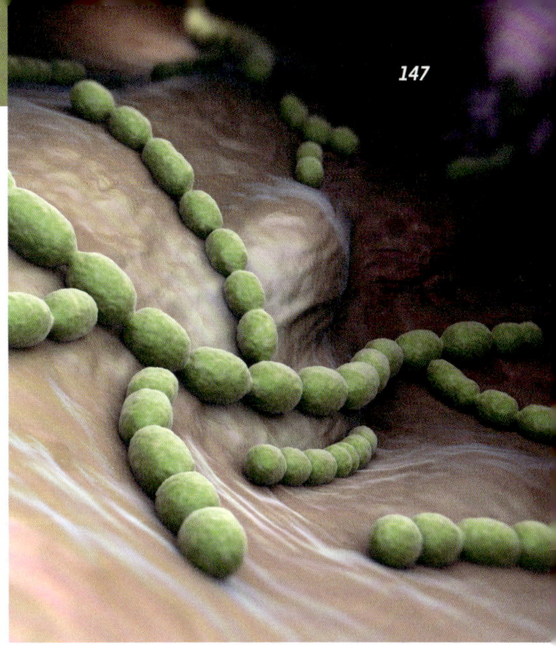

Streptococcus pyogenes/pneumonia verursacht u.a. Lungen-, Mittelohr- und Bauchfellentzündungen.

Streptococcus pyogenes/pneumonia

S. pyogenes verursacht Gaumenmandelentzündung (Tonsillitis), akute Nierenentzündung (Glomerulonephritis) und nekrotisierende Faszienentzündungen. *S. pneumoniae* verursacht Lungen- (Pneumonie), Mittelohr- (Otitis media), Hirnhaut- (Meningitis) und Bauchfellentzündung (Peritonitis).

Antibakteriell Echinacea-Tinktur, 1 Esslöffel in etwas Wasser, stündlich; Cryptolepis- oder Sida- oder Alchornea-Tinktur, 1 Esslöffel in etwas Wasser, stündlich.

Immunstärkend Lomatium-, Rhodiola- und Eleuthero-Tinktur (1:1:1), 1 Teelöffel, viermal täglich.
Lokal/topisch bei **nekrotisierender Fasziitis** Honig oder Echinaceawurzel-, Berberin-, Wacholderbeeren- und Lomatiumwurzel-Pulver zu gleichen Teilen mischen und als Wickel/Umschlag alle 2 Stunden anwenden.

Gramnegative Bakterien

Bei Infektionen durch gramnegative Bakterien wird die Wirksamkeit grüner Antibiotika deutlich verstärkt, wenn zusätzlich pflanzliche Synergisten eingesetzt werden. Süßholz hemmt Resistenzmechanismen (Efflux-Pumpen) bei zahlreichen Keimen, beispielsweise den Pumpentyp AcrAB-TolC. Dies betrifft etwa Shigellen, Salmonellen, Klebsiellen, Enterobacter oder *E. coli.* Piperin kann bei allen Infektionen eingesetzt werden, die nicht den Magen-Darm-Trakt betreffen. Bei *E.-coli*-Infektionen oder bei Cholera würde Piperin die Darmwand für Kräuterwirkstoffe durchlässiger machen, obwohl diese eigentlich direkt im Darm gebraucht werden.

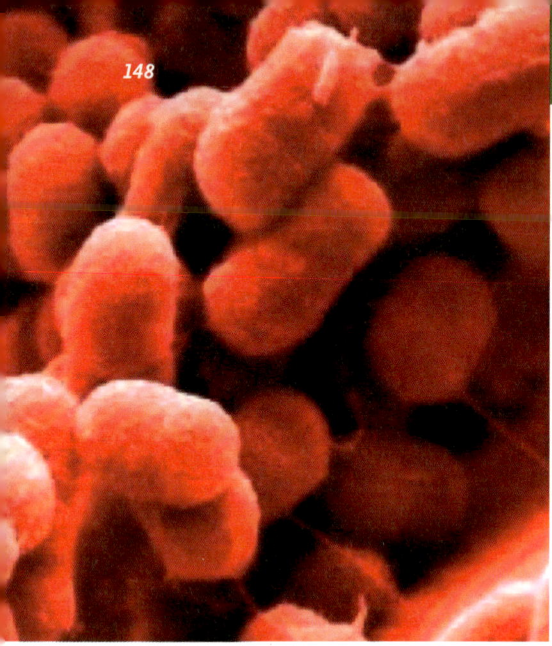

Acinetobacter baumannii ist einer der häufigsten und gefährlichsten Krankenhauskeime.

Acinetobacter baumannii

Dieser Mikroorganismus ist einer der häufigsten Krankenhauskeime. Er ist meist mehrfachresistent (MDRAB). Fast alle Antibiotika sind gegen ihn machtlos, nur das Polymyxin Tigecyclin zeigt eine gewisse Wirksamkeit. Die komplette Unwirksamkeit des Antibiotikums ist hier nur eine Frage der Zeit.

Man hat das Bakterium vor allem bei Kriegsveteranen („The Iraqibacter") und bei Klinikpersonal gefunden. 2004 wurden beispielsweise mindestens 1.300 US-Soldaten positiv auf den Keim getestet oder waren infiziert. Viele wurden in der Militärbasis im deutschen Landstuhl behandelt.

A. baumannii kann auf Geräte- (z.B. Katheter, Spritzen) und Mobiliar-Oberflächen in Kliniken und an den Händen des Personals bis zu fünf Monate überleben. Am häufigsten kommt es zu schweren Lungen- und Harnwegsentzündungen und Blutinfektionen (Bakteriäme). Das Bakterium liebt wässriges Milieu und kontaminiert gerne Flüssigkeiten (z.B. Infusion, Dialyse-Spüllösung).

Der resistente Keim infizierte im Dezember 2014 die Patienten einer Intensivstation in einer Münchner Klinik. Im Januar 2015 erregte der Ausbruch einer Epidemie in einer Kieler Klinik Aufsehen. Mindestens elf Patienten starben an der Infektion.

Antibakteriell Cryptolepis- oder Sida- oder Alchornea-Tinktur, 1 Teelöffel bis 1 Esslöffel, drei bis sechsmal täglich, je nach Schwere der Erkrankung.

Immunstärkend Lomatium-Rhodiola-Tragant-Tinktur (1:1:1), 1 Teelöffel, sechsmal täglich.

Synergistisch Ingwersaft (frisch), stabilisiert mit 20 % Alkohol, 1 Esslöffel in heißem Wasser, sechsmal täglich.

Zusätzlich bei **Lungenentzündung** Ätherisches Wacholderöl als Aroma-Inhalations-Therapie, dreimal täglich.

Bei **chirurgischer Wundinfektion** Honig-Wundauflage.

Bei **Harnwegsinfektion** (Antibakterielle/immunstärkende Kräuter) plus Wacholderbeeren-Bidens-Tinktur (1:2), 30 Tropfen, sechsmal täglich.

Bei **Bakteriämie** Echinacea-Tinktur, 1/2 Teelöffel bis 1 Esslöffel, alle halbe bis ganze Stunde.

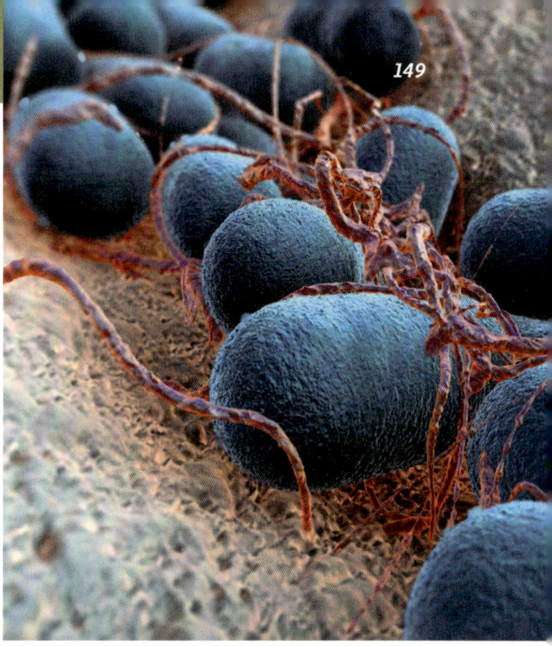

Escherichia-coli-Infektionen können bei Babys und älteren Menschen lebensbedrohlich sein.

Escherichia coli

Insbesondere drei der zahlreichen Arten von *E. coli* sind von Bedeutung: 1. Enterohämorrhagische Arten (EHEC), 2. Arten, die Harnwegsinfektionen und Sepsis (im Blut) verursachen (UPEC) und 3. Arten, die Meningitis und Sepsis (im Blut) verursachen (NMEC). *E.-coli*-Infektionen können vor allem bei geschwächtem Immunsystem, bei Babys und älteren Menschen lebensbedrohlich sein. EHEC verursachen schwere Bauchkrämpfe, Durchfall und Blutungen. Manche *E.-coli*-Arten produzieren Giftstoffe (Shigatoxine), die das Blut und die Nieren angreifen. Hier erwies sich Sida als sehr wirksames Kraut. Am schwierigsten sind NMEC-Infektionen zu beherrschen.

EHEC-Infektionen

Antibakteriell Berberin-Tinktur, 1 Teelöffel bis 1 Esslöffel, drei bis sechsmal täglich, je nach Schwere der Erkrankung. Brombeerwurzel- oder Eichenrinde-Dekokt, 3 Esslöffel bis ½ Tasse, zwei- bis viermal täglich. Bei Blutschäden zusätzlich Sida-Tinktur, 1 Teelöffel, sechsmal täglich.
Synergistisch Ingwer-Süßholz-Reishi-Tinktur (1:1:1), 1 Teelöffel, dreimal täglich.

UPEC-Infektionen

Antibakteriell Wacholderbeeren-Bidens-Tinktur (1:2), 30 Tropfen, drei- bis sechsmal täglich; Cryptolepis-Sida- oder Berberin-Tinktur (1:1), 1 Teelöffel, sechsmal täglich.
Synergistisch Ingwer-Süßholz-Reishi-Tinktur (1:1:1), 1 Teelöffel, dreimal täglich.

Haemophilus

Vier Bakterienarten sind für Infektionskrankheiten von Bedeutung: *Haemophilus influenzae* (vor allem Typ B), *H. parainfluenzae*, *H. aphrophilus* und *H. ducreyi*. Es gibt verkapselte Typen (A bis F) und unverkapselte Typen. Verkapselte Arten wie *H. influenzae B* verursachen Lungenentzündung, Meningitis, Gelenkentzündungen, Osteomyelitis oder Bakteriämie vor allem bei Kleinkindern. Der Keim ist via Tröpfchen (Husten) übertragbar.
Unverkapselte Typen verursachen unter anderem Mittelohrentzündung.

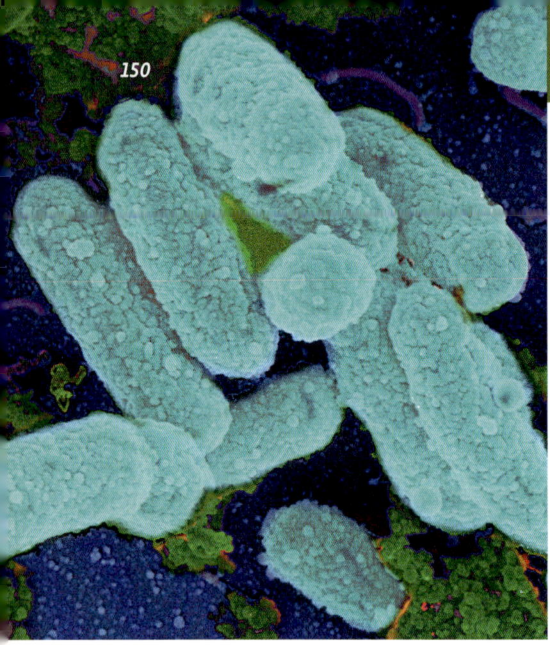

Haemophilus influenzae wird über Tröpfcheninfektion (Husten) übertragen.

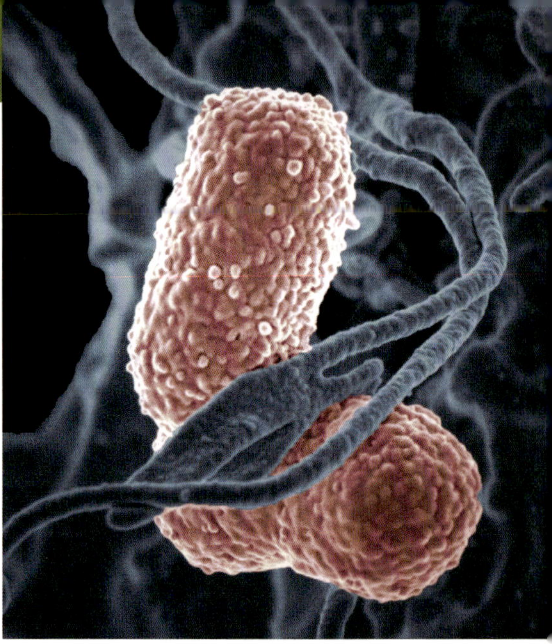

Klebsiella pneumoniae kann u.a. Lungenentzündungen und Wundinfektionen auslösen.

H. parainfluenzae ist weniger aggressiv, trägt aber Resistenzgene. *H. aphrophilus* verursacht gelegentlich eine Herzmuskelentzündung (Endokarditis) und Hirnabszesse. *H. ducreyi* ruft Genitalgeschwüre hervor und wird sexuell übertragen.
H. influenzae ist weitverbreitet. Impfprogramme haben hier die Situation entschärft. Allerdings nimmt die Resistenz von Hämophilus-Arten zu. Zunehmend sind nicht nur Kinder, sondern auch Erwachsene betroffen. Hinzu kommt, dass Hämophilus ein starker Synergist von Grippeviren ist.

Antibakteriell Sida-Tinktur, 1 Teelöffel, drei bis sechsmal täglich.
Synergistisch Ingwer-Süßholz-Tinktur (1:1), 1 Teelöffel, sechsmal täglich. Frischer Ingwersaft-Tee, vier- bis sechsmal täglich.

Klebsiella pneumoniae

Die für den Menschen pathogene Art ist vor allem *Klebsiella pneumoniae*. Am häufigsten verursacht der Keim Lungenentzündungen, aber auch Harn-, Atemwegs- und Gallenwegsinfektionen sowie chirurgische Wundinfektionen, darüber hinaus Bakteriämie (Sepsis), Durchfall, Gallenkoliken, Osteomyelitis, Meningitis oder Venenentzündungen. Eine Ansteckung kommt häufig in Krankenhäusern vor: über kontaminierte Gerätschaften, medizinisches Personal oder andere Patienten. Ist die Lunge betroffen, kommt es zu Entzündung, Gewebeuntergang und zur Bildung von dickem, zähem, blutigem Schleim. Klebsiellen sind häufig multiresistent und produzieren *extended-spectrum* Betalactamasen (ESBL). Unabhängig vom Antibiotika-Einsatz stirbt jeder zweite

Betroffene. Die aktuelle Resistenzform ist die Carbapenem-resistente *K. pneumoniae* (CRKP).
Antibakteriell Cryptolepis-Alchornea-Tinktur (1:1), 1 Teelöffel bis 1 Esslöffel, sechsmal täglich.
Schleimlösend Ingwersaft-Tee, 1 Teelöffel, vier- bis sechsmal täglich.
Immunstärkend Reishi-Süßholz-Echinacea-angustifolia-Tinktur (1:1:1), 1 Teelöffel, sechsmal täglich.
Zusätzlich bei **Lungenentzündung** Ätherisches Wacholderöl als Aroma-Inhalation, drei- bis sechsmal täglich.
Bei **chirurgischer Wundinfektion** Honig-Wundauflage.

Bakteriämie/Sepsis

Antibakteriell Echinacea-Tinktur (1:1), 1/2 Teelöffel bis 1 Esslöffel, alle halbe bis ganze Stunde; Cryptolepis-Tinktur, 1 Esslöffel, sechsmal täglich.
Synergistisch 20 Milligramm Piperin, zweimal täglich, erste Dosis morgens vor Einnahme der antibakteriellen Kräuter, zweite Dosis um 16 Uhr.

Harnwegsinfektion

Antibakteriell Wacholderbeeren-Bidens-Tinktur (1:2), 30 Tropfen, drei- bis sechsmal täglich; Cryptolepis-Berberin-Tinktur (1:1), 1 Teelöffel, ein- bis dreimal täglich.

Durchfall

Antibakteriell Statt der obigen Mittel hier vor allem Berberin-Tinktur, 1 Teelöffel, drei- bis sechsmal täglich.

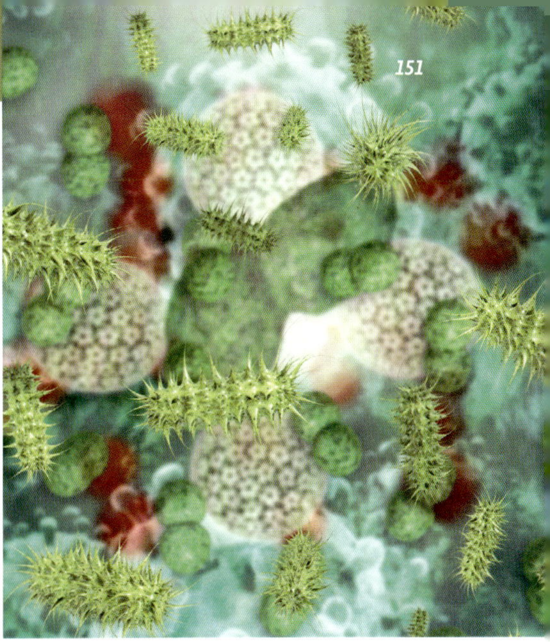

Proteus mirabilis gehört zu den hochproblematischen resistenten Krankenhauskeimen.

Proteus

Die problematischen Proteus-Arten sind *Proteus vulgaris* und *Proteus mirabilis* (90 Prozent aller Infektionen). Als problematischer Krankenhauskeim verursacht Proteus Wundinfektionen, Harnwegsinfektionen, alkalische Nierensteinbildung, Sepsis und Lungenentzündung.

Harnwegsinfektion

Antibakteriell Wacholderbeeren-Bidens-Tinktur (1:2), 30 Tropfen, drei- bis sechsmal täglich; Cryptolepis- oder Sida- oder Alchornea-Tinktur, 1 Teelöffel, sechsmal täglich.
Synergistisch Ingwer-Rhodiola-Tinktur (1:1), 1 Teelöffel, dreimal täglich; 20 Milligramm Piperin, zweimal täglich, erste Dosis morgens vor Einnahme der antibakteriellen Kräuter, zweite Dosis um 16 Uhr.

Sepsis

Antibakteriell Cryptolepis- oder Sida- oder Alchornea-Tinktur, 1 Teelöffel, sechsmal täglich.
Immunstärkend Echinacea-angustifolia-Tinktur, 1/2 Teelöffel bis 1 Esslöffel, alle halbe bis ganze Stunde.
Synergistisch Lomatium-Rhodiola-Tinktur, 1 Teelöffel, dreimal täglich.

Wundinfektion

Antibakteriell Cryptolepis-Sida-Alchornea-Tinktur (1:1:1), 1 Teelöffel, sechsmal täglich.
Immunstärkend Lomatium-Rhodiola-Tinktur (1:1), 1 Teelöffel, drei- bis sechsmal täglich.
Synergistisch Ingwersaft-Tee.
Lokal/topisch Honig-Wundauflage.

Pseudomonas aeruginosa

Es handelt sich um einen Krankenhauskeim, der auf Mobiliar, Oberflächen und medizinischen Gerätschaften vorkommt. Er vermehrt sich in Treibstoffen (Diesel, Flugbenzin) und überlebt hohe Temperaturen, kann mit und ohne Sauerstoff sowie sogar in destilliertem Wasser leben – ein zäher Mikroorganismus und hochgradig resistent gegen Antibiotika. Er kann jeden Teil des Körpers befallen und Lungenentzündung, Sepsis, Harnwegs-, Magen-Darm-, Haut-, chirurgische Wund-, Weichteilinfektionen und Mittelohrentzündung verursachen.

Lungenentzündung

Antibakteriell Cryptolepis-Alchornea-Tinktur (1:1), 1 Teelöffel bis 1 Esslöffel, bis sechsmal täglich; Cryptolepis- oder Sida- oder Alchornea-Tinktur, 1 Esslöffel, sechsmal täglich.
Immunstärkend Echinacea-Ingwer-Red Root-Isatis-Tinktur (1:1:1:1), 1 Teelöffel, sechsmal täglich.
Synergistisch Ingwersaft-Tee.
Lokal/topisch Wacholderöl-Inhalation, Aromatherapie, dreimal täglich.

Sepsis

Antibakteriell Cryptolepis- oder Sida- oder Alchornea-Tinktur, 1 Teelöffel, sechsmal täglich.
Immunstärkend Ingwer-Red Root-Isatis-Tinktur (1:1:1), 1 Teelöffel, sechsmal täglich; Echinacea-angustifolia-Tinktur, 1/2 Teelöffel bis 1 Esslöffel, alle halbe bis ganze Stunde.
Synergistisch Lomatium-Rhodiola-Tinktur, 1 Teelöffel, dreimal täglich.

Harnwegsinfektion

Antibakteriell Wacholderbeeren-Bidens-Tinktur (1:2), 30 Tropfen, dreimal täglich; Berberin-Tinktur, 1 Teelöffel, dreimal täglich.
Synergistisch Ingwer-Süßholz-Red-Root-Tinktur (1:1:1), 1 Teelöffel, dreimal täglich.

Wundinfektion

Antibakteriell 20 Milligramm Piperin, zweimal täglich, erste Dosis morgens vor Einnahme der antibakteriellen

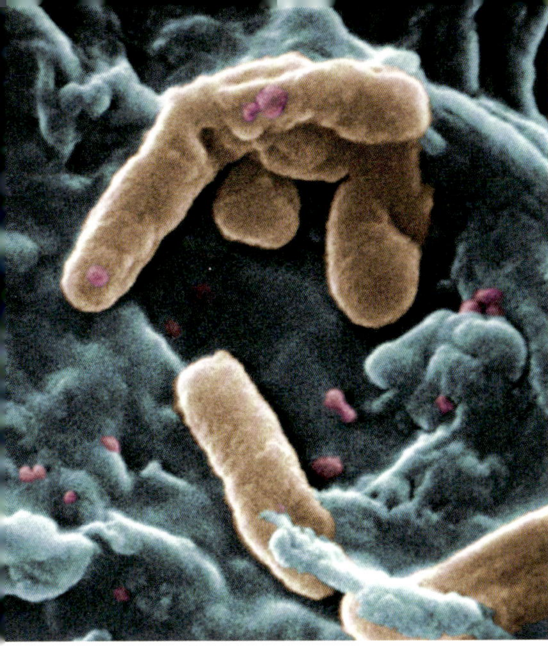

Pseudomonas aeruginosa ist ein gegen Antibiotika hochgradig resistenter Krankenhauskeim.

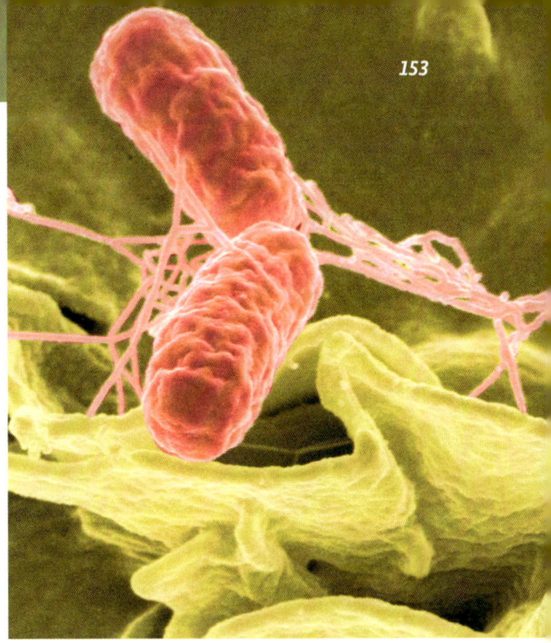

Salmonella typhimurium gehört zu den äußerst widerstandsfähigen Typhus-Erregern.

Kräuter, zweite Dosis um 16 Uhr; Cryptolepis-Alchornea-Tinktur (1:1), 1 Teelöffel, sechsmal täglich.
Synergistisch Ingwer-Süßholz-Red Root-Tinktur (1:1:1), 1 Teelöffel, dreimal täglich.
Lokal/topisch Honig-Wundauflage.

Salmonella

Salmonellen verursachen Typhus *(S. typhi)* und Paratyphus *(S. paratyphi)* sowie Nahrungsmittelvergiftung (Salmonellose). Salmonellen können außerhalb eines Wirts Jahre überleben, werden durch Kälte und Hitze nicht zerstört. Man müsste Lebensmittel eine Stunde lang mit mindestens 55 °C erhitzen oder 10 Minuten mit knapp 70 °C. Fleisch (Rind, Schwein, Geflügel), Früchte und Gemüse sind häufig mit Salmonellen kontaminiert. Die Keime blockieren die körpereigene Abwehr und verursachen Durchfall, Bauchkrämpfe, in schweren Fällen auch Sepsis und Organschäden. Immer häufiger tauchen Salmonellen auf, die Mehrfachresistenz gegenüber Antibiotika aufweisen – mitverursacht durch Antibiotika in der Lebensmittelproduktion.

Antibakteriell Cryptolepis- oder Sida- oder Alchornea-Tinktur, 1 Teelöffel bis 1 Esslöffel, sechsmal täglich, je nach Schwere der Erkrankung; Berberin-Tinktur, 1 Teelöffel bis 1 Esslöffel, drei- bis sechsmal täglich, abhängig von der Symptomatik.
Immunstärkend Süßholz-Rhodiola-Tinktur und Ingwersaft (1:1:1), 1 Teelöffel, dreimal täglich.
Zusätzlich bei **Sepsis** Salbei-Tinktur, 1/2 bis 1 Teelöffel, stündlich mit etwas Wasser.

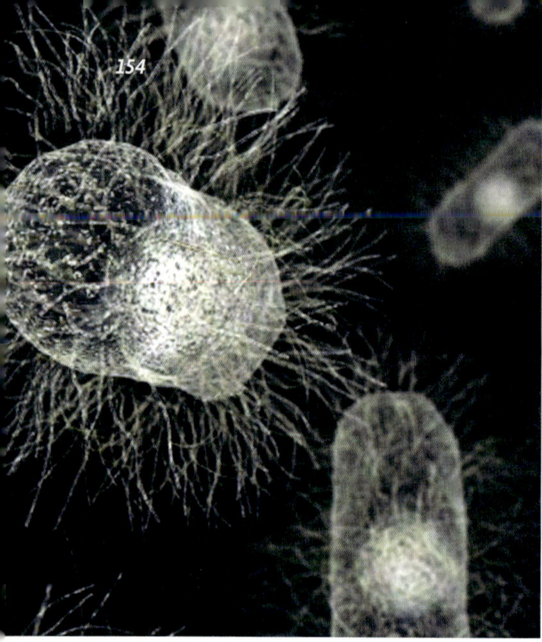

Shigella dysenteriae verursacht schwere und epidemische Darminfektionen.

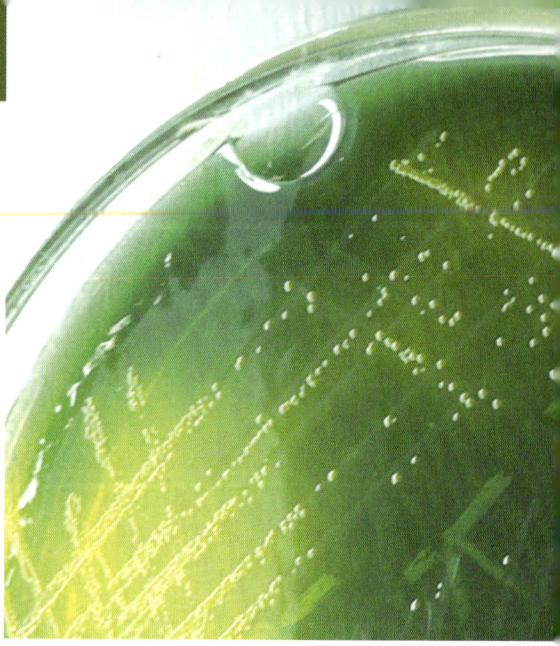

Cholerabakterien (*Vibrio cholerae*), gelb angefärbt, auf Kulturmedium.

Shigella

Shigellen können wie *E. coli* und Salmonellen schwere Darminfektionen auslösen. Zwei Drittel der Shigellen-Infektionen in nicht-industrialisierten Ländern werden durch *Shigella flexneri*, 80 Prozent der Infektionen in industrialisierten Ländern durch *Shigella sonnei*, epidemische Darminfektionen am häufigsten durch *Shigella dysenteriae* verursacht. Shigellen zerstören die Darmschleimhaut und dringen dann in den Körper ein. Pro Jahr infizieren sich weltweit etwa 150 Millionen Menschen. Für etwa eine Million endet die Infektion tödlich.
Die Ansteckung erfolgt durch Schmierinfektion (fäkal/oral).
Die Symptome sind häufig wässriger, blutiger Stuhl, Fieber, Schmerzen und Bauchkrämpfe. Unbehandelt führt die Shigellen-Infektion zu schweren Komplikationen: Sepsis, Dehydrierung, Hyponatriämie, Eiweißverlust und Nährstoffmangel. Manche Arten produzieren zusätzlich Shigatoxine. *S. dysenteriae* neigt stark zur Resistenzentwicklung. Die meisten preiswerten Antibiotika sind bereits heute bei Shigellen unwirksam.

Antibakteriell Cryptolepis- oder Sida- oder Alchornea-Tinktur, 1 Teelöffel bis 1 Esslöffel, sechsmal täglich, je nach Schwere der Erkrankung; Berberin-Tinktur, 1 Teelöffel bis 1 Esslöffel, drei- bis sechsmal täglich, abhängig von der Symptomatik.
Immunstärkend Süßholz-Lomatium-Tinktur und Ingwersaft (1:1:1), 1 Teelöffel, dreimal täglich.
Zusätzlich bei **Sepsis** Salbei-Tinktur, 1/2 bis 1 Teelöffel, stündlich mit etwas Wasser.

Vibrio cholerae

Cholerabakterien *(Vibrio cholerae)* infizieren den Dünndarm und verursachen massiven wässrigen Durchfall (9 bis 18 Liter pro Tag – meist ohne Krämpfe), Muskelkrämpfe und manchmal Erbrechen. In der Folge kommt es häufig zu Austrocknung und Elektrolytmangel. Etwa fünf Millionen Menschen erkranken jährlich an Cholera. Vor der Einführung von Antibiotika war die Erkrankungshäufigkeit deutlich höher. Die Infektion breitet sich hauptsächlich durch kontaminiertes Essen oder verunreinigtes Wasser aus, da *Vibrio cholerae* ein aquatisches Bakterium ist. Unbehandelt (ohne Flüssigkeits- und Elektrolytersatz) endet die Infektion für zwei Drittel der Betroffenen tödlich. Vor 1977 gab es keine Hinweise auf Resistenzen des Bakteriums, heute sind sie allgegenwärtig. So sind die meisten Stämme inzwischen – darunter O1 Inaba, O139 und El Tor – resistent gegen Tetracyclin, Ampicillin, Kanamycin, Sulfonamide, Trimethoprim, Gentamicin sowie weitere antibiotische Stoffe. Eine Schluckimpfung ist möglich, schützt aber langfristig nicht vor Infektionen.

Wirksam sind Cryptolepis, Süßholz *(Glycyrrhiza glabra)*, berberinhaltige Pflanzen (Berberitze, Gewöhnliche Mahonie), Ingwer *(Zingiber officinale)*, Wurzeln von Geranienarten (z.B. *Geranium mexicanum*), Guave (*Psidium guajava* – Tee aus Rinde oder Blättern oder Ethanol-Extrakt empfohlen), Granatapfel (*Punica granatum* – Tee aus Fruchtschale oder Rinde oder Ethanol-Extrakt empfohlen), Basilikum *(Ocimum basilicum)*, *Opuntia ficus-indica* (*nopal cactus*, Opuntienart), süße Akazie *(Acacia famesiana)*, Silberraute *(Artemisia ludoviciana)*.

Extrakte aus den letztgenannten vier Pflanzen sowie aus Geranie beeinträchtigen die Zellmembran der Cholerakeime und machen sie durchlässiger, vermindern den pH-Wert im Zytoplasma, die Membranspannung sowie die ATP-Konzentration bei allen getesteten Stämmen. Tatsächlich sind fast alle Akazienarten für Anwendungen zur Behandlung der Cholera geeignet.

Behandlung von Cholera

Anwendung 1 (antibakteriell) Cryptolepis-Berberin-Tinktur (1:1): 1 Teelöffel, sechsmal täglich.

Anwendung 2 Starkes Geranienwurzel-Dekokt: 3 Teelöffel, stündlich.

Anwendung 3 Guaven-Granatapfel-Tee aus den Blättern oder der Rinde oder der Schale (1:1). Trinken Sie so viel Tee wie möglich.

Alternativ: Akazienrinden-Dekokt: 3 Teelöffel, stündlich; Basilikum-Artemisia-Tee: 230 Milliliter, stündlich.

Nicht-bakterielle Mikroorganismen

Die wichtigsten nicht-bakteriellen Mikroorganismen, die Resistenzprobleme verursachen, sind Candida- und Aspergillus-Pilze sowie der Malariaerreger Plasmodium.

Candida albicans

Der Hefepilz *Candida albicans* ist ein normaler Mitbewohner des menschlichen Körpers. Er ist im Darm, in den Harnwegen und auf der Haut zu finden. Die massenhafte Anwendung von Antibiotika hat zu beträchtlichen Problemen geführt. Übermäßige Vermehrung von Candida im Darm und in den Harnwegen ist weitverbreitet. Candida-Arten haben in den vergangenen Jahrzehnten eine bemerkenswerte Resistenz gegen Antimykotika und Azole entwickelt. Candida liebt Schleimhäute und befällt bevorzugt die Harnwege, die Vagina und den Mund. Juckreiz, Brennen, Entzündung und weißliche Flecken sind bekannte Symptome. Manchmal gelangt der Pilz ins Blut und verursacht Organschäden. Vor allem Menschen mit geschwächtem Immunsystem sind für Infektionen anfällig.

Harnwegsinfektion

Antibiotisch Berberin- oder Alchornea- oder Sida-Tinktur, 1 Teelöffel, dreimal täglich; alternativ: Wacholderbeeren-Bidens-Tinktur (1:2), 30 Tropfen, dreimal täglich.

Vaginalinfektion

Antibiotisch Alchornea- oder Sida-Tinktur, 1 Teelöffel, dreimal täglich; Lomatium-Isatis-Echinacea-Tinktur (1:1:1), 1 Teelöffel, dreimal täglich.
Lokal/topisch 30 Milliliter Berberin-Tinktur mit 60 Milliliter Wasser verdünnt als Spüllösung, zweimal täglich, morgens und abends.

Mundinfektion

Antibiotisch Lomatium-Isatis-Echinacea-angustifolia-Tinktur (1:1:1), 1 Teelöffel, dreimal täglich.
Lokal/topisch Berberin-Tinktur mit Wasser verdünnt als Spüllösung, dreimal täglich.

Aspergillus fumigatus

Der Schimmelpilz *Aspergillus fumigatus* entwickelt sich zunehmend zum antibiotikaresistenten Mikroorganismus. Er kann bronchopulmonale Infektionen und chronische Sinusitis verursachen, vor allem bei Menschen mit geschwächtem Immunsystem. Aspergillus erweist sich häufig als resistent gegen Polyene, Azole und Echinocandine. Für 50 bis zu 90 Prozent der Krankenhauspatienten verläuft die Infektion tödlich (z.B. bei Leukämiepatienten).
Antibiotisch Cryptolepis- oder Sida- oder Alchornea-Tinktur oder kombiniert (1:1:1), 1 Teelöffel, dreimal täglich.

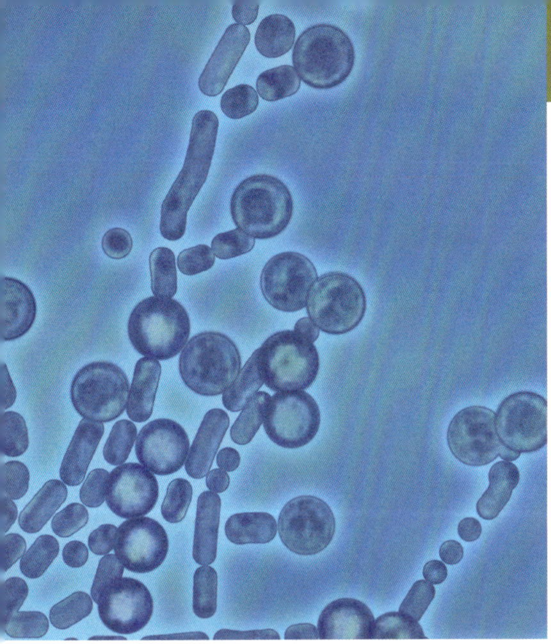

Aspergillus fumigatus kann für immungeschwächte Menschen zur tödlichen Bedrohung werden.

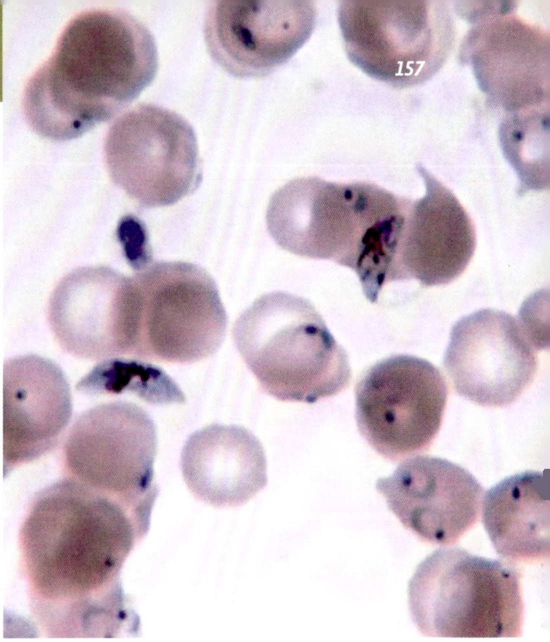

Plasmodium falciparum verursacht pro Jahr etwa 250 Millionen Malaria-Erkrankungen.

Immunstärkend Süßholz-Rhodiola-Ingwer-Tinktur (1:1:1), 1 Teelöffel, dreimal täglich.
Lokal/topisch Nasenspray-Zubereitung oder Inhalation mit ätherischem Wacholderöl, drei- bis sechsmal täglich.

Plasmodium falciparum

Es gibt mehr als 200 Plasmodien-Arten, die als Parasiten rote Blutzellen befallen. Elf Arten infizieren Menschen, in der Regel durch einen Mosquitostich. Die Mikroorganismen vermehren sich in der Leber und greifen dann die Blutzellen an. Die Symptome umfassen Fieber, Schüttelfrost, Muskel-, Kopfschmerz, Anämie, Leber- und Milzvergrößerung sowie schweres allgemeines Krankheitsgefühl. Komplikationen sind Hirnschäden, Krämpfe und auch Todesfälle.

Als Haupterreger gilt *Plasmodium falciparum*, der pro Jahr etwa 250 Millionen Malaria-Erkrankungen verursacht, davon eine Million tödlich. Malariaerreger sind häufig resistent gegen Antibiotika. Entsprechend dem Vermehrungszyklus können „schlummernde“ Malaria-Parasiten zu einem späteren Zeitpunkt erneut im Blut auftauchen. Aus diesem Grund wiederholt man die Behandlung gegen Plasmodien nach 14 Tagen.

Antibiotisch Cryptolepis- oder Sida- oder Alchornea-Tinktur oder kombiniert (1:1:1), 1 Esslöffel, dreimal täglich, sieben Tage. Wiederholung der Therapie nach 14 Tagen. Alternativ: 1.000 Milligramm Artemisinin am ersten Tag, 500 Milligramm weitere vier Tage, Wiederholung der Therapie nach 14 Tagen.

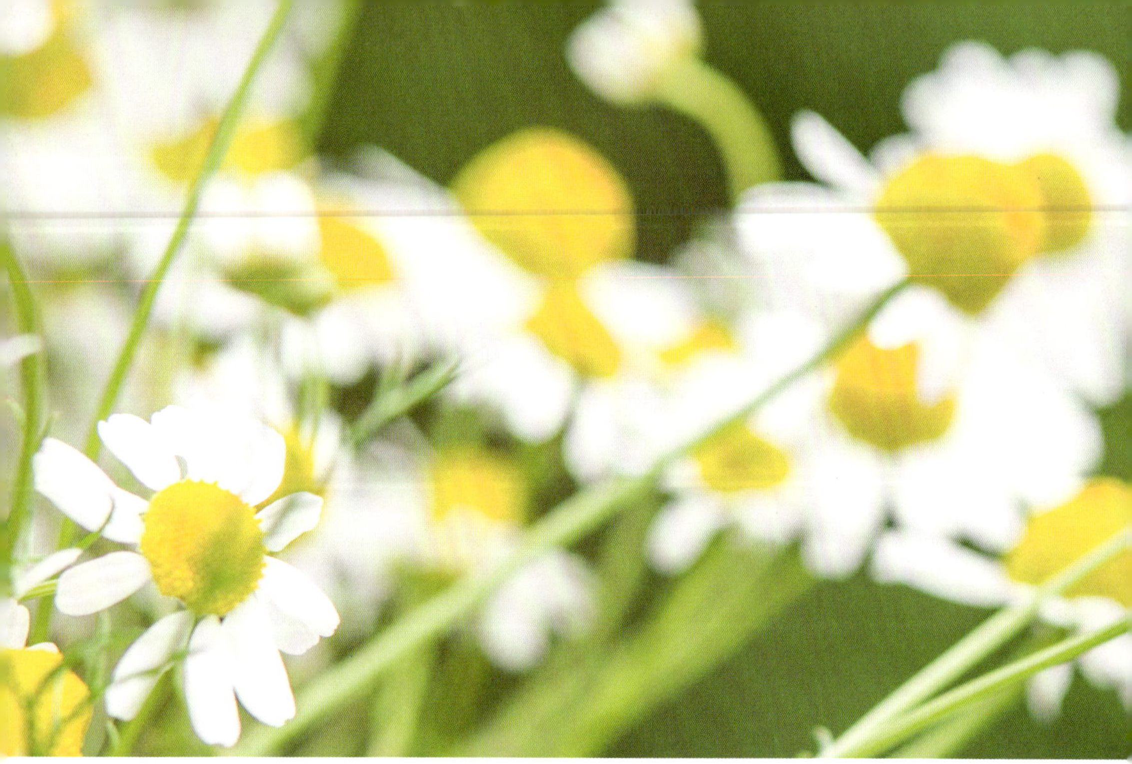

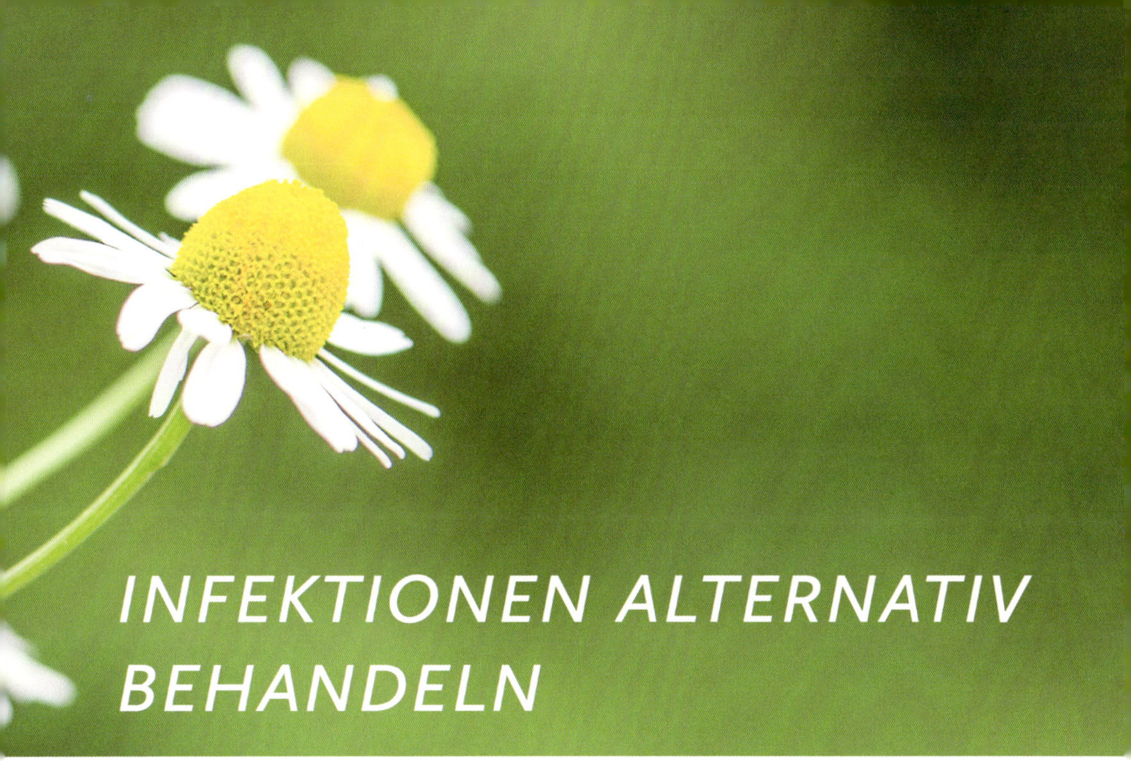

INFEKTIONEN ALTERNATIV BEHANDELN

Nachfolgend finden Sie Vorschläge für die pflanzliche Behandlung von infektiösen Erkrankungen. Es ist nur eine kleine Auswahl und als Anregung für die Anwendung pflanzlicher Antibiotika gedacht. Falls Sie Ihren Zustand als beunruhigend empfinden oder schwere Symptome auftreten, sollten Sie auf jeden Fall einen Arzt aufsuchen. Falls Ihr Arzt Ihnen Antibiotika verordnet, fragen Sie Ihn zumindest nach einer überzeugenden Begründung. Tatsächlich verordnen niedergelassene Ärzte in Deutschland viel zu oft unnötig Antibiotika.

Zunächst geht es darum, dass Sie Ihre Abwehrkräfte stärken und darauf achten, dass Ihr Immunsystem gut aufgestellt ist. Ein gesunder Vitamin-D-Status ist in jedem Fall eine wichtige Voraussetzung zur Abwehr schädlicher Keime und zur Vorbeugung gegen Krankheitsanfälligkeit (lesen Sie hierzu auch Seite 83ff.). Gleichfalls abwehrstärkend wirken regelmäßige körperliche Bewegung sowie eine gesunde ausgewogene Ernährung.

Falls Sie an einer Infektion erkranken, hat die Anwendung grüner Antibiotika viele Vorteile. Pflanzliche Mittel sind deutlich besser verträglich als chemische Antibiotika. Zudem wird die Darmflora geschont, die ja auch wichtige Abwehraufgaben erfüllt. Weitere Vorteile der grünen Antibiotika sind ihre ganzheitlichen Wirkungen, erwünschte Synergieeffekte von Heilpflanzenkombinationen und die gute Wirksamkeit bei resistenten Keimen aufgrund ihrer komplexen Wirkstoffkomposition. Nutzen Sie bewährtes Naturheilwissen für Ihre Gesundheit!

Akne

Unter dem Begriff Akne (Acne vulgaris) versteht man Erkrankungen des Talgdrüsenapparates und der Haarfollikel. Durch verstärkte Talgproduktion (meist in der Pubertät) und Verhornungsstörungen am Talgdrüsenfollikel bilden sich pickelförmige Komedonen auf der Haut. Männliche Geschlechtshormone stimulieren die Talgproduktion. Die Pickel, Pusteln und Knoten können sich entzünden, schmerzhaft und gerötet sein. Am häufigsten tritt Akne im Gesicht auf. Für den Entzündungsprozess spielen auch Bakterien (*Propionbacterium acnes*) eine Rolle. Bei sehr stark ausgeprägter Akne sollte man also durchaus einen Hautarzt aufsuchen. Risikofaktoren für Akne sind Rauchen, zu viel Sonne (UV-Licht), Make-up und auch eine ungesunde Ernährung.

Kräutertherapie

Teebaumöl: 1–3 Tropfen verdünnt mit einem Wattepad auf die entzündeten Stellen tupfen.
Ringelblume/Eichenrinde: einen starken Tee zubereiten, auf ein Wattepad träufeln und die entzündeten Stellen abtupfen.
Usnea: Waschlösung 1:1 (Tinktur/Wasser) auf ein Wattepad träufeln und die entzündeten Stellen abtupfen.
Berberin: Waschlösung (Tinktur/Wasser), morgens und abends betroffene Stellen mit Wattepad abtupfen.

Akute Bronchitis

Man spricht besser von einer akuten Atemwegsinfektion. Die Schleimhaut der Atemwege (Rachen, Luftröhre, Bronchien) ist entzündungsbedingt geschwollen. Erhöhte Schleimproduktion, Husten, Auswurf, Fieber, Schnupfen, Gliederschmerzen, Heiserkeit, Stechen in der Brust sowie allgemeines Krankheitsgefühl sind die häufigsten Beschwerden. Ist das Immunsystem geschwächt, ist man für wiederkehrende Atemwegsinfektionen besonders gefährdet. Meist handelt es sich um eine Virusinfektion, die aber bei geschwächter Abwehrlage nicht selten zusätzlich eine bakterielle Infektion nach sich zieht. In Allgemein- und Hausarztpraxen werden am häufigsten bei Atemwegsinfektionen unsachgemäß Antibiotika verordnet. Dieses falsche Verordnungsverhalten trägt wesentlich zur Resistenzproblematik bei.

Kräutertherapie

Kapuzinerkressenkraut/Meerrettichwurzel: rezeptfreie Fertigarznei (Angocin).
Thymian/Kamille: Inhalationstherapie, 1 Handvoll Kräuter in eine Schüssel geben und mit kochendem Wasser übergießen, 10 Minuten inhalieren, zweimal täglich.
Alchornea: Tee zubereiten und alle 3–4 Stunden 1 Tasse trinken (wirkt bronchospasmolytisch).

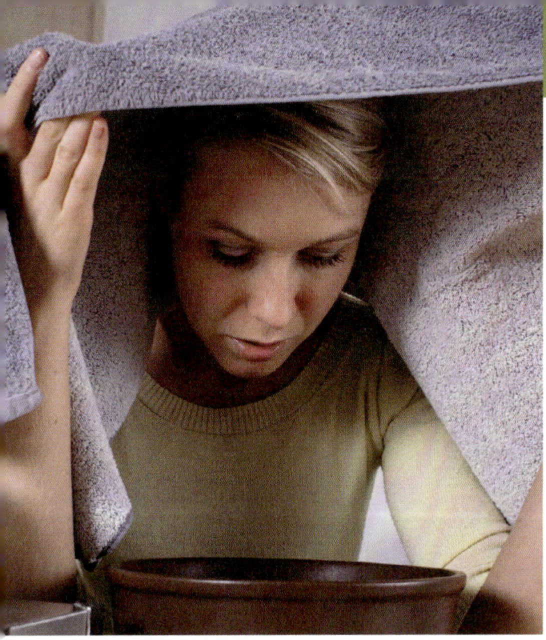

Die Inhalationstherapie bei Erkältung ist nach wie vor empfehlenswert: Zweimal täglich Thymian und Kamille mit kochendem Wasser übergießen und Kräuterdämpfe inhalieren.

Honig/Ingwer/Piperin: Teezubereitung, 2 Esslöffel Ingwersaft, Saft von 1 Limettenviertel, Prise Cayennepfeffer, 1 Esslöffel Honig, heißes Wasser.
Süßholz/Honig: Süßholz-Tee mit 1 Esslöffel Honig, dreimal täglich, vier bis fünf Tage.
Salbei/Piperin/Honig: Dekokt, 30 Gramm getrocknete Salbeiblätter, 1 Prise Cayennepfeffer, 3 Tassen kaltes Wasser, Wildblumenhonig, Saft von 1 Zitrone. Salbei und Pfeffer im Wasser zum Kochen bringen, köcheln lassen und die Hälfte der Flüssigkeit abgießen, abkühlen lassen, abseihen und auspressen. Honig und Zitronensaft hinzufügen, im Kühlschrank aufbewahren. 1 Esslöffel oder mehr, nach Bedarf, bei Beginn der Erkältung einnehmen.

Bindehautentzündung

Die Entzündung der Bindehaut am Auge wird auch als Konjunktivitis bezeichnet. Die Bindehaut ist die Schutzschicht des Auges, die unter anderem durch Befeuchtung verhindert, dass Krankheitserreger eindringen können. Eine infektiöse Entzündung kann durch zahlreiche Erreger ausgelöst werden: Staphylo-, Strepto-, Pneumo-, Gonokokken, *Corynebacterium diphtheriae*, *Chlamydia trachomatis* sowie Masern-, Röteln- und Windpocken-Viren. Es kommt zu geschwollenen Augen, Tränenfluss, Verklebung der Lider, Brennen, Fremdkörpergefühl und Schmerzen. Bei starken Beschwerden mit Sehstörungen, Fieber, Krankheitsgefühl und Eiterabsonderung ist ein Arztbesuch empfehlenswert. Hände waschen und nicht die Augen reiben!

Kräutertherapie

Augentrost/Ringelblume: Auflage, 1 Teelöffel Kraut mit 50 Milliliter kochendem Wasser aufgießen, abkühlen lassen, abseihen, Wattepads mit der Flüssigkeit tränken und zweimal täglich auf die geschlossenen Augen legen.
Sonnenhut/Augentrost/Calendula: Fertigarznei, Euphrasia comp. Augensalbe.
Alchornea: Tee, äußerlich 1–3 Tropfen abgekühlter Tee, alle 3–4 Stunden.
Berberin: Augentropfen (Tinktur/Wasser), ein- bis zweimal täglich.
Usnea: Augentropfen (Tinktur/Wasser), ein- bis zweimal täglich.

Furunkel

Ein Furunkel ist eine tiefe schmerzhafte Entzündung des Haarbalgs. Ursache ist häufig eine Infektion durch den Keim *Staphylococcus aureus*. Umliegendes Gewebe ist mitbetroffen. Es kommt zur „Einschmelzung" und Bildung eines Eiterpfropfes. Nach der Abheilung bildet sich meist eine Narbe. Furunkel entstehen spontan, bei geschwächtem Immunsystem, bei Diabetikern und systemischer bakterieller Infektion. „Reife" Furunkel sollten aufgeschnitten werden, damit der Eiter abfließen kann. Ein starkes Immunsystem schützt vor Furunkulose.

Kräutertherapie

Teebaumöl: mehrmals täglich aufträufeln, maximal drei Tage.
Calendula: Fertigarznei (Calendumed Salbe N).
Honig: äußerlich, direkt auf den Furunkel.
Bidens: innerlich (systemische Staphylokokkeninfektion), 1 Teelöffel bis 1 Esslöffel Tinktur in Wasser, je nach Schweregrad bis zu sechsmal täglich, maximal 28 Tage.

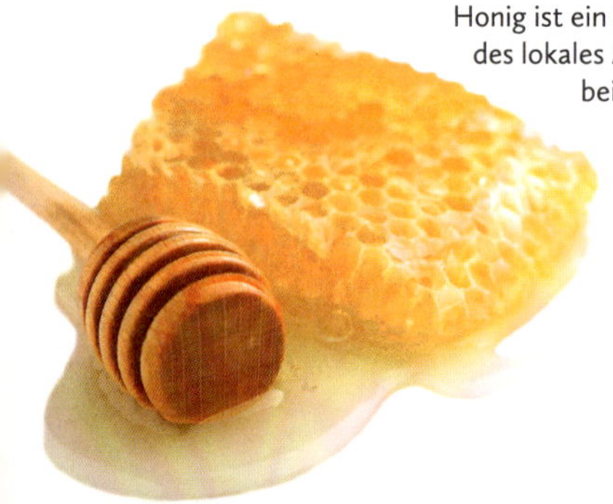

Honig ist ein hervorragendes lokales Antibiotikum bei Infektionen.

Gelenkentzündung

Eine Gelenkentzündung (Arthritis) kann viele Ursachen haben und jedes Gelenk betreffen. Bei Gicht sind nur wenige, bei rheumatoider oder chronischer Polyarthritis meist viele Gelenke betroffen. In der Regel wird die bakterielle Arthritis von *Staphylococcus aureus* oder *epidermidis* verursacht, bei Kindern auch durch Shigellen und seltenere Erreger, bei Männern gelegentlich durch *Mycoplasma genitalium*. Es kommt zu Schmerzen, Erwärmung, Schwellung und Rötung des Gelenks, bei Rheuma zur morgendlichen Gelenksteifigkeit und Entzündungen der Fingermittel-/-grundgelenke. Hausmittel wie Kühlung und Quarkwickel können Beschwerden lindern. Ein Arztbesuch ist bei rheumatoider Arthritis empfehlenswert.

Kräutertherapie

Brennnessel/Goldrute/Birkenblätter/Weidenrinde/Ackerschachtelhalm: Fünf-Kräuter-Tee (gleiche Anteile) mehrmals täglich trinken.
Beinwell/Weidenrinde: Fertigarznei (Rhus-Rheuma-Gel N, Proaktiv Hartkapseln).
Ingwer/Echinacea: frischer Ingwersaft-Tee, vier- bis sechsmal täglich; Echinacea-Tinktur, 0,5 Teelöffel bis 1 Esslöffel jede Stunde (bei Bakteriämie).
Reishi: 2 bis 4 Teelöffel Tinktur, bis zu dreimal täglich.
Cryptolepis: 20–40 Tropfen Tinktur, bis zu viermal täglich.

Grippaler Infekt

Es handelt sich im Unterschied zur echten Grippe (Influenza) um eine Erkältungskrankheit durch harmlosere Viren, die in der Regel 4 bis 7 Tage dauert. Anzeichen sind Husten, Schnupfen, Halsschmerzen, Kopf- und Gliederschmerzen, Erschöpfung, Konzentrationsstörungen und leichtes Fieber. Komplikationen sind Super- oder Sekundärinfektionen wie Nebenhöhlen-, Mandel- oder Mittelohrentzündungen. Hausmittel wie Brustwickel, Erkältungsbäder (mit Aromaölen), Kamille-/Eucalyptus-Inhalation, Bettruhe, warme Kleidung und frische Luft lindern Beschwerden.

Kräutertherapie

Salbei/Thymian/Spitzwegerich: Tee (gleiche Anteile), 3–5 Tassen täglich.
Salbei/Pfefferminze: Dampfinhalation, 5–10 Minuten.
Zwiebel: 1–2 Teelöffel Saft, als Hustenreizstiller abends eingenommen.
Echinacea: 1–3 Teelöffel frischer Saft täglich, maximal bis zu 6 Teelöffel; 30 Tropfen Tinktur stündlich bei einsetzenden Beschwerden.
Echinacea/Süßholz: 30 Tropfen Tinktur stündlich bei einsetzenden Beschwerden plus Süßholz-Tee (1 Teelöffel Wurzelpuver auf 250 Milliliter Wasser, 15 Minuten ziehen lassen), 3 Tassen täglich.
Reishi: 3 Tabletten (1 Gramm), bis zu dreimal täglich (Immunstärkung).

Harnwegsinfektion

Bakterielle Infektionen können schmerzhafte Entzündungen der Harnröhre (Urethritis) und der Harnblase (Zystitis) verursachen.
Wegen der kürzeren Harnröhre sind insbesondere Frauen für aufsteigende Infektionen in den Harnwegen anfällig, vor allem nach Geschlechtsverkehr. Männer sind im höheren Lebensalter häufiger von Harnwegsinfekten betroffen, da sich oftmals wegen vergrößerter Prostata der Harnabfluss verlangsamt. Häufige Erreger sind *Escherichia coli*, Enterobakterien, Klebsiellen und Proteusbakterien sowie *Chlamydia trachomatis*, *Neisseria gonorrhoeae* und Pseudomonaden, selten auch *Trichomonas vaginalis* oder *Candida albicans*. Aufgrund der häufigen Antibiotika-Verordnungen bei Harnwegsinfektionen kommt es vermehrt zur Resistenzentwicklung.
Typische Symptome sind Schmerzen beim Wasserlassen, Harndrang mit geringem Urinabgang und leichte diffuse Schmerzen im Unterleib. Der Urin kann getrübt sein und stärker riechen als gewöhnlich. Bei Fieber, Schüttelfrost, Rückenschmerzen und Erbrechen sollten Sie einen Arzt aufsuchen.
Hausmittel sind warme Kleidung, mindestens drei Liter Wasser trinken (Durchspülung), der Verzicht auf Geschlechtsverkehr und eine Wärmflasche.

Kräutertherapie

Goldrute/Birke/Brunnenkresse/Schafgarbe/Kamille: Fünf-Kräuter-Tee (gleiche Anteile), 3 Tassen täglich ungesüßt trinken.
Kamille: 1 Handvoll Blüten mit kochendem Wasser aufgießen, Sitzbad, 10 Minuten.
Bärentraube/Goldrute: Fertigarznei (Cystinol N).
Rosmarinblätter/Tausendgüldenkraut/Liebstöckelwurzel: Fertigarznei (Canephron).
Berberin oder Alchornea oder Sida: bei Candida-Infektion, 1 Teelöffel Tinktur, dreimal täglich.
Cryptolepis/Sida (oder Berberin) : bei *E.-coli*-Infektion, Tinktur (gleiche Anteile), 1 Teelöffel, sechsmal täglich.
Cryptolepis/Berberin: bei Klebsiella-Infektion, Tinktur (gleiche Anteile), 1 Teelöffel, dreimal täglich.
Cryptolepis/Ingwer/Reishi/Süßholz/Wacholder/Bidens: bei MRSA-Infektion: Cryptolepis, 1 Teelöffel bis 1 Esslöffel Tinktur, drei- bis sechsmal täglich. Ingwer-Reishi-Süßholz-Tinktur (2:2:1), 1 Teelöffel, dreimal täglich. Wacholder-Bidens-Tinktur (2:1), 30 Tropfen, drei- bis sechsmal täglich.
Usnea: Tee, bis zu 1 Liter täglich trinken.

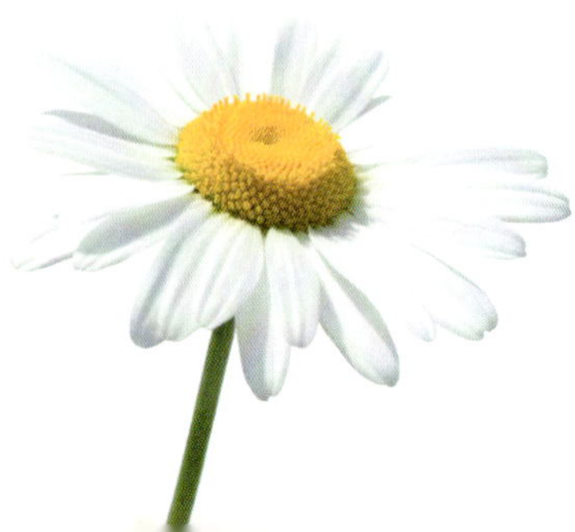

Ein Sitzbad im Kamillenblütensud lindert Harnwegsbeschwerden.

Hautentzündungen

Infektiöse Hauterkrankungen werden Impetigo contagiosa genannt (Grind-, Eiter- oder Borkenflechte). Es gibt klein- und großblasige Verläufe. Meist beginnt die Erkrankung mit roten Flecken im Gesicht, die sich zu flüssigkeitsgefüllten Bläschen entwickeln. Erreger sind überwiegend *Staphylococcus aureus* und *Streptococcus pyogenes*. Bei mangelnder Hygiene oder Kratzen (Juckreiz bei Neurodermitis) gelingt es den Keimen, in tiefere Hautschichten vorzudringen und Entzündungen auszulösen (z.B. Abszess). Die klinische Behandlung dürfen nur Ärzte, keine Heilpraktiker durchführen. Man versucht die Erkrankung mit Desinfektion, Lösungen, Bädern, Umschlägen und antibiotikahaltigen Salben zu behandeln. Sind die offenen Entzündungen abgeheilt, ist die Krankheit nicht mehr ansteckend.
Ein entzündlicher Hautausschlag (Ekzem, Dermatitis) mit gelblichen Schuppen auf der Kopfhaut und im Gesicht wird als seborrhoisches Ekzem bezeichnet. Die Ursache der Erkrankung ist nicht vollständig geklärt. Man geht davon aus, dass der Hefepilz *Malassezia furfur* (normalerweise ein harmloser „Mitbewohner" der Haut) eine Rolle spielt.

Kräutertherapie

Honig: verdünnt als Waschlösung, zweimal täglich anwenden.

Mit frisch gepresstem Ingwersaft auf ein Wattepad geträufelt lassen sich entzündete Hautstellen sehr gut antibiotisch behandeln.

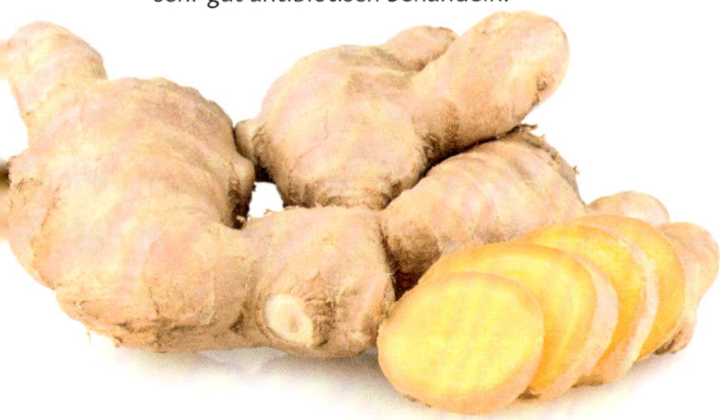

Usnea: Tinktur, unverdünnt oder 1:1 verdünnt mit Wasser mit Wattepad auf der Haut anwenden, morgens und abends.
Süßholz: Gel-Anwendung bei atopischem Ekzem (Neurodermitis).
Bidens: Tee, abgekühlt anwenden.
Ingwer: frischer Ingwersaft auf Wattepad anwenden.

Pflanzenöl bei Hautinfektion

Je 30 Gramm Artemisia-Blätter, Berberin-Kraut/-Wurzel, Cryptolepis, Echinacea-Wurzel/-Samen, Immergrünnadeln, Usnea getrocknet, 1 Liter Olivenöl. Alle Kräuter fein vermahlen und in ein Keramikgefäß geben, Kräuter mit Öl sättigen und gut verrühren, dann erneut Öl zugeben, bis die Kräuter ca. 0,5 Zentimeter hoch bedeckt sind, erhitzen und über Nacht bei 60 bis 70 °C köcheln lassen (oder im Niedrigtemperaturkocher sieben Tage). Abkühlen lassen, Öl durch ein Tuch abpressen und in einem sauberen Glasgefäß dunkel und kühl aufbewahren.

Herpes-Infektion

Infektionen durch Herpes-simplex-Viren 1 und 2 (HSV-1/-2) verursachen schmerzhafte Hautbläschen an den Lippen (Herpes labialis) oder im Genitalbereich (Herpes genitalis). Es kann auch zu grippeartigen Beschwerden mit Kopfschmerzen und Fieber kommen. Die Bläschen dürfen nicht aufgestochen werden, sie enthalten infektiöses Material. Herpes entwickelt sich bevorzugt dann, wenn das Immunsystem nicht optimal leistungsfähig ist, bei chronischem Stress, Arzneimitteleinnahme, Fieberzuständen oder Anwendung von Immunsuppressiva.

Kräutertherapie

Aloe/Propolis: 1 Esslöffel Aloe-vera-Gel mit 3–5 Tropfen Propolis mischen, mehrmals täglich auftragen.
Teebaumöl: 10 Tropfen Sesamöl mit 10 Tropfen Teebaumöl mischen, mehrmals täglich auftragen, zwischendurch parfümfreien Lippenbalsam.
Berberin oder Wacholder/Honig: äußerlich, Pulver oder Tinktur, kombiniert mit Honig.
Cryptolepis: Tee, 1–2 Tassen täglich.
Bidens: Tee, 2–4 Tassen täglich trinken.

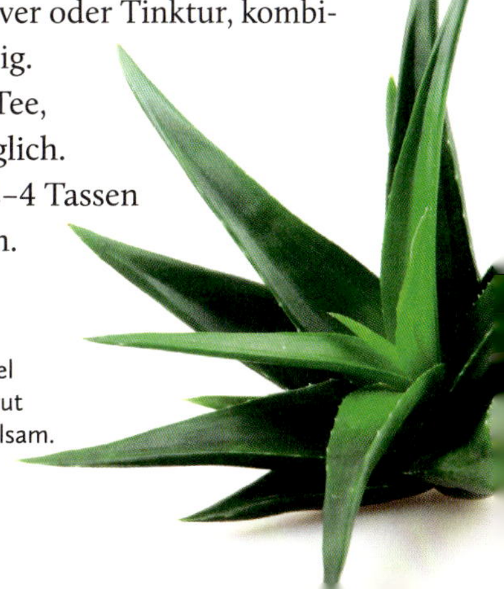

Aloe-vera-Gel eignet sich gut als Lippenbalsam.

Magen-Darm-Infektion

Magen-Darm-Entzündungen (Gastroenteritis) führen häufig zu (infektiösem) Durchfall, Appetitlosigkeit, Übelkeit und Erbrechen, Schwäche-, Erschöpfungs- und Krankheitsgefühl. Bei Durchfällen kommt es zu Flüssigkeits- und Mineralstoffverlusten. Das Erregerspektrum ist vielfältig: Rota-, Adeno-, Noro-Viren oder Bakterien wie Salmonellen, Campylobacter, Shigellen, Yersinien, *Clostridium difficile*, *Vibrio cholerae*, *E. coli* (EHEC) und Protozoen wie Amöben oder Giardien. Eine der häufigsten Infektionen der Magenschleimhaut wird durch den Keim *Helicobacter pylori* verursacht. Die *H.-pylori*-Infektion gilt als Risikofaktor für Magenkrebs und Magen-/Zwölffingerdarmgeschwüre (Ulkus). Auch Bakteriengifte in verdorbenen Lebensmitteln können eine Durchfallerkrankung auslösen.

Kräutertherapie

Cryptolepis oder Sida: bei Campylobacter-Infektion, Tinktur, 1 Teelöffel, dreimal täglich; Kombination mit Ingwer und Berberin empfohlen.
Brombeere/Eibisch: bei *Clostridium-difficile*-Infektion, Brombeer- und Eibischwurzel (gleiche Anteile), Heißwasserauszug, bis zu 6 Tassen täglich.
Berberin: bei *E.-coli*- und Klebsiellen-Infektion, 1 Teelöffel (bis 1 Esslöffel) Tinktur, drei (bis sechs)-mal täglich.
Bärenklau/Süßholz/Ingwer: bei Shigellen, Bärenklau-Süßholz-Tinktur und

Ein Brombeer-Eibisch-Heißwasserauszug hilft bei Magen-Darm-Infektion.

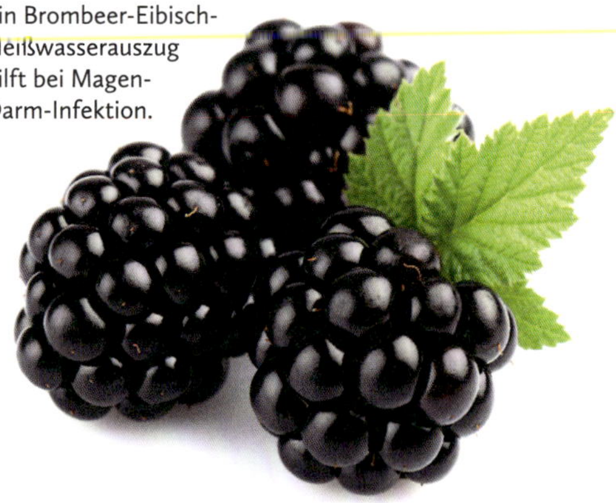

Ingwersaft (zu gleichen Teilen) vermischen, 1 Teelöffel, dreimal täglich.
Acacia/Berberin/Cryptolepis/Immergrünnadeln: Tinktur-Mischung (je 30 Milliliter), gut schütteln, 30 Tropfen auf 75 Kilogramm Körpergewicht, alle 1–2 Stunden in Wasser oder Orangensaft einnehmen, bis der Durchfall nachlässt.

Magenulkus-Therapie

- Je 120 Gramm getrocknete Süßholz-, Eibisch- und Beinwellwurzel, 60 Gramm Berberin, 0,5 Liter Wildblumenhonig. Die Wurzeln zu feinem Pulver vermahlen und zu gleichen Teilen vermischen – morgens und abends 2 Esslöffel mit Flüssigkeit gemischt 30 Tage einnehmen. Anschließend 60 Tage gepulverte Süßholz- und Eibischwurzel zu gleichen Teilen gemischt – morgens 1 Esslöffel einnehmen.
- Gleichzeitig zusätzlich 1 Teelöffel Berberin-Tinktur, dreimal täglich, 15 Tage.
- 1 Esslöffel Honig, sechsmal täglich, 30 Tage.

Mandelentzündung

Die Entzündung der Gaumenmandeln wird als Tonsillitis bezeichnet. Die Erkrankung ist ansteckend und wird durch Tröpfcheninfektion übertragen. Innerhalb von zwei bis drei Tagen nach der Ansteckung kommt es zu Schluckbeschwerden, Mundgeruch und zum bitteren Nachgeschmack nach den Mahlzeiten. Es bilden sich Stippchenbeläge auf den Mandeln, die angeschwollen und gerötet sowie druckschmerzhaft sind. Lymphknotenschwellungen, Fieber, Kopfschmerzen und allgemeines Krankheitsgefühl können hinzukommen. Typische Erreger sind *Streptococcus pyogenes*, seltener Pneumokokken, Staphylokokken, *Haemophilus influenzae* oder *Neisseria gonorrhoeae*. Gelegentlich verursachen Epstein-Barr-Viren eine Tonsillitis.

Kräutertherapie

Echinacea: 1/2 Teelöffel Tinktur unverdünnt im Mund behalten, bis die Speichelproduktion einsetzt, dann langsam über die Mandeln in den Hals ablaufen lassen, jede Stunde wiederholen.

Echinacea-angustifolia-Tinktur ist eines der besten Mittel bei Mandelentzündung.

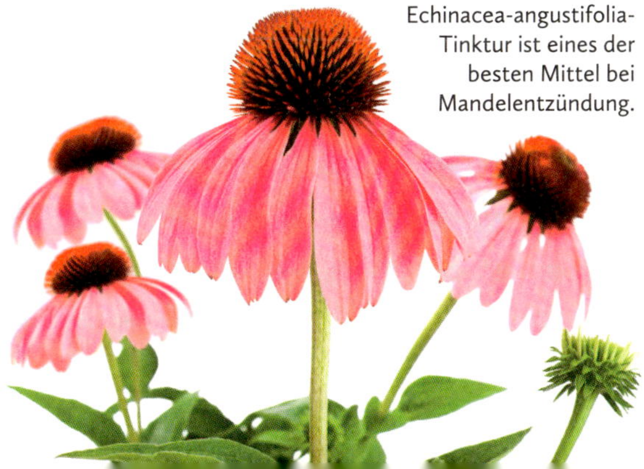

Nasennebenhöhlenentzündung

Die Entzündung der Schleimhäute der Nasennebenhöhlen wird Sinusitis genannt und durch Viren oder Bakterien verursacht. Zu den Nasennebenhöhlen zählen die Kieferhöhlen, Stirnhöhlen, Siebbeinzellen und die Keilbeinhöhle. Oft entwickelt sich die Erkrankung aus einem Schnupfen. Typische Beschwerden sind Fieber, Kopfschmerz und allgemeines Krankheitsgefühl. Sinusitis kommt akut und chronisch vor. In einem Drittel der Fälle sind *Haemophilus influenzae*, Pneumokokken, Streptokokken und Staphylokokken die Erreger, ansonsten Viren.

Kräutertherapie

Kamille/Pfefferminze/Thymian: Dampfinhalation, Zugabe von 3 Tropfen Eucalyptusöl oder 1 Esslöffel Salz.
Eisenkraut u.a. : Fertigarznei (Sinupret).
Sida/Ingwer: 1 Teelöffel Sida-Tinktur, drei- bis sechsmal täglich; frischer Ingwersaft-Tee, vier- bis sechsmal täglich.
Wacholder: 8–10 Tropfen ätherisches Wacholder-Öl mit Wasser verdünnt in eine 30-Milliliter-Nasensprayflasche abfüllen, gut schütteln vor der Anwendung, vier- bis sechsmal täglich ein Sprühstoß; zusätzlich Dampfinhalation.
Cryptolepis/Bidens/Wacholder/Usnea: Tinktur-Mischung mit je 5 Tropfen auf 30 Milliliter Wasser, nach Bedarf Sprühstöße in die Nasenlöcher.

Ohrinfektion

Eine schmerzhafte Mittelohrentzündung (Otitis media) wird durch Infektion der Schleimhäute des Mittelohrs verursacht. Die häufigsten Erreger sind Pneumokokken, *Streptococcus pyogenes*, *Hämophilus influenzae*, *Moraxella catarrhalis* und Staphylokokken sowie Viren. Üblicher Infektionsweg ist die Ohrtrompete (*Tuba Eustachii*), die das Mittelohr über den Nasen-Rachen-Raum entlüftet. Symptome sind pulsierender Ohrenschmerz, Ohrgeräusche, Hörminderung, auch Übelkeit und Erbrechen.

Kräutertherapie bei Ohrinfektion

Zwiebel: klein geschnittene, im Säckchen erwärmte Zwiebel auflegen.
Echinacea/Ingwer/Süßholz/Ceanothus: je 30 Milliliter Tinktur vermischen, 30 Tropfen (auf 75 Kilogramm Körpergewicht) pro Stunde, bis sich die Beschwerden bessern. Alternativ kann auch eine Mischung von Eucalyptus- und Salbei-Tinkturen benutzt werden.
Knoblauch/Eucalyptus: 5 Knoblauchzehen klein schneiden, in einem Backgefäß mit 120 Millilitern Olivenöl bei geringer Hitze über Nacht köcheln lassen, abseihen, auspressen, 20 Tropfen Eucalyptusöl hinzugeben, mischen und in einer getönten Flasche aufbewahren. Mit einem unter fließendem Wasser erwärmten, gut abgetrockneten Tropfer 2 Tropfen in beide Ohren träufeln, alle halbe Stunde, zwei bis sieben Tage (nur bei intaktem Trommelfell).

Pilzinfektion

Pilzinfektionen (Mykosen) der Haut, der Nägel und der Schleimhäute kommen häufig vor, vor allem bei geschwächtem Immunsystem, bei Schwächung der eigenen mikrobiellen Hautflora und nach Anwendung von Antibiotika. Erreger sind Fadenpilze (Dermatophyten), Sprosspilze (Hefen) und Schimmelpilze, die sich oberflächlich auf der Haut und im Blut (systemisch) vermehren können. Häufige Pilzerkrankungen sind Soor (bei Babys im Mund und am Po), an den Genitalien, Fußpilz und Nagelpilz (Onychomykosen).
Schleimhauterkrankungen werden meist durch *Candida albicans* verursacht. Bei Immunschwäche (AIDS, nach Operationen und Transplantationen oder Chemotherapie) kommen zusätzlich systemische Infektionen durch *Cryptocoocus neoformans* oder Aspergillen vor. Bei Durchblutungsstörungen (z.B. Diabetes), Entzündungen und Abwehrschwäche haben Pilzerreger meist leichtes Spiel. Nagelpilz ist sehr hartnäckig, man wird ihn schwer wieder los. Eine Behandlung dauert oft Monate.

Kräutertherapie

Harnwegsinfektion: Berberin- oder Alchornea- oder Sida-Tinktur, 1 Teelöffel, dreimal täglich; Wacholderbeeren-Bidens-Tinkturmischung (1:2), 30 Tropfen, dreimal täglich.

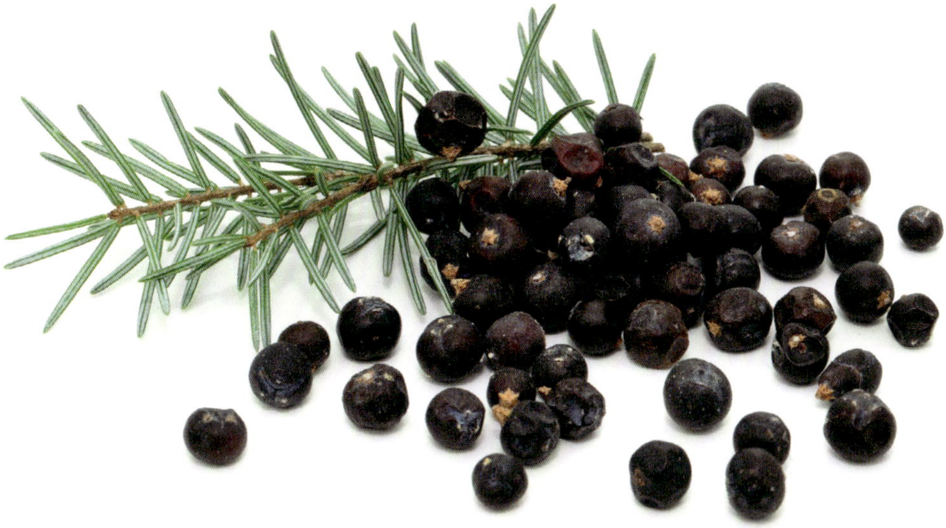

Wacholder gehört zu den besten Naturheilmitteln bei Pilzinfektionen, die häufig durch *Candida albicans* verursacht werden.

Vaginalinfektion: Alchornea- oder Sida-Tinktur, 1 Teelöffel, dreimal täglich; Berberin-Tinktur mit Wasser verdünnt, als Spüllösung, morgens und abends.

Mundinfektion: 30 Milliliter Berberin-Tinktur mit 180 Milliliter Wasser verdünnt, 1 Esslöffel als Spüllösung, dreimal täglich.

Systemische Infektion: Alchornea- oder Sida-Tinktur, 1 Teelöffel, dreimal täglich; Süßholz-, Reishi- und Echinacea-angustifolia-Tinktur (1:1:1), 1 Teelöffel, dreimal täglich.

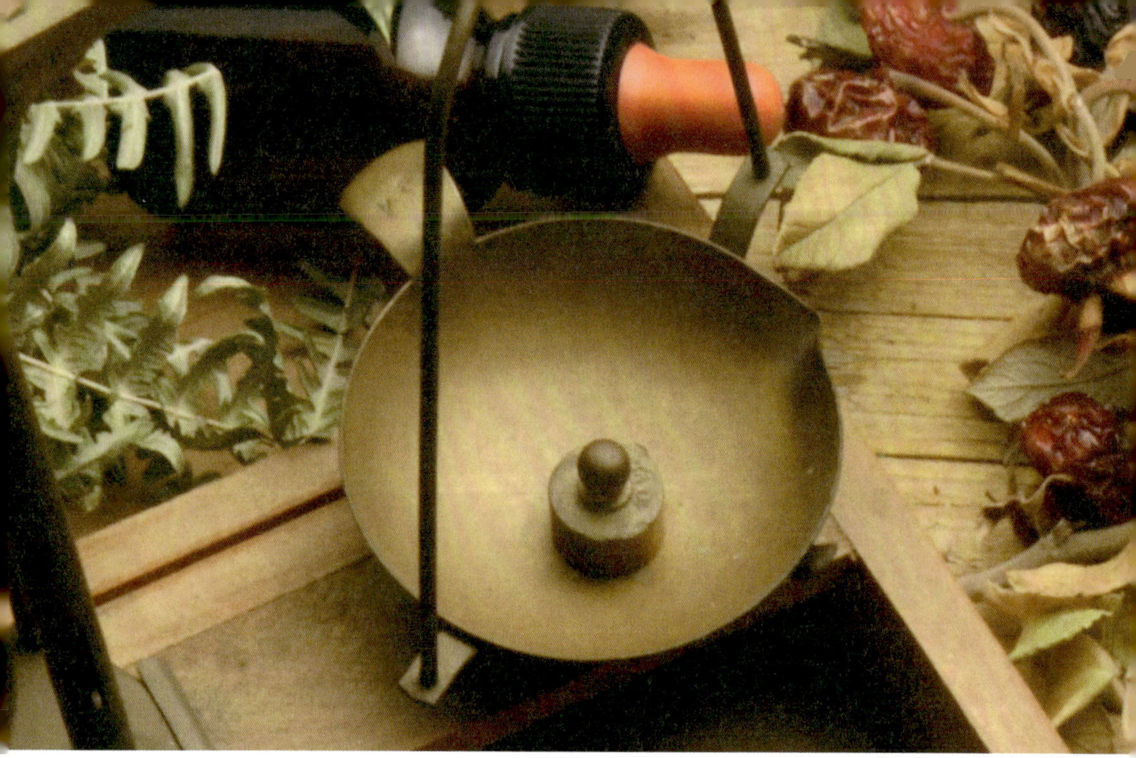

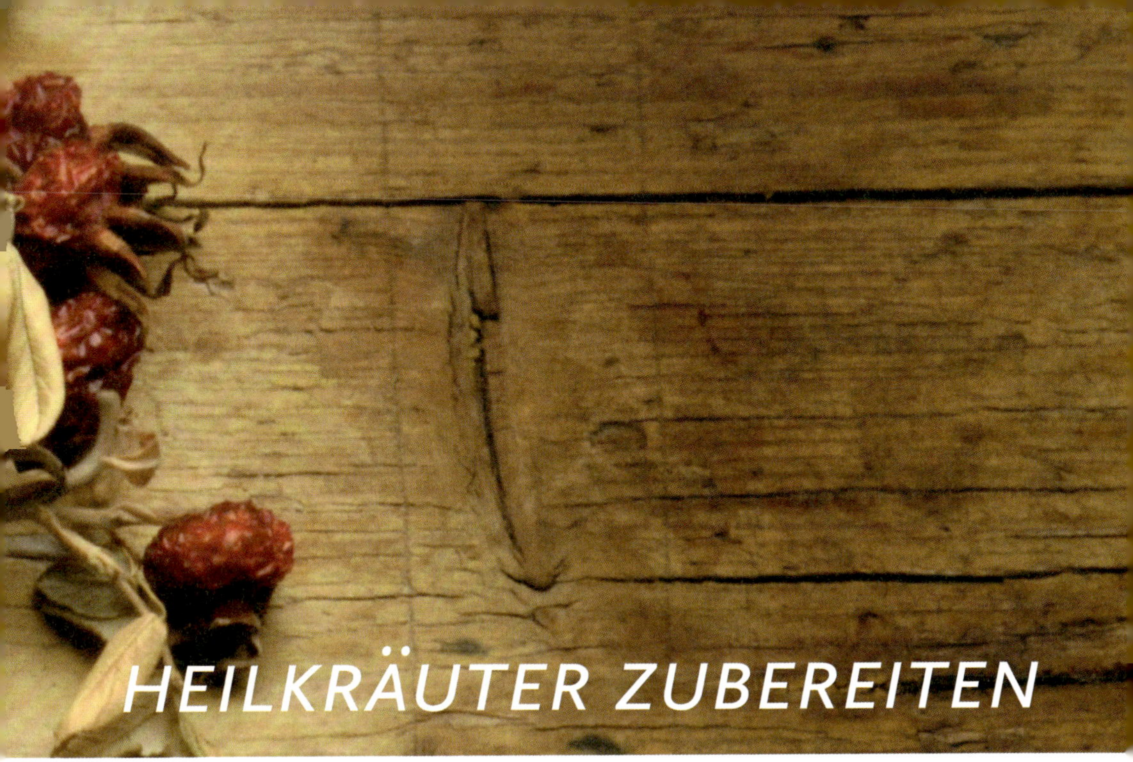

HEILKRÄUTER ZUBEREITEN

Die Kräutermedizin ist eine Kunst für sich. Es beginnt damit, geeignete Pflanzen zu kennen, aufzufinden und zu benennen. Jede Pflanze hat eine eigene „Persönlichkeit", spezifische Standort- und Wachstumsbedingungen sowie ein Profil der Inhaltsstoffe, das je nach Pflanzenteil variiert. Man muss Wild- oder Kulturpflanzen zum richtigen Zeitpunkt ernten und frisch oder getrocknet für medizinische Zwecke vorbehandeln und aufbewahren.

Eine weitere Kunst ist die Aufbereitung von Wurzeln, Wurzel- und Stammholz, Borke, Stängeln und Blättern, Blüten und Samen. Am Ende bekommt man Auszüge, Tinkturen, Pulver oder Cremes, die zur Behandlung von Erkrankungen benutzt werden können. Wer sich mit Pflanzenmedizin beschäftigt, lässt sich wie beim Kochen auf einen immerwährenden Lernprozess und eine lange, spannende Reise bis zum Ziel ein. Zunächst ist man blutiger Anfänger und macht eine ganze Reihe Fehler – das gehört aber dazu. Wer aus den Fehlern lernt, wird sich mit der Zeit zum Experten der Kräuterheilkunde fortbilden und erfolgreich eigene Kräutermedizin herstellen und anwenden können. Für sich selbst und andere. Gönnen Sie sich Zeit und Geduld, setzen Sie sich nicht unter Druck. Im Gegensatz zu modernen Arzneimitteln verlangt die Kräuterheilkunde Geduld, Selbstvertrauen und Zuversicht – was durchaus mit überraschenden und nachhaltigen Heilerfolgen belohnt wird. Genießen Sie diesen Lernprozess. Nachfolgend finden Sie einige allgemeine Tipps zur Aufbereitung von Heilkräutern.

Sammeln und Aufbewahren

Die Beschäftigung mit Kräutermedizin ist ganzheitlich. Intuition, Empfindung mit allen Sinnen, Aufmerksamkeit und Konzentration sind gefragt. Man wird die Welt mit anderen Augen sehen.

Kräuter ernten

Wenn Sie Wildpflanzen sammeln wollen, brauchen Sie bequeme Schuhe und angemessene Bekleidung. Nützlich sind Handschuhe, ein Messer, eine kleine Schaufel (für Wurzeln) und Plastiksäckchen für die Pflanzen(teile). Man kann auch einen geflochtenen Korb verwenden. Benutzen Sie für jede Pflanzenart ein eigenes Säckchen.

Kräuter vorbehandeln

Sind die Kräuter geerntet, beginnt zu Hause sofort die Vorbehandlung – Pflanzen verrotten schnell! Wurzeln bürsten Sie nur trocken ab und schneiden sie bei Bedarf klein. Samen, Wurzeln, Rinde etc. müssen gut getrocknet werden. Dafür eignen sich Ablageschalen aus Plastik am besten. Zweige mit Blättern können zusammengebunden und zum Trocknen aufgehängt werden.

Kräuter aufbewahren

Beschriften Sie alles und jedes! Für verschiedene Zubereitungen benötigen Sie unterschiedliche Behältnisse: saubere Flaschen, Schraubgläser für Salben, Tropfflaschen und Tinkturfläschchen. Häufig sind Medizingefäße dunkel getönt. Am besten bewahrt man Kräutermedizin kühl und lichtgeschützt auf.

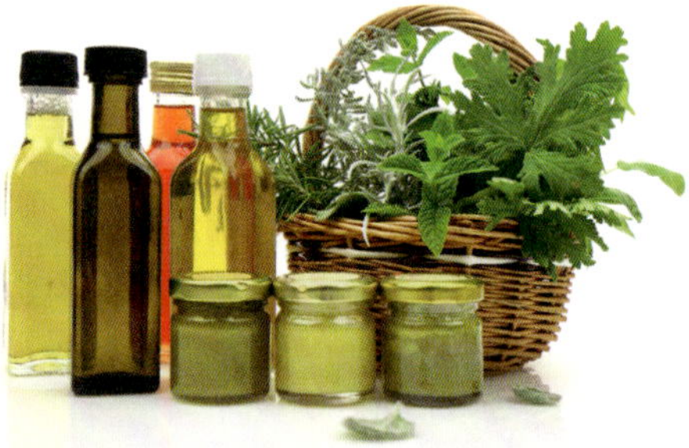

Kräutermedizin-Zubereitungen – innen oder außen?

Innere Anwendung

Wasserauszug, Alkoholauszug, Flüssigextrakt, Sirup, Essig, frischer Saft (auch stabilisiert), Pulver (offen, gekapselt), Zäpfchen, Spülung, ätherische Öle, Dampfinhalation, Räucherung

Äußere Anwendung

Ölauszug, Salbe, Spül-, Waschlösung, Einreibung, Lotionen, Wickel, ätherische Öle

Wasserauszug

Am häufigsten benutzt man Wasser in Form eines Auszugs oder Dekokts, um Wirkstoffe aus Pflanzen herauszulösen. Ein Wasserauszug (*infusum*) ist stärker als ein Tee. Die Kräuter befinden sich deutlich länger im Wasser. Je reiner und unbelasteter das Wasser, desto wirksamer wird die Kräutermedizin sein. Leitungswasser wird nicht in jedem Fall das beste Wasser sein. Puristen sammeln Regenwasser. Wasserauszüge sind nicht lange haltbar. Andererseits sind sie ohne Zusatzkosten leicht herzustellen.
Als wässrige Waschlösung kann man Wasserauszüge und Dekokte äußerlich anwenden.

Heißwasserauszug

- Blätter: 30 Gramm Kräuterdroge auf 1 Liter heißes Wasser, 4 Stunden bedeckt ziehen lassen, dicke Blätter länger. Je trockener die Blätter sind, desto stärker ist der Auszug. Frische Blätter werden zuvor so klein wie möglich geschnitten.
- Blüten: 30 Gramm Kräuterdroge (ganze Blüten) auf 1 Liter heißes Wasser, 2 Stunden bedeckt ziehen lassen, zierliche Blüten kürzer.
- Samen: 30 Gramm Samen auf 1/2 Liter heißes Wasser, 30 Minuten bedeckt ziehen lassen, fragile Samen kürzer (15 Minuten). Samenschalen müssen zuvor aufgebrochen, die Samen möglichst gepulvert sein.
- Wurzeln/Borken: 30 Gramm (getrocknete) Wurzeln oder Borken auf 1/2 Liter heißes Wasser, 2 Stunden bedeckt ziehen lassen. Getrocknete Wurzeln sollten möglichst klein geschnitten oder gepulvert sein.

Das Wasser abgießen und die Pflanzenmasse ausquetschen.

Kaltwasserauszug

Kaltwasserauszüge werden selten gemacht. Die Pflanzen müssen dann deutlich länger im Wasser liegen – meist bei Zimmertemperatur, bedeckt und über Nacht. Bitterstoffe sind in kaltem Wasser schlecht löslich.

Dekokt

Ein Dekokt (Abkochung, Absud) ist ein wässriger Kräuterauszug. Ein einfaches Dekokt ist jeder Wasserauszug, der kurze Zeit gekocht wird. Ein Dekokt-Konzentrat wird so lange gekocht, bis ein erheblicher Teil des Wassers verdunstet ist – die Hälfte oder mehr. Pflanzenteile mit Harz, flüchtigen ätherischen Ölen und hitzeempfindlichen Inhaltsstoffen sind für Dekokte ungeeignet. Man startet mit Kräutern im kalten Wasser und bringt es zum Kochen. Anschließend lässt man die Flüssigkeit abkühlen und seiht sie ab. Der Auszug ist dann gebrauchsfähig.

Alkoholauszug

Alkoholische Extrakte wie Tinkturen sind lange haltbar und gut zu dosieren. Gut geeignet für Tinkturen ist reiner Kornalkohol (Reinheit: 95 %). Alkohol für Medizinzwecke bekommt man in der Apotheke.

- Tinktur aus Frischpflanzen: Frische Pflanzenteile werden in reinen Alkohol eingelegt. In der Regel ist das Verhältnis 1:2, das heißt auf einen Teil Kräuterdroge (Trockengewicht) kommen zwei Teile Flüssigkeit (Flüssiggewicht). Die erste Zahl kennzeichnet immer den Anteil der Kräuter, die zweite den Anteil der Flüssigkeit. Beispiel: 1:2, das heißt 30 Gramm Echinacea plus 60 Milliliter Alkohol. Alkohol extrahiert nicht nur die Inhaltsstoffe, sondern auch das Wasser aus Pflanzen. Frische Blätter sollten zerkleinert, frische Wurzeln gemahlen werden. Der Auszug wird zwei Wochen an einem dunklen Ort aufbewahrt und täglich geschüttelt. Anschließend dekantiert man den Auszug, seiht ihn durch ein Tuch ab und füllt ihn in ein beschriftetes, dunkel getöntes Fläschchen.
- Tinktur aus getrockneten Pflanzen: Getrocknete Pflanzenteile werden in reinen Alkohol eingelegt. In der Regel ist das Verhältnis 1:5, das heißt auf einen Teil Kräuterdroge (Trockengewicht) kommen fünf Teile Flüssigkeit (Flüssiggewicht). Wenn man getrocknete Kräuter benutzt, muss immer der Wasseranteil der Frischpflanze hinzugefügt werden, damit auch wasserlösliche Komponenten extrahiert werden. Hier muss man nach Angaben zum Wassergehalt von Heilkräutern suchen. Echinacea-Wurzel beispielsweise enthält ursprünglich ein Drittel Wasser. Demnach besteht die Tinktur-Flüssigkeit aus einem Drittel Wasser und zwei Dritteln Alkohol. Die Kräuter werden so fein wie möglich gepulvert (z.B. im Mixer) und mazerieren anschließend zwei Wochen an einem dunklen Ort, bevor die Tinktur dekantiert und abgefüllt wird.

Essig-Tinkturen werden mit biologischem Apfelessig statt Wasser hergestellt – bei Frischpflanzen im Verhältnis 1:2, bei getrocknetem Kraut 1:5. Für ein Nasenspray nimmt man 10 Tropfen Tinktur auf 30 Milliliter Wasser und gibt sie in ein geeignetes Sprayfläschchen. Manche Flüssigextrakte sind bereits fertig zubereitet erhältlich. 1 Gramm Flüssigkeit entspricht hier 1 Gramm Kräuterdroge. Für Spüllösungen benutzt man 15 Milliliter Tinktur auf 1/2 Liter Wasser. Sie wird meist zweimal täglich für Mund-, Rachen- und Vaginalspülungen empfohlen. Einreibungen – etwa bei Gelenk- und Muskelproblemen – macht man mit Tinkturen direkt auf der Haut. Nach der Einreibung bitte immer Hände waschen!

Ölauszug

Ölauszüge sind vor allem bei Verbrennungen, Sonnenbrand, rissiger und trockener Haut, bei Hautinfektionen, als Ohrentropfen und für Wundsalben geeignet. Im Ölauszug werden medizinische Wirkeigenschaften der Pflanze in ein Öl, das als Trägerstoff fungiert, übertragen.

- Ölauszug aus Frischpflanzen: Sie geben das Kraut in ein Glasgefäß und fügen so viel Öl hinzu, dass das Kraut vollkommen bedeckt ist. Anschließend lassen Sie das Gefäß zwei Wochen in der Sonne stehen oder erhitzen es fünf Tage im Niedrigtemperaturkocher. Dann seihen Sie das Öl durch ein Tuch ab und lassen es einen Tag stehen. Das Wasser hat sich am Boden des Gefäßes abgesetzt. Gießen Sie das Wasser vorsichtig ab.
- Ölauszug aus getrockneten Pflanzen: Olivenöl ist dafür gut geeignet. Mahlen Sie das Kraut so fein wie möglich. Geben Sie die Kräuter in eine Glasbackform und gießen Sie das Öl darüber, bis das Kraut vollkommen damit bedeckt ist. Rühren Sie das Pulver gut in das Öl ein und fügen Sie dann noch etwas Öl hinzu.

  Meist lässt man die Mixtur einige Wochen in der Sonne stehen. Sie können sie auch zehn Tage bei niedriger Temperatur im Ofen erhitzen.

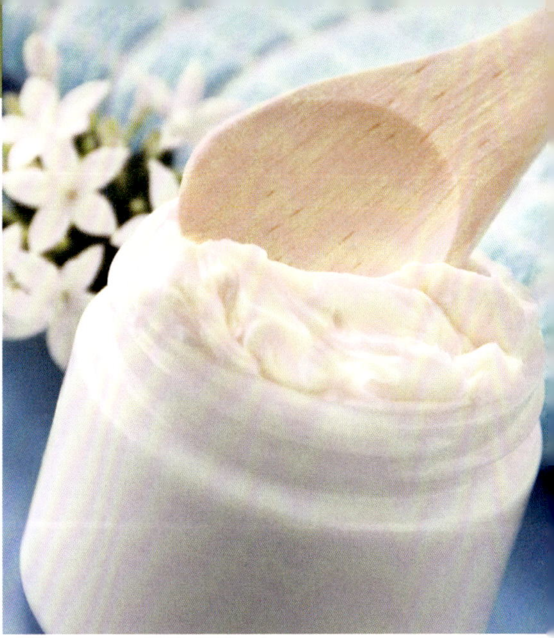

Eine Salbe ist im Prinzip ein öliger Kräuterauszug, der durch Zugabe von Bienenwachs (kein Petroleumwachs!) eingedickt wurde.

Salbe und Lotion

Für die Salbenzubereitung benutzt man den Ölauszug plus Bienenwachs. Das abgekühlte, ausgepresste Kräuteröl und das Bienenwachs werden in ein Glas-, Keramik- oder Stahlgefäß gegeben und so langsam erhitzt, bis das Bienenwachs schmilzt. Am besten, man zerkleinert das Bienenwachs vorher. Etwa 60 Gramm Bienenwachs kommen auf 1 Tasse Kräuteröl. Die Masse wird umgerührt und die Konsistenz mit einem Tropfen auf kühler Unterlage geprüft. Die ideale Konsistenz ist dann gegeben, wenn die Salbe so gehärtet ist, dass sie bei Körpertempertur leicht schmilzt.

Lotionen sind Öl-Wasser-Gemische. Man kann einen Wasserauszug von Kräutern mit Öl vermischen und bekommt eine Hautlotion.

Das Heilkraut als Ganzes

Heilkräuter können auch unzubereitet direkt als Pulver, zur Nahrungsergänzung oder als Saft verwendet werden.

Kräuterpulver äußerlich

Feuchte Wunden profitieren von der Anwendung eines Kräuterpulvers. Blutungen hören auf, die Heilung beschleunigt sich und Neuinfektionen werden vermieden. Wahrscheinlich gehören Kräuterpulver zu den wirksamsten Mitteln, um Wunden zu behandeln. Die Kräuter sollten möglichst fein gepulvert sein: zuerst im Mixer, dann in der elektrischen Kaffeemühle, oder aber im Mörser. Anschließend seiht man das Pulver durch feine Gaze, füllt es in ein dunkel getöntes, verschließbares Gefäß und bewahrt es lichtgeschützt am besten im Kühlschrank auf. Das Pulver ist so mindestens sechs Monate haltbar, tiefgefroren einige Jahre. Eiternde Wunden kann man zunächst mit Waschflüssigkeit behandeln, reinigen und anschließend das Pulver darauf streuen, so oft wie nötig – alternativ eignet sich auch Honig.

Kräuterpulver innerlich

Häufig presst man Pulver zu Tabletten oder füllt es in Kapseln ab. Mit etwas Saft oder Honig kann auch das bitterste Kräuterpulver eingenommen werden. Insbesondere bei Magengeschwüren wird reines Kräuterpulver gemischt mit Flüssigkeit empfohlen, bei Zwölffingerdarmgeschwüren besser die Kapseln mit Pulver.

Frisches Kraut

Manche Kräuter sind besonders wirksam, wenn man sie als Ganzes aufnimmt oder zur Nahrungsergänzung benutzt. Auch Nahrungspflanzen und Gewürzkräuter enthalten heilkräftige Stoffe.

Frischpflanzensaft

Beispielsweise bei Ingwer ist der Frischpflanzensaft hochwirksam. Dazu einfach die Ingwerwurzel entsaften. Auch Säfte von frischem Zweizahn, Beifuß und Echinacea sind empfehlenswerte Zubereitungen für medizinische Zwecke. Gleiches gilt für Karotten, Sellerie, Kohl oder Spitzwegerich. Frischpflanzensäfte kann man durch Zugabe von 20 Volumenprozent Alkohol stabilisieren bzw. länger haltbar machen. Man gibt etwa bei 150 Milliliter Saft 30 Milliliter Alkohol (= ein Fünftel) hinzu. Obwohl das Entsaften von Früchten und Gemüsen sehr populär ist, nutzen die wenigsten Menschen das Potenzial frischer Heilpflanzensäfte. Viele Heilkräuter sind als Frischpflanzensaft besonders gut wirksam.

Ätherische Öle

Ätherische Öle werden durch Destillation flüchtiger Substanzen aus Pflanzen gewonnen. Annähernd 0,5 bis selten maximal fünf Prozent Gewichtsanteil einer Pflanze sind ätherische Öle. Medizinisch werden ätherische Öle direkt auf der Haut (verdünnt/unverdünnt), als aromatherapeutische Inhalation oder in geringer Dosis innerlich eingesetzt. Diese Öle durchdringen gut die Haut. Sie können auch heißem Wasser für Inhalationen zugesetzt oder für ein Nasenspray verwendet werden. Innerlich sind die hochpotenten Öle mit allergrößter Zurückhaltung (wenn überhaupt) anzuwenden!

Dosierungshinweis

- Der Glastropfer einer Tropfflasche nimmt etwa 30 Tropfen auf, das sind 1,5 Milliliter.
- 1 Milliliter (Wasser oder Alkohol) entspricht etwa 20 Tropfen.
- 1 Teelöffel entspricht etwa 5 Millilitern oder 100 Tropfen.
- 1 Esslöffel entspricht etwa 15 Millilitern oder 3 Teelöffeln oder 300 Tropfen.
- 30 Milliliter entsprechen etwa 600 Tropfen.

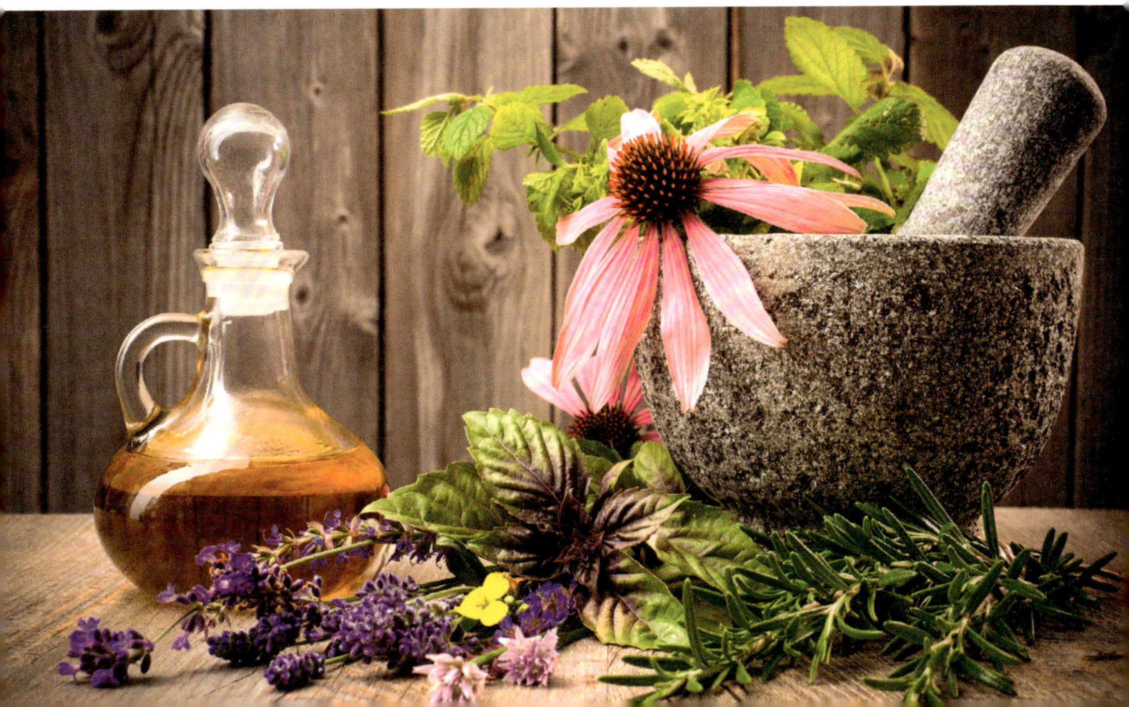

Glossar

adaptogen ... Wirkungen von pflanzlichen Zubereitungen, die dem Organismus helfen, sich an Stresssituationen anzupassen und einen positiven Effekt bei stressbezogenen Beschwerden und Krankheiten haben

analgetisch ... schmerzhemmend, schmerzlindernd

antianämisch ... anhebende Wirkung auf den Bluteisenwert (Hämoglobin) bei an Blutarmut (Anämie) leidenden Menschen

Antiangiogenese ... Hemmung der Gefäßneubildung (vor allem bei Tumoren)

antihepatoxisch ... Neutralisierung von Lebergiften

antileukopenisch ... eine Wirkung, die vor der Verminderung von weißen Blutkörperchen (Leukozyten) im Blut schützt

antimuskarinisch ... eine Wirkung, die vor der vermehrten Dauererregung von Acetylcholinrezeptoren der Synapsen schützt; Muskarinwirkungen sind vermehrter Speichel- und Tränenfluss, Pupillenverengung, Schweißausbruch, Erbrechen, Durchfall und Kreislaufkollaps

antimykotisch ... pilzhemmende/-abtötende Wirkung

antioxidativ ... Wirksamkeit gegen schädliche Sauerstoffradikale (freie Radikale), die bei Stress und Stoffwechselprodukten entstehen

Antiproliferation ... Hemmung des Wachstums und der Vermehrung von Zellen

antipyretisch ... fiebersenkende Wirkung

antisekretorisch ... Hemmwirkung auf die Sekretion von Flüssigkeit

antiseptisch ... keimtötend

astringierend ... auch adstringierend, eine „zusammenziehende" Wirkung auf Körpergewebe (vor allem Schleimhäute)

bakteriostatisch ... wachstumshemmende Wirkung auf Bakterien

Biofilm .... Schleimschicht (Film), in die Mikroorganismen (Bakterien, Pilze, Parasiten) eingebettet sind

Blutstase .... Blutstau

Bronchodilatator .... ein Mittel, das zur Entspannung der Muskulatur der unteren Atemwege (Bronchien) führt und die Bronchien erweitert

bronchospasmolytisch .... eine entspannende bzw. krampflösende Wirkung auf die Bronchialmuskulatur (z.B. bei Asthma)

Derivat .... ein aus einer chemischen Grundsubstanz abgeleiteter Stoff mit ähnlicher Struktur

diuretisch .... eine Wasser ausschwemmende Wirkung auf die Nieren (erhöhte Urinausscheidung)

emmenagog .... eine auf die Menstruation/Monatsblutung anregende Wirkung

Enterobakterien .... Darmbakterien

gramnegativ .... labortechnische Färbemethode (nach Gram), Strukturen der Bakterienwand lassen sich nicht anfärben

grampositiv .... labortechnische Färbemethode (nach Gram), Strukturen der Bakterienwand lassen sich anfärben

Granulozyten .... weiße Blutkörperchen (Leukozyten) mit unterschiedlich geformten Zellkernen – sie bekämpfen als unspezifische Immunzellen Bakterien, Parasiten und Pilze

Hyaluronidase .... Enzyme, die Hyaluronsäure, einen wichtigen Bestandteil der extrazellulären Matrix im Bindegewebe, abbauen

hypothermisch .... ab- oder unterkühlende Wirkung auf die Körpertemperatur

kalziumantagonistisch .... Wirkung von Calciumkanalblockern, eine Gruppe von Medikamenten, die zur Behandlung von Bluthochdruck, koronarer Herzkrankheit und Herzrhythmusstörungen eingesetzt werden, blutgefäßerweiternde Wirkung

kardioprotektiv .... herzschützend

kardiotonisch .... herzregulierend

karminativ .... blähungshemmende Wirkung von pflanzlichen Mitteln

Kongestion .... Zunahme der Blutfülle in bestimmten Körperregionen (Blutandrang, Blutüberfülle)

lipidsenkend .... Blutfett senkende Wirkung

Makrophagen .... weiße Blutzellen (Leukozyten), die zu den „Fresszellen" gehören, Bestandteil des Immunsystems sind und Mikroorganismen eliminieren können

MAO-Hemmer .... Monoaminooxidase-Hemmer wirken durch eine Blockade der gleichnamigen Enzyme. Diese MAO-Enzyme spalten Monoamine wie z.B. Serotonin oder Dopamin. Sie verringern deren Verfügbarkeit zur Signalübertragung im Gehirn.

Mazeration .... physikalisches Verfahren, bei dem u.a. Pflanzenteile einige Zeit der Einwirkung einer Flüssigkeit (Wasser, Öl oder Alkohol) ausgesetzt werden, um bestimmte Inhaltsstoffe herauszulösen (Auszugsverfahren)

mazerieren....................... mit einer Flüssigkeit (Wasser, Öl oder Alkohol) Inhaltsstoffe aus Pflanzenteilen herauslösen

Mitochondrien .... mit einer Doppelmembran versehene Zellorganellen mit eigener Erbsubstanz, die in Zellen fast aller Lebewesen vorkommen und auch als „Kraftwerke" der Zellen bezeichnet werden

Monozyten .... zum Immunsystem gehörige Vorläuferzellen, u.a. von Makrophagen

mukolytisch .... schleimlösend

neuroprotektiv .... nervenschützend

Neutrophile .... neutrophile Granulozyten sind spezialisierte Immunzellen, die häufigsten weißen Blutkörperchen (Leukozyten), an der Identifizierung und Zerstörung von Mikroorganismen beteiligt

noradrenerg .... die Ausschüttung des Neurotransmitters/Hormons Noradrenalin verstärkende Wirkung (u.a. kreislaufanregend)

Plasmidcontainer .... ringförmige, sich selbstständig vervielfachende, doppelsträngige DNA-Moleküle, die in Bakterien vorkommen und in einer Hülle (Container) verpackt von diesen „verschickt“ werden können

Plasmodien .... Sammelbegriff für Malaria-Parasiten (*Plasmodium falciparum* u.a.)

primärresistent .... erster und wichtigster Resistenzmechanismus

Ribosomen .... Komplexstrukturen aus Eiweiß (Protein) und Ribonukleinsäuren im Zellplasma und Mitochondrien, die Eiweiße nach dem „Bauplan“ der Erbinformation (DNA) herstellen

Schizonten .... mehrkernige Mutterzellen des Malaria-Parasiten, bei deren Zerfall aus den Tochterkernen neue Parasiten entstehen können

Sepsis .... lebensbedrohliche „Blutvergiftung“, massenhaft pathogene Bakterien/Keime oder Bakteriengifte im gesamten Blutkreislauf (systemische Infektion)

subfebril .... erhöhte Körpertemperatur, aber noch kein Fieber

Supplement .... ergänzend zur Nahrung eingenommene Mittel bzw. Ersatzmittel für bestimmte Stoffe, die mangelhaft vorliegen und vom Körper benötigt werden (Vitamine, Mineralstoffe, Hormone u.a.)

tonisierend .... „kräftigende“ oder „stärkende“ Wirkungen, die etwa Tinkturen aus pflanzlichen Mitteln zugeschrieben werden

toxisch .... giftig

Infoservice

Adressen

Deutschland

Gesellschaft für Phytotherapie e. V. (GPT)
Hebborner Berg 51
D-51467 Bergisch Gladbach
Tel +49-(0)172-5710117
Fax +49-(0)2202-9790369
info@phytotherapie.de
www.phytotherapy.org/de

Österreich

Österreichische Gesellschaft für Phytotherapie (ÖGPHYT)
c/o Department für Pharmakognosie der Universität Wien, Pharmaziezentrum
Althanstraße 14
A-1090 Wien
Tel +43-(0)680-3230565
info@phytotherapie.at
www.phytotherapie.at

Schweiz

Schweizerische Medizinische Gesellschaft für Phytotherapie (SMGP/SSPM)
Zürcher Hochschule für angewandte Wissenschaften, Life Sciences and Facility Management
Grüental
Postfach CH-8820 Wädenswil
Tel/Fax +41-(0)58-934-5806/-5668
beat.meier@zhaw.ch
www.smgp.ch

Kräuter online

Deutschland

www.blumenschule.de
www.china-medica.de
www.gahlke.com
www.herbathek.de
www.herbasinica.de
www.karde-teasel.com
www.klenk-herbline.de
www.kraeuter-kuehne.de
www.kraeuter-und-duftpflanzen.de
www.kraeuterhaus.net
www.kraeuterschulte.de

Österreich

www.kwizda-kraeuterhandel.at

Schweiz

www.lian.ch
www.martis-kraeuter.ch

International

www.1stchineseherbs.com
www.elkmountainherbs.com
www.fungi.com
www.healingspiritsherbfarm.com
www.horizonherbs.com
www.mountainroseherbs.com
www.pacificbotanicals.com
www.woodlandessence.com
www.zackwoodsherbs.com

Lektüre

Stephen Harrod Buhner: **Pflanzliche Antibiotika.** Wirksame Alternativen bei Infektionen durch resistente Bakterien, Krankenhauskeime und MRSA. Herba Press, Aschaffenburg 2015

Stephen Harrod Buhner: **Pflanzliche Virenkiller.** Herba Press, Aschaffenburg 2018

Stephen Harrod Buhner: **Die vergessene Sprache der Pflanzen und Bäume.** Herba Press, Aschaffenburg 2017

Stephen Harrod Buhner: **Lyme-Borreliose natürlich heilen: Borreliose und ihre Koinfektionen Chlamydiose und Rickettsiose. Die Buhner-Protokolle.** Herba Press, Aschaffenburg 2017

Eberhard J. Wormer: **Vitamin D.** 2. Aufl., Kopp, Rottenburg 2015

Aruna M. Siewert: **Pflanzliche Antibiotika.** GU, München 2013

Lois Reynolds, Tilli Tansey (eds.): **Superbugs and Superdrugs: A History of MRSA.** Wellcome Trust, London 2008

John McKenna: **Natürliche Alternativen zu Antibiotika.** Oesch, Zürich 1998

Marc Lappé: **Germs that won‘t die.** Anchor Press, New York 1982

Barbara Simonsohn: **Artemisia annua – Heilpflanze der Götter. Antibakteriell – Antiviral – Immunstimulierend.** 7. Aufl., Mankau, Murnau a. Staffelsee 2022

Barbara Simonsohn: **Zistrose. Immunschutz und Entgiftung aus der Natur. Mit bewährten Anwendungen und Rezepten.** Mankau, Murnau a. Staffelsee 2021

DAK Forschung: **Antibiotika-Report 2014. Eine Wunderwaffe wird stumpf: Folgen der Über- und Fehlversorgung.** www.dak.de/dak/download/Antibiotika-Report_2014-1486100.pdf

WHO: Antimicrobial resistance: **global report on surveillance 2014.** www.who.int/drugresistance/documents/surveillancereport/en/

Paul-Ehrlich-Gesellschaft für Chemotherapie (PEG): **GERMAP 2012. Antibiotikaverbrauch und die Verbreitung von Antibiotikaresistenzen in der Human- und Veterinärmedizin in Deutschland.** www.p-e-g.org

Wissenschaftliches Institut der AOK (WidO): **Antibiotika: Solange sie noch wirken ... Aktuelle Verordnungsanalysen (2010).** www.wido.de/arz_antibiotika.html

Weitere Veröffentlichungen von E. J. Wormer

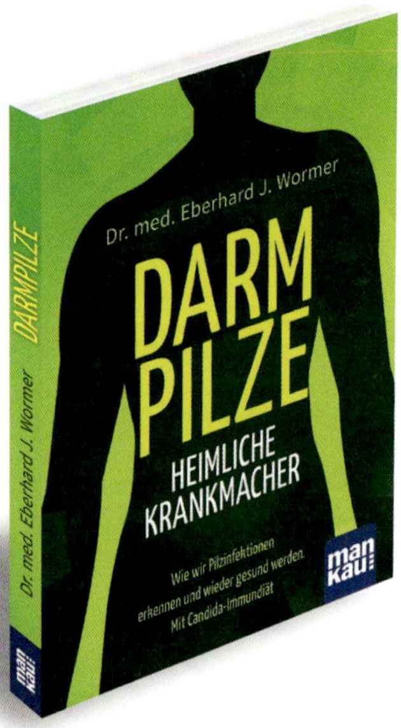

Dr. med. Eberhard J. Wormer

Darmpilze – heimliche Krankmacher

Wie wir Pilzinfektionen erkennen und wieder gesund werden. Mit Candida-Immundiät

17,95 € (D) / 18,50 € (A)
ISBN 978-3-86374-281-2
Klappenbroschur, farbig, 255 Seiten

Viele Menschen leiden unter Pilzinfektionen: Mindestens jeder Zweite ist Träger von Candida – ein Hefepilz, der meist unbemerkt im Darm oder auf der Haut lebt. Eine vorübergehende Abwehrschwäche oder Antibiotikabehandlung, falsche Ernährung und vor allem Dauerstress können dazu führen, dass der an sich harmlose Mitbewohner zum schädlichen Schmarotzer wird und die Betroffenen krank macht.
Dieser Ratgeber hilft Ihnen dabei, die schädlichen Pilze im Körper aufzuspüren und möglichst dauerhaft unschädlich zu machen. Ein ausführlicher Informationsteil erklärt, wie Pilzinfektionen entstehen, was man tun kann, um den Darm fit zu machen, und wie man wieder gesund wird.

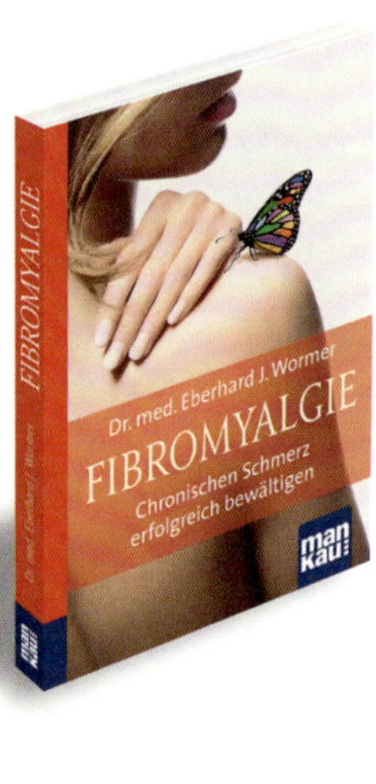

Dr. med. Eberhard J. Wormer

Fibromyalgie

Chronischen Schmerz erfolgreich bewältigen
Kompakt-Ratgeber

8,99 € (D) / 9,20 € (A)
ISBN 978-3-86374-211-9
Klappenbroschur, farbig, 127 Seiten

Der kompakte Taschenratgeber stellt in aller Kürze den aktuellen Kenntnisstand zur Fibromyalgie vor und gibt Antworten auf die wichtigsten Fragen. Er informiert über Symptome und mögliche Ursachen und erklärt, wie man Fibromyalgie erkennen und behandeln kann.

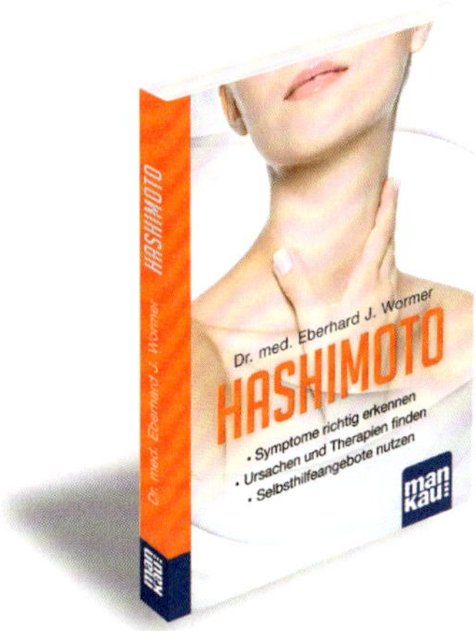

Dr. med. Eberhard J. Wormer

Hashimoto

Symptome richtig erkennen – Ursachen und Therapien finden – Selbsthilfeangebote nutzen
Kompakt-Ratgeber

8,99 € (D) / 9,20 € (A)
ISBN 978-3-86374-175-4
Klappenbroschur, farbig, 127 Seiten

Der kompakte Taschen-Ratgeber stellt den aktuellen Kenntnisstand über Ursache und Therapie der Hashimoto-Thyreoiditis vor und gibt Antworten auf die wichtigsten Fragen, wie man diese Schilddrüsenerkrankung erkennen, behandeln und bewältigen kann. Darüber hinaus finden Sie eine Zusammenstellung von Therapie- und Selbsthilfekonzepten sowie die hilfreichsten Kontaktadressen im Serviceteil.

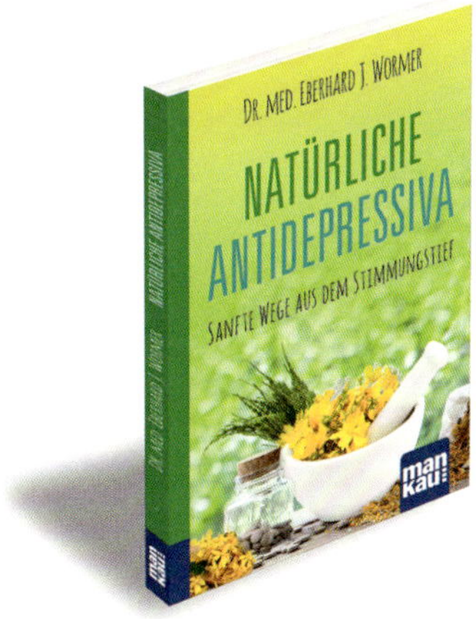

Dr. med. Eberhard J. Wormer

Natürliche Antidepressiva

Sanfte Wege aus dem Stimmungstief

8,99 € (D) / 9,20 € (A)
ISBN 978-3-86374-423-6
Klappenbroschur, farbig, 126 Seiten

Bereits seit der Antike bezeichnet die „Melancholie“ eine durch Schwermut und Trübsinn geprägte seelische Stimmung, die Dichter und Denker zu düsteren Selbstbeschreibungen inspiriert hat. Der Kompakt-Ratgeber befasst sich sowohl mit dem Symptom „depressive Verstimmung“ als auch mit der psychischen Erkrankung „Depression“; dabei stellt er vor allem zahlreiche nicht-pharmakologische, gut verträgliche Antidepressiva und alternative Therapiekonzepte in den Mittelpunkt.

Impressum und Bildnachweis

Bibliografische Information der Deutschen Nationalbibliothek: Die Deutsche Nationalbibliothek verzeichnet diese Publikation in der Deutschen Nationalbibliografie; detaillierte bibliografische Daten sind im Internet über http://dnb.d-nb.de abrufbar.

Stephen Harrod Buhner / Dr. med. Eberhard J Wormer
Grüne Antibiotika
Heilkräftige Medizin aus dem Pflanzenreich
ISBN 978-3-86374-224-9
4. akt. Aufl. 2022 (1. und 2. Aufl. 2015, 3. Aufl. 2018)

Mankau Verlag GmbH
D-82418 Murnau a. Staffelsee
Im Netz: www.mankau-verlag.de
Soziale Netzwerke: www.mankau-verlag.de/forum

Lektorat: Julia Feldbaum, Augsburg
Fachlektorat bis S. 54: Dr. med. Erich Wutzke, Groß-Zimmern
Endkorrektorat: Susanne Langer M. A., Traunstein
Gestaltung Umschlag: Andrea Barth, Guter Punkt GmbH & Co. KG, München
Gestaltung Innenteil: Sebastian Herzig, Mankau Verlag GmbH
Energ. Beratung: Gerhard Albustin, Raum & Form, Winhöring

Teile von Inhalt und Struktur des vorliegenden Buches beziehen sich auf: Stephen Harrod Buhner, Pflanzliche Antibiotika / Herbal Antibiotics, © 2015 Buhner/Herba Press, © 2012 Buhner/Storey Publishing, LLC, USA

Abbildungen/Fotos: Marina Lohrbach - Fotolia.com (1, 2, 139); Dmytro Smaglov - Fotolia.com (2, 113); norman blue - Fotolia.com (2, 50/51); Stanislav Doronenko / Wikimedia Commons / CC-BY-SA-3.0 / GFDL (3, 75); Carolin Feneberg / Wikimedia Commons / Public Domain (3, 56/57, 71); nationalinstituteofallergyandinfectiousdiseases, niaid / CC BY 2.0 (3, 150r); angiolina - Fotolia.com (4); branex - Fotolia.com (8/9); Mankau Verlag (11, 13, 20, 21, 43); Lonely - Fotolia.com (14/15); Archiv Dr. Wormer (16, 19, 34, 58); Uwe Gille / Wikimedia Commons / CC 2.5 generisch (23); Kadmy - Fotolia.com (27); Mopic - Fotolia.com (32/33); Gina Sanders - Fotolia.com (41); akf - Fotolia.com (47); Alila Medical Media - stock.adobe.com (49); Dr. Jan Bibel (52); Eric Steinert / Wikimedia Commons / CC-BY-SA-3.0 / GFDL (61); Jatlas / Wikimedia Commons / Wikimedia Commons / CC-BY-SA-3.0 / GFDL (63); Finn Rindahl / Wikimedia Commons / CC-BY-SA-3.0 (65); Wowbobwow12 / Wikimedia Commons / CC-BY-SA-3.0 / GFDL (68); Doronenko / Wikimedia Commons / CC-BY-SA-3.0 / GFDL (77, 78); SB_Johnny / Wikimedia Commons / CC-BY-SA-3.0 / GFDL (81); Jomegat / Wikimedia Commons / CC-BY-SA-3.0 / GFDL (82); rangizzz - Fotolia.com (83); frankenstoen / Wikimedia Commons / CC-BY-2.0 (85); tashka2000 - Fotolia.com (91); baibaz - Fotolia.com (93); Malyshchyts Viktar - Fotolia.com (94, 165l); K Hari Krishnan / Wikimedia Commons / CC-BY-SA-3.0 (95); Printemps - Fotolia.com (101); euthymia - Fotolia.com (102); J.F. Gaffard / Wikimedia Commons / CC-BY-SA-3.0 / GFDL (104); Armin Jagel, Botanischer Garten Bochum / Wikimedia Commons / CC-BY-SA-3.0 / GFDL (104); argot - Fotolia.com (108); Avereanu / Wikimedia Commons / CC-BY-SA-3.0 / GFDL (109); Nikanos / Wikimedia Commons / CC-BY-2.5 (117); Marco Schmidt / Wikimedia Commons / CC-BY-2.5 (120); Kristian Peters / Wikimedia Commons / CC-BY-SA-3.0 / GFDL (123); J.M.Garg / Wikimedia Commons / CC-BY-SA-3.0 / GFDL (132); Ixitixel / Wikimedia Commons / CC-BY-SA-3.0 / GFDL (135); Aelwyn / Wikimedia Commons / CC-BY-SA-3.0 / GFDL (136); kovaleva_ka - Fotolia.com (141); alexluengo - iStockphoto.com (142/143, 156); PD-USGov-HHS-CDC/Janice Haney Carr/CDC/ Pete Wardell (145l); Janice Haney Carr / Wikimedia Commons / Public Domain (145r, 153l); Giovanni Cancemi - Fotolia.com (146l); Tatiana Shepeleva - Fotolia.com (146r, 147); http://www.acinetobacter.org (148); Gunnar Assmy - Fotolia.com (149); Paul Webster, PhD (150l); fotoliaxrender - Fotolia.com (151); Rocky Mountain Laboratories, NIAID, NIH / Wikimedia Commons / Public Domain (153r); Microrao, JJMMC, Davangere, Karnataka, India/ Brinkman / Wikimedia Commons / Public Domain (154r); TimVickers / Wikimedia Commons / Public Domain (156r); Picture-Factory - Fotolia.com (158/159); Susanne Güttler - Fotolia.com (161); dimabelokoni - Fotolia.com (162); Leonid Ikan - Fotolia.com (164l); Nenov Brothers - Fotolia.com (165r); Dionisvera - Fotolia.com (166); Scisetti Alfio - Fotolia.com (167); photocrew - Fotolia.com (169); Comugnero Silvana - Fotolia.com (170/171); viperagp - Fotolia.com (172); PhotoSG - Fotolia.com (175); Alexander Raths - Fotolia.com (177)

Druck: Westermann Druck Zwickau GmbH, Zwickau/Sachsen

MIX
Papier aus verantwortungsvollen Quellen
FSC® C110508
FSC www.fsc.org

Hinweis des Verlags

Die Autoren haben bei der Erstellung dieses Buches Informationen und Ratschläge mit Sorgfalt recherchiert und geprüft, dennoch erfolgen alle Angaben ohne Gewähr; Verlag und Autoren können keinerlei Haftung für etwaige Schäden oder Nachteile übernehmen, die sich aus der praktischen Umsetzung der in diesem Buch dargestellten Inhalte ergeben. Bitte respektieren Sie die Grenzen der Selbstbehandlung und suchen Sie bei Erkrankungen einen erfahrenen Arzt, Psychologen oder Heilpraktiker auf.

Register

S

T

U

V

W

Y

Z